Michael Pauthner, Natasha I. Reichert

# Chirurgie
# Orthopädie
# Urologie

Michael Pauthner, Natasha I. Reichert

# Chirurgie Orthopädie Urologie

Kurzlehrbuch für Pflegeberufe

ELSEVIER
URBAN & FISCHER

URBAN & FISCHER

**Zuschriften und Kritik an:**
Elsevier GmbH, Urban & Fischer Verlag,
Lektorat Pflege, Karlstraße 45, 80333 München

## Wichtiger Hinweis für den Benutzer

Die Erkenntnisse in der Medizin unterliegen laufendem Wandel durch Forschung und klinische Erfahrungen. Die Autoren dieses Werkes haben große Sorgfalt darauf verwendet, dass die in diesem Werk gemachten therapeutischen Angaben (insbesondere hinsichtlich Indikation, Dosierung und unerwünschten Wirkungen) dem derzeitigen Wissensstand entsprechen. Das entbindet den Nutzer dieses Werkes aber nicht von der Verpflichtung, anhand der Beipackzettel zu verschreibender Präparate zu überprüfen, ob die dort gemachten Angaben von denen in diesem Buch abweichen und seine Verordnung in eigener Verantwortung zu treffen.

Wie allgemein üblich wurden Warenzeichen bzw. Namen (z.B. bei Pharmapräparaten) nicht besonders gekennzeichnet.

**Bibliografische Information Der Deutschen Bibliothek**
Die Deutsche Bibliothek verzeichnet diese Publikation in der Deutschen Nationalbibliografie; detaillierte bibliografische Daten sind im Internet unter http://dnb.ddb.de abrufbar.


1. Auflage 1996
3. Auflage 2006

Der Urban & Fischer Verlag ist ein Imprint der Elsevier GmbH.

06 07 08 09 5 4 3 2 1



Lektorat: Stephan Grunst, München
Überarbeitung und Erweiterung der pflegerischen Hinweise: Dietmar Meyer, Ulm
Herstellung: Kerstin Wilk, München
Satz: Kösel, Krugzell
Druck und Bindung: Lego Print S.p.A., Lavis
Umschlaggestaltung: SpieszDesign, Neu-Ulm
Titelfotografie: Stuart Hughes/Corbis

Printed in Italy
ISBN-13: 978-3-437-26271-5
ISBN-10: 3-437-26271-8

Aktuelle Informationen finden Sie im Internet unter **www.elsevier.com** und **www.elsevier.de**

# Vorwort

## Vorwort zur 3. Auflage

Das vorliegende Kurzlehrbuch für Pflegeberufe, zu den Themen Chirurgie, Orthopädie und Urologie, wendet sich an Auszubildende in der Gesundheits- und Krankenpflege, aber auch an Examinierte, die ihr vorhandenes Wissen auffrischen wollen. Es kann und soll ein ausführliches Lehrbuch nicht ersetzen, sondern kurz und prägnant das für die Ausbildung erforderliche Wissen darstellen.

Der ständige Fortschritt in der Medizin erforderte eine erneute gründliche Überarbeitung des Buches. Hierbei wurde der bewährte Aufbau mit den kurz gefassten Textblöcken, den stichpunktartigen Zusammenfassungen in den Randspalten und den Übungsfragen nach jedem Kapitel erhalten. Die Gliederung wurde dagegen komplett überarbeitet und den veränderten Erfordernissen des neuen Krankenpflegegesetzes angepasst. Außerdem haben wir die Anregungen und Ergänzungsvorschläge unserer Leser bei der Neuauflage berücksichtigt.

Die dargestellten diagnostischen und therapeutischen Konzepte stellen eine moderne und etablierte Vorgehensweise dar. Bei einzelnen Krankheitsbildern gibt es jedoch unterschiedliche Behandlungswege, informieren Sie sich deshalb bitte in Ihrem Krankenhaus über den dort üblichen Standard.

Mein besonderer Dank gilt Herrn Stephan Grunst vom Lektorat Pflege im Elsevier, Urban & Fischer Verlag für die gute Zusammenarbeit.

Ich hoffe, dass dieses Buch eine wertvolle Hilfe in der Ausbildung und bei der anstrengenden Examensvorbereitung ist und wünsche allen Auszubildenden in der Gesundheits- und Krankenpflege eine erfolgreiche Ausbildung.

Nürnberg, im November 2005 Dr. Michael Pauthner

## Aus dem Vorwort zur 1. Auflage

Gerade kurz vor dem Examen bereitet das umfangreiche Gebiet der Chirurgie vielen Schülerinnen und Schülern in der Pflege Probleme. Die Zeit zum Lernen ist knapp und die Informationsfülle fast grenzenlos.

Dieses Kurzlehrbuch soll der intensiven Prüfungsvorbereitung dienen. Da die einzelnen Kapitel kurz gefasst sind, kann der Inhalt kein Lehrbuch der Chirurgie ersetzen. Dennoch werden in leicht verständlicher Weise die Schwerpunkte anschaulich erklärt.

Der eigene Wissensstand kann anhand der Übungsfragen überprüft werden. Zusätzlich wiederholen die Randbemerkungen das Wichtigste aus dem Text.

Mein besonderer Dank gilt meinem Mann Knut und unserer kleinen Anncristin Scarlett, die mich so lieb unterstützt haben und viele Arbeitswochen auf mich verzichten mussten.

Für die hilfreichen Anregungen und die intensive Betreuung seitens des Verlages danke ich Frau Dr. Martina Steinröder und Herrn Frank Koch, für die fachliche Durchsicht danke ich Herrn Martin Kortenhaus.

Ich hoffe, dass ich mit diesem Buch alle Anregungen meiner Schüler beachtet habe und so ein nützliches Lehrbuch für die Vorbereitung zur staatlichen Prüfung entstanden ist. Allen Prüflingen toi – toi – toi!

Hamburg, im Juni 1996 Dr. Natasha I. Reichert

# Wegweiser

## Warum Sie mit diesem Buch effektiv lernen können

Alle Bände aus der Bunten Reihe werden speziell für die Vorbereitung auf das Krankenpflegeexamen und andere Prüfungen innerhalb der Ausbildung erstellt. Die Auswahl der Themen richtet sich nach der Ausbildungs- und Prüfungsverordnung für die Gesundheits- und Krankenpflege. Neben der kurzen und übersichtlichen Darstellung des jeweiligen Faches haben wir gezielte Hilfen für das Lernen und Wiederholen erarbeitet:

- Die Sprache des Textes ist klar und leicht verständlich
- Kurze Sätze und Stichworte in der Randleiste wiederholen wichtige Fakten und Definitionen aus dem Text
- Zahlreiche Abbildungen erhöhen die Anschaulichkeit und das Verständnis von schwierigen Zusammenhängen
- Übungsfragen am Ende der Abschnitte helfen Ihnen, das Verständnis des Gelesenen zu überprüfen. Die Antworten auf die Fragen finden Sie anhand der Ziffern (z. B. ❼) im Text
- Hinweise auf pflegerische Handlungen und Beobachtungen stellen die Verbindung von der Krankheitslehre zur Pflegepraxis her
- Wiederkehrende Symbole in der Randleiste erleichtern die Orientierung im Text.

## Die Symbole und ihre Bedeutung

**Merke** Diese Kästen enthalten besonders wichtige Hinweise

kennzeichnet Klinik und Diagnostik in der Chirurgie

steht für die Therapie eines Krankheitsbildes in der Chirurgie

hebt die Hinweise zur Pflege hervor

**?** kennzeichnet Übungsfragen am Ende der Kapitel

Das Lektorat Pflege des Elsevier, Urban & Fischer Verlages wünscht allen zukünftigen Gesundheits- und KrankenpflegerInnen viel Spaß und Erfolg beim Lernen mit der Bunten Reihe.

# Abkürzungsverzeichnis

| | |
|---|---|
| ® | Handelsname |
| ☞ | Verweis (siehe) |
| ↑ | erhöht |
| ↓ | verringert |
| → | daraus folgt |
| A. (Aa.) | Arteria(e) |
| Abb. | Abbildung |
| AC | Acromioklavikulargelenk |
| ACTH | Adrenokortikotropes Hormon |
| ACVB | Aortocoronarer Venenbypass |
| ADH | Antidiuretisches Hormon |
| AFP | α-Fetoprotein |
| AGS | Adrenogenitales Syndrom |
| ASD | Atrium(Vorhof)septumdefekt |
| AVK | Arterielle Verschlusskrankheit |
| AZ | Allgemeinzustand |
| BAA | Bauchaortenaneurysma |
| BGA | Blutgasanalyse |
| BSG | Blutsenkungsgeschwindigkeit |
| BWK | Brustwirbelkörper |
| BWS | Brustwirbelsäule |
| BZ | Blutzucker(spiegel) |
| C | Halswirbel |
| $Ca^{2+}$ | chemisches Zeichen für Kalzium |
| CCT | Cranielles Computertomogramm |
| CEA | Carcino-Embryonales Antigen |
| cm $H_2O$ | Zentimeter Wassersäule (Maß für Druck) |
| $CO_2$ | chemisches Zeichen für Kohlendioxid |
| CRP | C-reaktives Protein |
| CT | Computertomographie |
| DCS | Dynamische Condylenschraube |
| DHS | Dynamische Hüftschraube |
| dl | Deziliter |
| DSA | Digitale Subtraktionsangiographie |
| EEG | Elektroencephalogramm |
| EKG | Elektrokardiogramm |
| EKZ | Extrakorporale Zirkulation |
| EPT | Endoskopische Papillotomie |
| ERCP | Endoskopische retrograde Cholangio-Pankreatikographie |
| ESWL | Extrakorporale Stoßwellenlithotripsie |
| evtl. | eventuell |

| | |
|---|---|
| ggf. | gegebenenfalls |
| $H_2$ | chemische Zeichen für Wasserstoff |
| Hb | **H**ämoglobin |
| Hk | **H**ämato**k**rit |
| HLA | **H**umanes **L**eukozyten**a**ntigen |
| HLM | **H**erz-**L**ungen-**M**aschine |
| HNO | **H**als-**N**asen-**O**hren(-Heilkunde) |
| HPT | **H**yper**p**ara**t**hyreoidismus |
| HVL | **H**ypophysen**v**order**l**appen |
| HWK | **H**als**w**irbel**k**örper |
| HWS | **H**als**w**irbel**s**äule |
| IABP | **I**ntra**a**ortale **B**allon**p**umpe |
| i. m. | **i**ntra**m**uskulär |
| ISG | **I**leo**s**akral**g**elenk |
| i. v. | **i**ntra**v**enös |
| $K^+$ | chemisches Zeichen für Kalium |
| LWK | **L**enden**w**irbel**k**örper |
| LWS | **L**enden**w**irbel**s**äule |
| M. | **M**usculus bzw. **M**orbus (Krankheit) |
| MDP | **M**agen-**D**arm-**P**assage |
| mg | **M**illi**g**ramm (= 1Tausendstel Gramm) |
| MIC | **M**inimal **I**nvasive **C**hirurgie |
| ml | **M**illi**l**iter (= 1 Tausendstel Liter) |
| mmHg | **M**illi**m**eter Quecksilbersäule (Maß für Druck) |
| MRT | **M**agnet**r**esonanz**t**omographie (= Kernspintomographie) |
| N. | **N**ervus |
| $Na^+$ | chemisches Zeichen für Natrium |
| NaCl | chemisches Zeichen für Natriumchlorid (Kochsalz) |
| NMR | **N**uclear **m**agnetic **r**esonance (= MRT) |
| NNM | **N**eben**n**ieren**m**ark |
| NNR | **N**eben**n**ieren**r**inde |
| OP | Operation |
| $O_2$ | chemisches Zeichen für Sauerstoff |
| OSG | **O**beres **S**prung**g**elenk |
| $pCO_2$ | Kohlendioxid-Partialdruck |
| PEG | **P**erkutane **E**ndoskopische **G**astrostomie |
| PEJ | **P**erkutane **E**ndoskopische **J**ejunostomie |
| pH | **p**ondus **H**ydrogenii (Potenz und Maß für die Wasserstoffionen-konzentration) |
| PNS | **P**eripheres **N**erven**s**ystem |
| $pO_2$ | Sauerstoff-Partialdruck |

| | |
|---|---|
| PSV | **P**roximale **S**elektive **V**agotomie |
| PTA | **P**erkutane **T**ransluminale **A**ngioplastie |
| PTCA | **P**erkutane **T**ransluminale **C**oronare **A**ngioplastie |
| PTH | **P**ara**th**ormon |
| PTT | **P**ar**t**ielle **T**hrombinzeit |
| Rö | **R**öntgen |
| RR | Blutdruck nach **R**IVA-**R**OCCI |
| s. c. | **s**ub**c**utan |
| SHT | **S**chädel-**H**irn-**T**rauma |
| sog. | so genannt |
| Sono | Sonographie |
| SWK | **S**akral**w**irbel**k**örper |
| TEA | **T**hromb**e**nd**a**rteriektomie |
| TEE | **T**rans**e**sophageal **e**chocardiography |
| TGA | **T**ransposition der **G**roßen **A**rterien |
| TRH | **T**hyreotropin **R**eleasing **H**ormon |
| TSH | **T**hyroidea **S**timulierendes **H**ormon |
| TUR | **T**rans**u**rethale **R**esektion |
| UÖS | **U**nterer **Ö**sophagu**s**sphinkter |
| V. a. | Verdacht auf |
| V. (Vv.) | **V**ena(e) |
| z. B. | zum Beispiel |
| ZMK | **Z**ahn-, **M**und-, **K**ieferheilkunde |
| Z. n. | Zustand nach |
| ZNS | **Z**entral**n**erven**s**ystem |
| ZVD | **Z**entraler **V**enen**d**ruck |
| ZVK | **Z**entraler **V**enen**k**atheter |

Weitere Abkürzungen sind an der betreffenden Textstelle genannt.

# Abbildungsnachweis

Die eckigen Klammern am Ende der Legendentexte verweisen auf den jeweiligen Urheber.

**A300-157** S. Adler, Lübeck, in Verbindung mit der Reihe Klinik- und Praxisleitfaden, Urban & Fischer Verlag, München

**A300-190** G. Raichle, Ulm, in Verbindung mit der Reihe Klinik- und Praxisleitfaden, Urban & Fischer Verlag, München

**A400-190** G. Raichle, Ulm, in Verbindung mit der Reihe Pflege konkret, Urban & Fischer Verlag, München

Wir danken Prof. Dr. Andreas Bernau, Tübingen, für das zur Verfügung stellen der Abbildung zur gehaltenen Aufnahme (Abb. 3.7) aus seinem Werk »Orthopädisch-Traumatologische Röntgendiagnostik. Einstelltechnik.« 4. Aufl., Urban & Fischer Verlag 2004.

# Inhaltsverzeichnis

# 1 Allgemeine Chirurgie

## 1.1 Wunde

Wunden sind Verletzungen des Körpergewebes durch Einwirkung von außen. Sie können nach der äußerlichen Gestalt (Morphologie) in offene oder geschlossene Wunden unterteilt werden. Bei der **offenen Wunde** ist immer mindestens die Oberhaut (Epidermis) zerstört. Die Verletzung kann oberflächlich sein oder Oberhaut, Lederhaut (Korium) und Unterhaut (Subkutis) durchdringen. Bei **geschlossenen Wunden** ist die Oberhaut intakt. Typische Beispiele sind Quetschungen, z.B. von Muskeln (☞ 3.2.6) oder Organen (z.B. der Lunge), sowie Frakturen (Knochenbrüche), bei denen die Haut nicht verletzt ist (»geschlossene Frakturen«).

- Offene Wunde: Epidermis allein oder auch tiefere Hautschichten sind verletzt
- Geschlossene Wunde: Intakte Epidermis.

### 1.1.1 Entstehungsmechanismus (Ätiologie)

❶ **Mechanische Wunden** entstehen durch äußere Gewalteinwirkung:

- **Schnittwunden** haben glatte Wundränder, das Gewebe ist nicht gequetscht. Sie können tief sein und Gefäße, Muskeln und Nerven mit verletzen. Operationswunden zählen zu den Schnittwunden
- **Stichwunden** sind äußerlich oft kleine Wunden mit eventuell tiefem Stichkanal, durch den Keime tief in die Wunde gelangen können (Infektionsgefahr!)
- **Platzwunden** entstehen durch starken Druck oder Schlag. Sie haben ausgerissene Wundränder
- **Quetschwunden** entstehen wie Platzwunden, häufig sind dabei die tief liegenden Weichteile verletzt, während die Oberhaut evtl. noch intakt ist. Oft bilden sich tiefe Wundtaschen
- **Schusswunden** haben ein kleines Einschussloch und ein größeres, zerfetztes Ausschussloch. Innere Organe können dabei schwer verletzt werden; Schusswunden sind immer infektionsgefährdet
- **Décollement** (frz. *Abscherung*), die Ablederung der Haut, entsteht durch Scherkräfte, die die oberen von den tiefer liegenden Haut- oder Muskelschichten ablöst. Die Verletzung ist meist großflächig
- **Bisswunden** gehen häufig mit einer Quetschung der tiefer liegenden Weichteile einher und sind durch keimhaltigen Tier- oder Menschenspeichel immer infektionsgefährdet.

Mechanische Wunden entstehen durch äußere Gewalteinwirkung:

- Schnitt
- Stich
- Schlag
- Druck
- Schuss
- Scherkräfte
- Biss.

Thermische Wunden entstehen durch extreme Hitze- oder Kälteeinwirkung.

**Thermische Wunden** entstehen durch extreme Temperatureinwirkung (☞ 3.2.3):
- **Brandwunden:** Das Gewebe wird durch heiße Gegenstände oder Flammen geschädigt
- **Verbrühungen:** Gewebeverletzungen durch heiße Flüssigkeiten
- **Erfrierungen** (Frostwunden): Gewebeschädigung durch extreme Kälte.

Chemische Wunden.

**Chemische Wunden** sind Gewebeverletzungen durch Chemikalien, z.B. Verätzungen durch Säuren, Laugen oder Fluorwasserstoff.

Strahlenbedingte Wunden.

**Strahlenbedingte** *(aktinische)* **Wunden** können durch Röntgenstrahlen oder radioaktive Substanzen verursacht werden.

## 1.1.2 Wundheilung

Der Körper aktiviert Gefäß- und Bindegewebszellen, um die Gewebeverletzung zu reparieren. Dabei entsteht eine narbige Bindegewebsplatte, die die Oberhaut verschließt.

### Ablauf der Wundheilung

Drei Phasen der Wundheilung:
- Exsudation: Abbau abgestorbener Gewebeteile
- Proliferation: Umbau der Fibroblastengrundsubstanz in Kollagenfasern
- Differenzierung: Aufbau von fester Interzellularsubstanz.

❷ **1. Exsudationsphase** (1.–4. Tag): Die Wunde füllt sich mit dem austretenden Blut und verklebt dadurch. Die feinen Gefäßwände im Wundbereich werden für Abwehrzellen (Phagozyten, Mikro- und Makrophagen) durchgängig, die dann Keime und abgestorbene Gewebestücke abbauen können. Aus den durchlässigen Blutgefäßen tritt außerdem Gewebeflüssigkeit aus, es entsteht ein **Ödem** (Schwellung).

**2. Proliferationsphase** (4.–10. Tag): Feine Gefäße (Kapillaren) und Bindegewebszellen (Fibroblasten) wachsen von den Wundrändern aus in das Wundbett ein. Sie bilden Stützsubstanzen (Kollagenfasern), aus denen sich später die Narbe bildet. Diese frühe Form des Bindegewebes heißt **Granulationsgewebe.** Die Wunde beginnt sich zusammenzuziehen (Wundkontraktion).

**3. Differenzierungsphase** (10.–21. Tag): Bindegewebszellen bilden eine Zwischenzellsubstanz (Interzellularsubstanz), die die Narbe festigt. Nach 8–10 Tagen ist die Narbe reißfest und kann vorsichtig belastet werden. Richtig fest ist sie jedoch erst nach vollständiger Abheilung (nach 12–14 Monaten).

❸ Dabei sind **zwei Formen der Wundheilung** zu unterscheiden:

- Primäre Wundheilung: Rasche Heilung mit minimaler Narbenbildung

- **Primäre Wundheilung:** Bei Wunden, deren glatte und saubere Ränder dicht beieinander liegen, z.B. bei genähten Operationswunden, heilt die Wunde schnell, wobei sich nur wenig neues Bindegewebe bildet

- **Sekundäre Wundheilung:** Wunden mit klaffenden Wundrändern oder stark verschmutzte, infizierte Wunden heilen langsamer, weil sich viel Granulationsgewebe bildet. Die entstehende Narbe ist meist deutlich breiter als nach primärer Wundheilung.

- Sekundäre Wundheilung: Verzögerte Heilung, ausgedehnte Narben.

### Einflussfaktoren

Eine konsequente Ruhigstellung und gute Durchblutung, die Wundnaht und ein Verband, der vor eindringenden Keimen schützt, fördern die Wundheilung.
Entsprechend stören mangelnde Ruhigstellung der verletzten Region, Anschwellung des Gewebes, Keime, **Nekrosen** (abgestorbenes Gewebe), Fremdkörper, Taschen- und Hohlraumbildung im Wundbereich und Spannung der Wundränder die Wundheilung.
Auch Erkrankungen, die nicht unmittelbar mit der Wunde in Verbindung stehen, können die Wundheilung verzögern, z. B. eine geringe arterielle Durchblutung (Arteriosklerose), Eiweißmangel, Stoffwechselstörungen (z. B. Diabetes mellitus), Bluterkrankungen, einige Medikamente (Kortison, Östrogen, Antibiotika, Zytostatika), Vitamin A-, C- und K-Mangel sowie erbliche Bindegewebserkrankungen.

Die Wundheilung kann durch lokale und allgemeine Faktoren gestört werden.

### Komplikationen

Eine gestörte Wundheilung kann zur mangelnden Narbenfestigkeit oder andererseits zu überschießenden, wulstigen **Keloidnarben** führen. Tiefe und große Wunden können zu **Kontrakturen** (Muskelverkürzungen) und **Ankylosen** (Gelenkversteifungen) führen, weil das Gewebe durch die Narbenbildung schrumpft.

Komplikationen sind:
- Keloidnarben
- Muskelkontrakturen
- Ankylosen.

## 1.1.3 Therapie

Jede Gelegenheitswunde muss wie eine keimreiche Wunde behandelt werden. Eine schnelle und sachgemäße Versorgung ist entscheidend für den weiteren Heilungsverlauf und beugt Komplikationen vor.

### Wundversorgung

An den oberen und unteren Extremitäten, ganz besonders an den Händen und Füßen muss vor der Wundversorgung die körperferne Durchblutung, das Gefühl (Sensibilität) und die Beweglichkeit (Motorik) des verletzten Körperteiles genauestens geprüft werden. Dadurch sind bereits erste Aussagen über verletzte Strukturen möglich.

- **Desinfektion:** Grobe Reinigung der Wunde und erste Desinfektion, Haare im Wundbereich werden entfernt; Ausnahme: an den Augenbrauen darf nicht rasiert werden, da diese sehr langsam oder gar nicht mehr nachwachsen

- Desinfektion der Wunde

- Analgesie des lokalen Hautareals
- Erneute Desinfektion
- Inspektion der Wunde
- Débridement
- Wundverschluss oder offene Wundbehandlung
- Ruhig stellender Verband.

- **Analgesie:** Das Wundgebiet wird betäubt
- Erneute sorgfältige Desinfektion, die Wunde wird steril abgedeckt
- **Wundinspektion:** Die Wunde wird sorgfältig untersucht (inspiziert), um keine Verletzungen zu übersehen (z. B. Sehnenverletzung bei Schnittwunden am Finger), Fremdkörper werden entfernt
- **Débridement** (Wundtoilette): Mit einem Skalpell wird die gesamte Wundbegrenzung großzügig, bis ins gesunde, frisch blutende Gewebe ausgeschnitten und es werden alle abgestorbenen Gewebeteile entfernt (klassisches Verfahren nach FRIEDRICH); Ausnahme: am Gesicht und an den Händen wird dieses Débridement, wenn überhaupt, so sparsam wie möglich durchgeführt
- **Wundverschluss:** Je nach Alter der Wunde und mutmaßlichem Keimgehalt wird die Wunde primär verschlossen oder zunächst offen behandelt (☞ Wundverschluss)
- **Verband und Ruhigstellung:** Sind die Wunden tief und liegen im Gelenkbereich, sollten die Extremitäten durch Schienen oder Gipsverbände ruhig gestellt werden.

## Wundverschluss

### Primärer Wundverschluss

- Primäre Wundnaht bei Wunden, die nicht älter als 6–8 Stunden sind und nicht als infektionsgefährdet gelten

Wunden, die nicht älter als 6–8 Stunden sind und nicht als infektionsgefährdet gelten, können unter aseptischen Bedingungen **primär verschlossen** (genäht oder geklammert) werden. Offene Körperhöhlen oder Gelenke werden auch nach mehr als 8 Stunden noch primär versorgt. Bei komplikationslosem Verlauf werden die Fäden am Hals in der Regel nach 5 Tagen, am Kopf nach 8 Tagen, am Rumpf nach 10 Tagen und an den Extremitäten nach 12 bis 14 Tagen entfernt.

### Offene Wundbehandlung

- Offene Wundbehandlung bei Wunden, die älter als 8 Stunden sind, infizierten oder infektionsgefährdeten Wunden und nicht zu entfernenden Fremdkörpern.

❹ Eine offene Wundbehandlung ist indiziert bei Wunden:
- Die älter als 6–8 Stunden sind
- Die als infektionsgefährdet gelten (Schuss- und Bisswunden; Wunden, die in der Landwirtschaft oder bei einem Fleischer entstanden sind)
- Aus denen sich Fremdkörper nicht komplett entfernen lassen
- Deren Wundränder sich nicht sauber ausschneiden lassen
- Die entzündet sind.

Diese Wunden werden nach der Säuberung und Wundtoilette mit einem keimfreien Verband verschlossen und ruhig gestellt. Ein **sekundärer Wundverschluss** (späterer Verschluss der Wunde mit Sekundärnaht oder Klammern) kann erfolgen, wenn sich das Wundödem zurückgebildet hat und saubere Wundverhältnisse ohne Infektionszeichen vorliegen.

### Impfschutz

Im Rahmen der Wundversorgung prüft der Arzt grundsätzlich den Impfschutz des Patienten gegen **Tetanus** (Wundstarrkrampf).

- **Aktive Immunisierung:** Liegt die letzte Impfung 5–10 Jahre zurück, muss der Impfschutz aufgefrischt werden. Dies geschieht durch die sog. *aktive Immunisierung:* Der Patient erhält abgetötete, von Tetanusbakterien gebildete Giftstoffe (z.B. 0,5 ml Tetanol®), die sein Immunsystem zur Antikörperbildung aktivieren. Eine ausreichende *Immunität* (Schutz gegen die Infektion) besteht erst nach 4 Wochen, wenn der Körper genügend Antikörper gebildet hat
- ❺ **Simultanimpfung:** Liegt die letzte Impfung mehr als 10 Jahre zurück, ist der Tetanusschutz nicht mehr ausreichend und es muss eine *Grundimmunisierung* durchgeführt werden. Dabei wird sofort und erneut nach 4–8 Wochen und 6–12 Monaten aktiv mit Tetanol® geimpft. Erst nach dreimaliger Impfung ist der Tetanusschutz komplett. *Gleichzeitig* zur Grundimmunisierung erfolgt eine sog. *passive Impfung* mit Antikörpern (z.B. 5000–10.000 IE Tetagam®) gegen das Tetanustoxin, damit sofort Impfschutz besteht.

- Immer Tetanusschutz überprüfen!
- Je nach Art der Wunde und vorausgegangenen Impfungen:
  - Aktive Impfung oder
  - Simultanimpfung.

Bei Bisswunden durch Wildtiere oder nicht-geimpfte Haustiere entscheidet der Arzt über die Notwendigkeit einer **Tollwut-Impfung.** Möglich sind die *aktive Impfung* mit Tollwut-Toxoid (z.B. Rabivac®) oder eine *Simultanimpfung* (aktive und passive Impfung) mit Rabivac® und Tollwut-Immunglobulinen.

Bei Bisswunden ggf. Tollwutimmunisierung.

### Merke

Tetanusschutz bei Wunden – im Zweifelsfall immer aktiv **und** passiv impfen (Tetanus-Simultanimpfung)! Bei Tierbissen an Tollwut (☞ 2.3.1) denken.

### Pflege

Jede behandelte Wunde muss sorgfältig beobachtet werden, um frühzeitig Komplikationen, insbesondere eine Wundinfektion (Rötung, Schwellung, Temperaturanstieg, Schmerz) erkennen und entsprechend behandeln zu können. Nützlich ist eine Patientenschulung bezüglich Selbstbeobachtung. Bei sekundär heilenden Wunden ist eine standardisierte Vorgehensweise mit exakter Dokumentation zu wählen.

### ? Übungsfragen

❶ Welche Wundarten kennen Sie?

❷ In welchen Phasen verläuft die Wundheilung?

❸ Was ist der Unterschied zwischen primärer und sekundärer Wundheilung?

❹ Wann dürfen Wunden nicht primär verschlossen werden?

❺ Was versteht man unter einer Tetanussimultanimpfung?

## 1.2 Verbände

### 1.2.1 Pflasterverbände

Pflasterverband: Sterile Wundauflage, mit Pflaster fixiert.

Pflasterverbände bestehen aus einer Wundauflage (z. B. sterile Kompresse) zur Wundabdeckung und einem hautfreundlichen Pflaster zur Befestigung der Wundauflage. Sie werden bei allen kleinen, wenig blutenden Wunden angewendet. Die Wundauflage wird dabei mit einer Pinzette am Rand angefasst und auf die Wunde gelegt. Das Heftpflaster wird zurechtgeschnitten und die Wundauflage damit befestigt. Es sind auch zahlreiche Varianten von Fertigverbänden im Handel, bei denen die Wundauflage und das Klebevlies bereits miteinander verbunden und steril verpackt sind.

### 1.2.2 Bindenverbände

Bindenverband: Sterile Wundauflage, mit elastischer Binde fixiert.

Beim Bindenverband wird die Wundauflage mit einer elastischen Binde fixiert. Bindenverbände sind angezeigt bei größeren Haut- und Weichteilverletzungen an den Extremitäten. Binden sind nicht keimfrei und dürfen daher die Wunde nicht berühren. Die Breite der Binde soll dem Durchmesser des verletzten Körperteils entsprechen. Um die Durchblutung nicht zu beeinträchtigen, wird die Binde ohne oder mit nur ganz geringem Zug (von distal nach proximal abnehmend) um die Wundauflage gewickelt.

### 1.2.3 Druckverbände

- Druckverband: Pflaster- oder Bindenverband plus Druckpolster

❶ Druckverbände sind Pflaster- oder Bindenverbände, die ein zusätzliches Druckpolster enthalten. Sie werden angewendet, um kleinere arterielle oder venöse Blutungen zu stillen oder um Nachblutungen nach Operationen vorzubeugen: Die Wundauflage wird auf die Wunde gelegt und mit Pflaster oder wenigen Bindengängen (z. B. Mullbinde) fixiert. Dann wird das Druckpolster auf die Wunde gelegt und einige Bindengänge unter mäßigem bis starkem Zug angewickelt. Weil die Durchblutung durch den Druckverband gestört werden kann, muss sie regelmäßig kontrolliert werden.

- Durchblutung regelmäßig kontrollieren.



## 1.2.4 Kompressionsverbände

Kompressionsverbände (z. B. nach Pütter) bestehen aus elastischen Binden und evtl. Polstermaterial. Sie dienen der Verbesserung des venösen Blutflusses, um einem Blutgerinnsel bei Krampfadern (Varikosis) vorzubeugen (Thromboseprophylaxe). Meistens werden heute vorgefertigte Anti-Thrombose-Strümpfe verwendet.

Kompressionsverband: Elastische Binden, evtl. Polstermaterial.

## 1.2.5 Stützverbände

Stützverbände dienen der Ruhigstellung verletzter Körperteile, etwa nach Muskel- oder Bänderrissen, Gelenkverstauchungen (Distorsionen), Luxationen (Verrenkungen) oder Frakturen.

Stützverbände dienen der Ruhigstellung verletzter Körperteile.

- Die **SCHANZsche Krawatte** ist eine spezielle, in verschiedenen Breiten erhältliche Schaumstoffbandage, die locker um den Hals gelegt wird. Sie stützt den Kopf und entspannt die Halsmuskulatur und ist z. B. bei einer Zerrung der Halsweichteile nach einem Verkehrsunfall indiziert
- Der **DESAULT-Verband** dient der Ruhigstellung der Schulter, z. B. nach Reposition einer Schultergelenkluxation (☞ 3.5.3). Zum Anlegen beide Achselhöhlen mit gepuderter Watte polstern (beugt Hautreizungen vor), den verletzten Arm im Ellenbogengelenk beugen (90°) und mit einigen Bindentouren am Brustkorb befestigen. Die Binde von der gesunden Achsel aus zunächst über die verletzte Schulter, dann über das Ellenbogengelenk der verletzten Seite und wieder zur gesunden Achsel wickeln, mehrmals wiederholen (☞ Abb. 1.1 links)
- Ein **GILCHRIST-Verband** ist hauptsächlich bei Verletzungen des Akromioklavikulargelenks (Schultereckgelenk, ☞ 3.5.2) indiziert. Dazu Schlauchmull von 4-facher Armlänge zuschneiden, auf ⅔ der Länge quer einschneiden. Das längere Ende über den verletzten Arm ziehen und dann das kürzere Ende um den Hals zum Handgelenk der verletzten Seite führen und dort befestigen. Den längeren Schlauch über dem Handgelenk einschneiden, die Hand herausnehmen und das Schlauchende um den Brustkorb zurück zum verletzten Arm führen und dort befestigen (☞ Abb. 1.1 Mitte)
- Ein **Rucksackverband** ist bei Klavikulafrakturen (☞ 3.5.1) indiziert. Dazu einen Schaumstoffschlauch von hinten um den Hals nach vorne legen, durch die Achseln zurückführen und

die Enden unter Spannung auf dem Rücken miteinander verknoten (☞ Abb. 1.1 rechts). Der Rucksackverband wird täglich kontrolliert und muss regelmäßig nachgezogen werden.

## 1.2.6 Gips- und Kunststoffverbände

Gips- oder Kunststoffverbände: i. d. R. angrenzende Gelenke mit ruhig stellen.

Gips- und Kunststoffverbände sind spezielle, besonders feste Stützverbände. Sie stellen verletzte Körperteile ruhig und unterstützen damit eine schnellere Heilung von Frakturen, sowie entzündeten oder verletzten Weichteilen. Bei Frakturen werden grundsätzlich die an den verletzten Knochen angrenzenden Gelenke in *Funktionsstellung* mit ruhig gestellt.
Ausnahmen von dieser Regel sind:

- *Distale Radiusfraktur:* Dorsale Unterarmgipsschiene ohne Einschluss des Ellenbogengelenkes
- *Außenknöchelfraktur:* Unterschenkelgips
- *Patellafraktur:* Oberschenkelgips ohne Einschluss des Sprung- und Hüftgelenkes
- *Fraktur im Ellenbogenbereich:* Oberarmgips ohne Schulterruhigstellung.

Beim Anlegen des Verbandes zu zweit arbeiten, da Verbände rasch aushärten.

❷ Da das Anlegen von Gips- und Kunststoffverbänden rasch erfolgen muss (Verbände können nur kurze Zeit nachbearbeitet werden), arbeiten der Arzt und eine Pflegekraft zusammen. Als Verbandmaterial dienen Gips-Binden oder Gips-Longetten, sowie Kunststoff-Binden (Baycast®) oder -Longetten.
Zunächst wird Schlauchmull in 1,5-facher Länge zugeschnitten und ⅔ der Länge faltenfrei über die Extremität gezogen. Nacheinander werden dann Polster, Papier und Gips- oder Kunststoffbinden bzw. zugeschnittene Longetten angelegt. Dabei wird darauf geachtet, dass sich keine Druckstellen bilden.

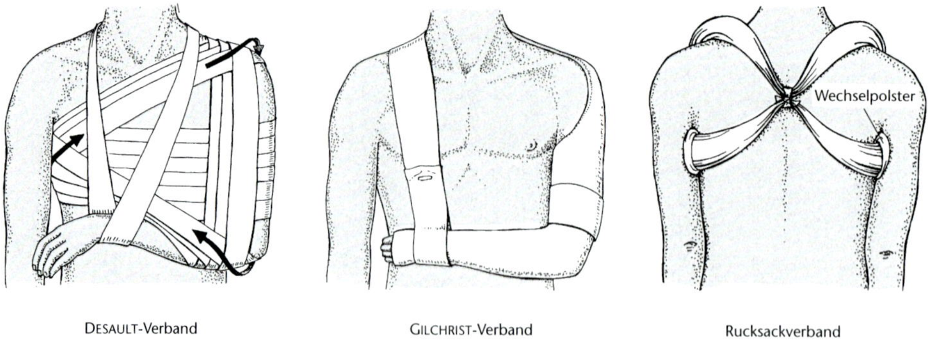


**Abb. 1.1**
Stützverbände. [A300-190]

Merke

Knochenvorsprünge, Nerven und Sehnen müssen immer sorgfältig gepolstert werden. Bei frischen Frakturen, Schwellungen, Entzündungen oder Gelenkergüssen muss der zirkuläre Gips oder Cast immer vollständig gespalten werden (bis auf den letzten Faden), da er ansonsten bei einer weiteren Weichteilschwellung zu eng wäre und Kompressionsschäden hervorrufen könnte.

Der gespaltene Gips wird mit einer elastischen Binde umwickelt und die Extremität hochgelagert. Befinden sich Wunden unter dem Gips, kann er an der entsprechenden Stelle ausgesägt (gefenstert) werden. Wurde der Gips zur Frakturbehandlung angelegt, muss anschließend die Stellung der Knochen durch Röntgenaufnahmen kontrolliert werden.
Eine lange Gipsbehandlung kann dazu führen, dass Gelenke versteifen *(Ankylosen)*, die Muskeln schrumpfen (Muskelatrophie) und die Knochen entkalken (Inaktivitätsosteoporose). Davon abzugrenzen ist die Sudeck-Dystrophie. Dabei handelt es sich um eine lokale Durchblutungs- und Stoffwechselstörung der Weichteile und Knochen (Knochenentkalkung), die auch ohne eine Gipsbehandlung nach Frakturen auftreten kann (☞ 3.3.2).

Komplikationen:
- Gelenkversteifung
- Muskelatrophie
- Inaktivitäts-osteoporose.

**Pflege**

Regelmäßig müssen **Durchblutung** (Hautfarbe, Hauttemperatur, Pulse), **Sensibilität** (Gefühlsstörungen?) und **Motorik** (Beweglichkeit der nicht eingegipsten Gelenke) der verletzten Extremität überprüft werden (kurz: *DMS-Kontrolle*). Äußert der Patient Schmerzen oder ein Taubheitsgefühl im Gipsbereich, so ist die Ursache immer unverzüglich festzustellen. Gegebenfalls muss der gespaltene Gips aufgebogen oder gewechselt werden, um irreversible Schädigungen des Gewebes und der Nerven zu verhindern. Eingegipste Extremitäten werden prinzipiell hochgelagert. Der Patient ist, wenn möglich, bezüglich Verhalten und Selbstbeobachtung gründlich zu instruieren.

Regelmäßig DMS-Kontrolle:
- Durchblutung
- Motorik
- Sensibilität.

## 1.2.7 Extensionen (Streckverbände)

Extensionen werden vorwiegend in der Frakturbehandlung eingesetzt. Sie ziehen das periphere Bruchende in Richtung der Knochenachse. Dadurch wird dem natürlichen Muskelzug am Knochen entgegen gewirkt (Zug-Gegenzug-Prinzip), die Fraktur geschient und gleichzeitig ruhig gestellt. Durch Extensionen können Verkürzungen, Achsen- und Drehfehler ausgeglichen werden. Während einer Extensionsbehandlung bleibt die Fraktur unberührt (geschlossen), die Weichteile und die Haut können

Extension = Zug auf die Längsachse.

jederzeit kontrolliert werden. Allerdings kann der Patient während der Extensionsbehandlung nur sehr begrenzt mobilisiert werden, daher werden Extensionen heute nur noch selten verwendet.

## Drahtextension

### Indikation

Drahtextension: Meist vorübergehende Maßnahme bis zur operativen Frakturversorgung.

In der Regel werden Drahtextensionen an den Extremitäten kurzfristig angelegt, bis eine operative Frakturversorgung (Osteosynthese) möglich ist.

### Durchführung

❸ In Lokalanästhesie wird unter sterilen Bedingungen ein Metallstift (Kirschner-Draht oder Steinmann-Nagel) quer durch den Knochen gebohrt. An den seitlich überstehenden Enden wird ein Extensionsbügel befestigt, an dem über einen Rollenzug Gewichte hängen. Bei Unterschenkelfrakturen wird der Zug am Fersenbein entlang der Tibiaachse ausgeübt *(Kalkaneusextension)*, bei Oberschenkel- und Schenkelhalsfrakturen am Schienbeinkopf in Richtung der Oberschenkelachse *(Tibiakopfextension)* und bei Beckenfrakturen (☞ 3.6.1) an den Femurkondylen *(suprakondyläre Femurextension,* ☞ Abb. 1.2*)*.

**Abb. 1.2** Drahtextension. [A300-157]

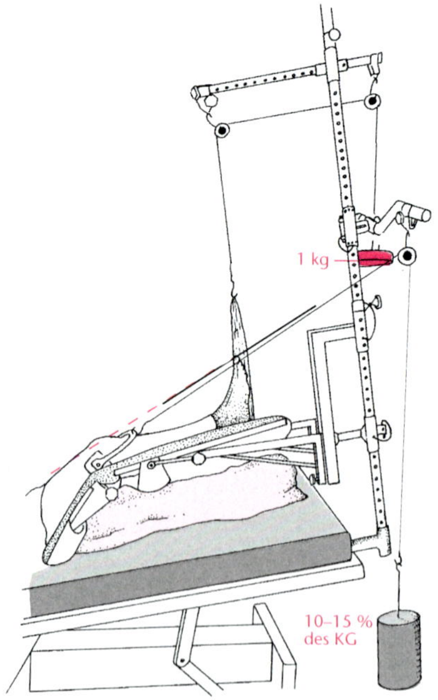

### Komplikationen

Durch länger andauernden oder zu starken Zug an den Gelenken können Bänder überdehnt werden, Keime an der Nageldurchtrittsstelle in die Haut eindringen. Wenn sie über den Nagelkanal bis zum Knochen vorgedrungen sind, kann eine Knochen- (Ostitis) oder Knochenmarkentzündung (Osteomyelitis) die Folge sein. Wenn die Fraktur in der Extension ausheilen soll, aber zu stark auseinander gezogen wurde, kann der Knochen nur langsam oder überhaupt nicht heilen. Auf diese Weise kann eine Pseudarthrose (☞ 3.3.3) entstehen.

## CRUTCHFIELD-Extension

### Indikation

Halswirbelverrenkungen oder -frakturen (☞ 3.4.2).

CRUTCHFIELD-Extension bei Verletzungen der Halswirbelsäule.

### Durchführung

Oberhalb der beiden Ohrmuscheln werden Haut und Weichteile lokal betäubt und die äußere Schädelplatte (Tabula externa) durchbohrt. Die Bolzen des Extensionsbügels werden in die Bohrungen gehängt und über einen Rollenzug Gewicht angehängt. So entsteht ein Zug in Richtung der Wirbelsäulenachse. Nach dem gleichen Prinzip funktioniert die **Halo-Extension,** bei der nicht ein Bügel, sondern ein Ring an verschiedenen Stellen der Kalotte befestigt wird. Beim **Halo-Fixateur** (☞ Abb. 1.3) ist der an der Schädelkalotte befestigte Ring über Metallstäbe fest mit einem Rumpfkorsett verbunden (*Extension* und gleichzeitig *Fixierung* der Halswirbelsäule).

### Komplikationen

Wird auch die innere Schädelplatte (Tabula interna) durchbohrt, können Keime in den Schädel eindringen und z.B. zur Entzündung der Hirnhäute führen.

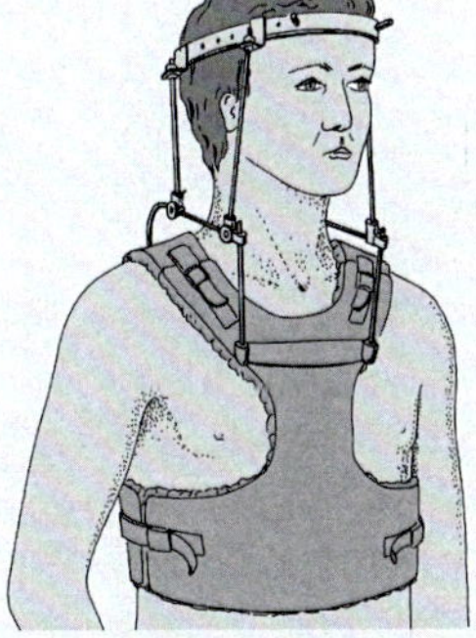


**Abb. 1.3** Halo-Fixateur. [A400-190]

**Pflege**
Streng aseptische Pflege der Nageldurchtrittsstellen, da erhöhte Gefahr einer Ostitis oder Osteomyelitis besteht!

### Pflasterzugextensionen

Pflasterzugextension bei kindlichen Extremitätenfrakturen.

#### Indikation
Oberschenkelfrakturen des Kleinkindes.

#### Durchführung
Es werden immer beide Beine gleichzeitig gestreckt: Von der Ober- und Unterschenkelinnenseite werden breite Pflasterstreifen u-förmig über die Fußsohle (Basis des »U«) und zurück an die Unter- und Oberschenkelaußenseite geführt. Unter die Basis des »U« wird ein Brettchen geklebt, das dem Extensionsbügel entspricht. Gewichte ziehen über einen Rollenzug die Beine senkrecht nach oben, bis das Becken frei schwebt. Das eigene Körpergewicht wirkt als Gegenzug.

**Pflege**
Engmaschige Hautkontrolle wegen Zugbelastung und eventueller Pflasterunverträglichkeit!

## 1.2.8 Verbände zur Therapie infizierter Wunden

❹ Bei infizierten Wunden und sekundärer Wundheilung muss das entstehende Granulationsgewebe vor Austrocknung geschützt werden. Durch die feuchte Wundbehandlung kommt es zu einer physiologisch besseren und schnelleren Wundheilung. Da beim Verbandwechsel das neu gebildete Gewebe nicht verletzt wird, ist dieser für den Patienten in der Regel schmerzärmer. Folgende Verbandstechniken kommen in der Therapie septischer Wunden zum Einsatz:

- **Textile Feuchtverbände** (Kompressen, Bauchtücher)
  Die Standardbehandlung von infizierten Wunden besteht in der Auflage von Kompressen oder Bauchtüchern, die mit Ringerlösung oder lokalen Antiseptika (z.B. Lavasept, PVP) getränkt sind
- **Hydrogel- und Hydrokolloidverbände**
  Diese Verbände sind semipermeabel, d.h. sie halten Flüssigkeiten zurück, sind aber luftdurchlässig. Sie werden bei nekrosefreien Wunden aufgebracht, schaffen ein günstiges Heilmilieu und schützen die Wunde vor schädlichen Einflüssen von außen. Zudem sind die Verbandwechsel (an anatomisch günstigen Stellen) nur im Abstand mehrerer Tage erforderlich

- **Vakuumversiegelung**
  Unter eine durchsichtige Verbandsfolie wird ein Schwamm eingelegt und dann ein Sog mittels Redon-Saugflaschen oder Vakuumpumpen aufrechterhalten. Vor allem bei tieferen Wunden wird hierdurch eine deutlich schnellere Wundheilung erzielt. Zudem ist der Verbandwechsel nur im Abstand mehrerer Tage nötig.

### ? Übungsfragen

❶ Wozu dienen Druckverbände?

❷ Was ist beim Anlegen eines Gipsverbandes zu beachten?

❸ Nennen Sie Nachteile und Gefahren einer Extensionsbehandlung!

❹ Welche Verbandstechniken zur Behandlung septischer Wunden gibt es?

# 1.3 Operation

## 1.3.1 Indikationen

❶ Die Entscheidung, ob eine Operation notwendig ist oder nicht (**Indikation**), trifft der Chirurg anhand der **Anamnese** (Krankengeschichte) und der Untersuchungsbefunde. Dabei werden Nutzen und Risiken der Operation gegeneinander abgewogen.

- **Absolute Indikation.** Die Operation muss durchgeführt werden, weil keine andere Therapie die gleiche Heilungsaussicht verspricht, z.B. Kolonkarzinom, symptomatisches Gallensteinleiden oder Kniegelenksempyem

Absolute Indikation = Keine Alternative zur OP.

- **Relative Indikation.** Die Operation ist nicht zwingend erforderlich, denn es stehen alternative Therapien mit den gleichen Heilungsaussichten zur Verfügung. Bei kosmetischen Operationen (Brustvergrößerungen, Narbenkorrekturen) und diagnostischen Eingriffen (Entnahme einer Gewebeprobe, Bauchhöhlenspiegelung) besteht immer eine relative Indikation

Relative Indikation = Alternative Therapie möglich.

- **Präventive** (vorbeugende) **Indikation.** Durch die Operation können weitere Krankheitserscheinungen bzw. Komplikationen verhindert werden, z.B. Entfernung der Rachenmandeln (Tonsillektomie) zur Vorbeugung einer Endokarditis.

Präventive Indikation = OP verhindert Folgeerkrankungen.

❷ Abhängig von der Dringlichkeit werden Notfalleingriffe, dringliche und elektive Eingriffe unterschieden:

- **Notfalleingriff.** Es muss sofort operiert werden, da akute Lebensgefahr besteht (z.B. bei Milz- oder Leberrupturen). Auf eine Operationsvorbereitung muss dabei weitgehend verzichtet werden

Notfalleingriff = OP sofort ohne weitere Vorbereitung.

Dringlicher Eingriff = OP in den nächsten Stunden, Routinevorbereitung möglich.

- **Dringlicher Eingriff.** Der operative Eingriff sollte innerhalb der nächsten Stunden so rasch wie möglich durchgeführt werden (z.B. bei akuter Appendizitis oder inkarzerierter Hernie), um körperliche Folgeschäden vom Patienten abzuwenden. Die Zeit für eine kurze Operationsvorbereitung einschließlich Routine-Labor, Röntgen-Thorax und EKG ist vorhanden

Elektiveingriff = Geplanter OP-Termin, intensive Vorbereitung.

- **Elektiveingriff** (Wahleingriff). Die Operation wird geplant und der Patient kann intensiv darauf vorbereitet werden.

## 1.3.2 Aufklärung

Jede OP ist ohne Einverständniserklärung des Patienten strafbar! Ausnahme: Notfalleingriff bei nicht einwilligungsfähigen Patienten.

Rechtlich gesehen ist jede Operation eine **Körperverletzung** und damit ohne das Einverständnis des Patienten strafbar (Ausnahme: Noteingriff bei bewusstlosen Patienten). Um einwilligen zu können, muss er ausreichend und rechtzeitig (mindestens am Vortag der OP) in einem Arzt-Patienten-Gespräch über Ablauf, Umfang sowie die möglichen Komplikationen der Operation aufgeklärt worden sein. Die Aufklärung sollte immer schriftlich mit der Unterschrift des Patienten dokumentiert werden, am besten mit den üblichen bebilderten Aufklärungsbögen (z.B. pro-Compliance). In Ausnahmefällen kann der Patient auch mündlich in Gegenwart zweier Zeugen einwilligen. Bei Minderjährigen muss das Einverständnis der Eltern oder Erziehungsberechtigten und bei bestehender Pflegschaft die Einwilligung des gesetzlichen Betreuers eingeholt werden. Auch die Narkoseeinwilligung muss in schriftlicher Form vorliegen.

## 1.3.3 Vorbereitung einer Elektiv-OP

- Nahrungskarenz

- **Nahrungskarenz:** Der Patient muss zum Operationszeitpunkt *nüchtern* sein, d.h. er darf 6 Stunden vor der Operation nichts essen und sollte auch nicht rauchen (Nikotin regt die Magensaftproduktion an), um eine Aspiration (Eindringen von Magensaft in die Atemwege) während der Narkoseeinleitung zu verhindern. Klare Flüssigkeiten (Wasser, Tee) sind bis 2 Stunden vor dem Eingriff erlaubt

- Körperreinigung

- **Körperreinigung:** Vor der Operation sollte eine Ganzkörperwäsche auch bei bettlägerigen Patienten stattfinden, um die Anzahl der Körperkeime zu reduzieren. Spätestens am Operationstag sind Nagellack und Make-up zu entfernen, um unter Narkose die Durchblutung von Haut und Nägeln beurteilen zu können

- Rasur

- **Rasur:** Haare sind mit Keimen behaftet und bedeuten eine Infektionsgefahr für die Wunde. Deshalb muss das Operationsgebiet großzügig rasiert werden. Die Rasur kann nass oder trocken erfolgen, sollte aber zu keinen Verletzungen der Haut führen. Bereits kleinste Hautläsionen können zu einer Infektion führen. Deshalb soll die Zeit zwischen Rasur und Operationsbeginn möglichst kurz sein.

- **Darmreinigung:** Aufgrund der postoperativen Darmträgheit (Darmatonie) sollten vor jeder größeren Operation, insbesondere vor intraabdominellen Operationen, abführende Maßnahmen erfolgen. Hier haben sich Hebe-Senk-Einläufe oder Klysmen bewährt. Eine orthograde Darmspülung wird wegen der großen Belastung für den Patienten zunehmend seltener vorgenommen, zumal sich dadurch kein positiver Effekt für den postoperativen Verlauf erwiesen hat

- Darmreinigung

- **Prämedikation:** Der Anästhesist verordnet im Rahmen der anästhesiologischen Visite die Medikamente zur Prämedikation. Die Pflegenden verabreichen dem Patienten die Medikamente zum angegebenen Zeitpunkt

- Prämedikation

- **Thromboseprophylaxe:** Intraoperative Flüssigkeitsverluste (Blut wird zähflüssiger) und freigesetzte Gerinnungsfaktoren sowie die postoperative Bettruhe erhöhen das Risiko einer tiefen Becken-/Beinvenenthrombose. Deshalb wird bereits vor der Operation in Abstimmung mit der Prämedikation mit subkutanen Heparingaben begonnen (kein Heparin aber bei geplanter Regionalanästhäsie, z.B. Spinalanästhesie, Periduralkatheter!)

- Thromboseprophylaxe

- **Atemgymnastik:** Bei Patienten mit begleitenden pulmonalen Erkrankungen (z.B. schwere obstruktive Bronchitis) wird schon präoperativ mit der Atemgymnastik begonnen, um die Lungenfunktion zu verbessern und einer postoperativen Lungenentzündung vorzubeugen bzw. um den Patienten mit speziellen Techniken (etwa einem Atemtrainer) vertraut zu machen

- Atemgymnastik

- **Weitere spezielle Vorbereitungen:** Je nach Vorerkrankung des Patienten können Infusionen zum Elektrolytausgleich, Bluttransfusionen zum Ausgleich eines niedrigen Hämoglobinwertes, eine intravenös verabreichte parenterale Ernährung bei reduziertem Ernährungszustand, die Einstellung eines Hypertonus (Bluthochdruck) oder eines Diabetes mellitus (Blutzucker) sowie die Normalisierung der Blutgerinnung (z.B. bei Marcumarpatienten) notwendig sein.

- Spezielle Vorbereitungen je nach Erkrankung und evtl. Begleiterkrankungen.

## 1.3.4 Operationsbereich

Der Operationsbereich ist eine keimarme Zone, die nur durch eine »Schleuse« betreten werden kann. Alle, die im OP arbeiten, legen dort ihre Kleidung bis auf die Unterwäsche ab und ziehen spezielle OP-Kleidung und -Schuhe an. Außerdem setzen sie eine OP-Haube auf, die die Haare vollständig bedeckt, und legen

Im OP-Bereich sind spezielle OP-Kleidung, Haube und Mundschutz zu tragen.

einen Mundschutz an. Der Patient wird nur mit einem OP-Hemd und evtl. einem Slip bekleidet in die Patientenschleuse gebracht. Dort erhält er eine OP-Haube und wird vom OP-Personal eingeschleust.

OP-Lagerung:
- Gelenke nicht überstreckt
- Druckempfindliche Körperregionen gut gepolstert.

- Die Lagerung des Patienten richtet sich nach der Art des Eingriffs. Meistens liegt der Patient auf dem Rücken. Dann ist darauf zu achten, dass Gelenke nicht überstreckt gelagert und druckempfindliche Körperregionen gut gepolstert sind, um Dekubiti und Nervenläsionen zu verhindern
- Zur Operation ziehen Operateur, Assistenten und Instrumentierschwester/-pfleger nach entsprechender Händedesinfektion sterile Kittel und Handschuhe an und decken den Patienten mit sterilen Tüchern ab. Das Operationsgebiet wird sorgfältig desinfiziert. Während der Operation sollte möglichst Ruhe herrschen und es sollten alle Türen geschlossen sein. Die Instrumentierschwester reicht den Operateuren Instrumente, Kompressen und Tücher an. Jedem Operationsteam ist ein »Springer« (unsteril) zugeordnet, der z.B. fehlende Instrumente, Nahtmaterial oder Kompressen anreicht.

**Merke**

Keine Operationswunde wird verschlossen, bevor die Instrumente und Textilien nicht gezählt und vollzählig vorhanden sind!

## 1.3.5 Postoperativer Verlauf

Postaggressionssyndrom = Reaktion des Körpers auf den Operationsstress mit Störungen von Energiestoffwechsel sowie Wasser- und Flüssigkeitshaushalt.

Eine OP ist für jeden Körper eine starke Belastung. Insofern ist die so genannte postoperative Krankheit (**Postaggressionssyndrom**) eine »normale« Reaktion des Organismus auf den Operationsstress und keine Komplikation. Je nach Schwere des Operationstraumas können die Störungen 1–10 Tage andauern.

- **Energiestoffwechsel:** Der Körper verbraucht durch die OP mehr Energieträger als ihm zugeführt werden können *(kataboler Stoffwechsel,* d.h. Abbauvorgänge überwiegen gegenüber Aufbauvorgängen). Hierfür »mobilisiert« er zuerst Kohlenhydrate, dann die Fette und zuletzt die Eiweiße. Vom Eiweißverbrauch sind auch wichtige Proteine (z.B. Immunglobuline, Gerinnungsfaktoren) betroffen, was sich negativ auf die Heilung auswirken kann. Da der Körper nicht alle mobilisierten Kohlenhydrate verbrennen kann (Verwertungsstörung), steigt der Blutzuckerspiegel an (Hyperglykämie) und die Niere scheidet die Glukose aus (Glukosurie)
- **Wasser- und Elektrolythaushalt:** Volumenverluste durch Blutungen und Flüssigkeitsverschiebungen in den Darm er-

niedrigen den Blutdruck. Dadurch sinkt auch die Nierendurchblutung. Der Körper reagiert, indem er mehr Hormone (Aldosteron, antidiuretisches Hormon = ADH) ausschüttet, die die Harnausscheidung reduzieren (Oliguerie) und die Wasser- und Natriumrückresorption fördern
- **Klinik:** Die Urinausscheidung geht zurück (Oligurie), die Patienten können Fieber entwickeln (nekrotisches Gewebe wird resorbiert). Es kommt zum Anstieg von Atemfrequenz (Tachypnoe) und Herzfrequenz (Tachykardie). Dadurch erhöht sich der Sauerstoffverbrauch.

Symptome:
- Urinausscheidung ↓
- Fieber
- Tachypnoe
- Tachykardie.

## 1.3.6 Postoperative Komplikationen

- ❸ **Nachblutungen** durch abgerutsche Gefäßligaturen oder intraoperativ übersehene Sickerblutungen. Möglich ist auch eine gestörte Blutgerinnung, z.B. bei vorbestehender Leberzirrhose
- **Wundheilungsstörungen** durch Wundhämatome oder intraoperativ eingeschleppte Keime
- **Thrombose,** Thromboembolie ☞ 6.2
- **Pneumonie** durch ungenügende Lungenbelüftung (z.B. bei schmerzbedingter Schonatmung) und angesammeltes Sekret in den Bronchien
- **Harnwegsinfekt** durch aufsteigende Keime bei transurethralem Blasendauerkatheter
- **Harnverhalt** (keine Urinausscheidung) als reflektorische Antwort (Miktionssperre) auf den Operationsstress oder bei verstopftem Blasenkatheter, selten infolge einer durch Volumenmangel oder Blutdruckabfall bedingten **Anurie** (keine Urinproduktion)
- **Platzbauch:** Postoperatives Aufbrechen einer Laparotomiewunde, meist bei Patienten in reduziertem Allgemeinzustand (z.B. Aszites, Eiweißmangel) oder bei mangelnder Nahttechnik. Beim kompletten Platzbauch sind alle Bauchschichten (Haut, Faszie und Peritoneum) eröffnet, sodass der Darm freiliegt. Die Wunde muss sofort neu verschlossen werden. Beim inkompletten Platzbauch ist das Peritoneum intakt, eine konservative Behandlung ist möglich
- **Nahtinsuffizienz,** d.h. Aufplatzen der Nähte z.B. am Darm
- **Dekubitus** (Druckgeschwür): Längerfristige Druckeinwirkung auf »ungepolsterte« Körperstellen (z.B. Fersen, Kreuzbein) führt zu Hautnekrosen. Daher werden diese Körperregionen weich gelagert und die Patienten oft umgelagert und so früh wie möglich mobilisiert
- **Lagerungsschäden:** Durch Fehler bei der intraoperativen Lagerung können Nervenschäden entstehen (z.B. Peroneusläsion).

Postoperative Komplikationen sind:
- Nachblutungen
- Wundheilungsstörungen
- Thrombose
- Pneumonie
- Harnwegsinfekt
- Harnverhalt
- Platzbauch
- Nahtinsuffizienz
- Dekubitus
- Lagerungsschäden.

Aufgaben nach der OP:

- Patienten überwachen, lagern, mobilisieren
- Kontinuierliches Schmerzmonitoring
- Darmtätigkeit überwachen und ggf. anregen
- Kostaufbau abhängig vom Eingriff und von der Darmtätigkeit
- Verbandwechsel, Wundkontrolle
- Thrombose- und Pneumonieprophylaxe.

## Postoperative Pflege

- **Überwachung:** Wichtige Überwachungsparameter in den ersten postoperativen Stunden sind Blutdruck, Puls, Atmung, Bewusstseinslage, Hautfarbe, Urinausscheidung (erste Miktion nach spätestens 6 Stunden, sonst Katheterisierung), Sekret/Blutverluste über Sonden und Drainagen, Verbandskontrolle sowie evtl. des zentralen Venendrucks (ZVD). Später kommen regelmäßige Kontrollen der Körpertemperatur und eine Flüssigkeitsbilanz dazu
- **Schmerzmonitoring:** Beobachtung von Schmerzintensität, -qualität und -dauer; Schmerztherapie nach Arztanordnung
- **Lagerung:** Möglichst entspannte (schmerzfreie) Lage für Frischoperierte, i.d.R. Rückenlage mit leicht erhöhtem Oberkörper
- **Mobilisation:** Sofern keine Kontraindikationen bestehen, wird noch am OP-Tag oder am Morgen nach der OP mit der Frühmobilisation begonnen: Stehen vor dem Bett, evtl. einige Schritte gehen. Dabei unterstützen die Pflegenden den Patienten nach Bedarf (Kollapsgefahr). Die Frühmobilisation ist die beste Prophylaxe gegen Thrombose, Dekubitus und Pneumonie
- **Darmtätigkeit:** Innerhalb der ersten 3–5 Tage postoperativ sollte der Patient Stuhlgang gehabt haben, sonst muss der Darm (z.B. mit Klysma, Einlauf oder Laxantien) stimuliert werden (Ausnahme: Operationen am Magen-Darm-Trakt)
- **Nahrungsaufbau:** Frühestens 6 Stunden nach OP-Ende darf der Patient trinken. Mit dem Kostaufbau wird nach dem ersten Abführen begonnen (bei extraabdominellen Eingriffen meist am 1. postoperativen Tag, bei intraabdominellen Eingriffen erst später)
- **Verbandwechsel:** Den ersten Verbandwechsel führt der Arzt i.d.R. am 2. postoperativen Tag durch. Danach wechseln die Pflegenden den Verband täglich und kontrollieren dabei die Wunde auf Entzündungszeichen. Fäden und Klammern werden abhängig von der Lokalisation der Wunde zwischen dem 5. und 14. postoperativen Tag entfernt
- **Thromboseprophylaxe:** Beine hoch lagern (verbessert den venösen Rückfluss), Übungen zur Aktivierung der Muskelpumpe, Frühmobilisation sowie Kompressionsstrümpfe und Antikoagulantien
- **Pneumonieprophylaxe:** Frühmobilisation, Atemgymnastik, ausreichende Schmerzstillung, sekretlösende Medikamente (Sekretolytika).

## ? Übungsfragen

❶ Wann ist eine Operation absolut, wann relativ indiziert?

❷ Was versteht man unter einem dringlichen, einem Notfall- und einem Elektiveingriff? Nennen Sie jeweils ein Beispiel!

❸ Nennen Sie postoperative Komplikationen!

# 1.4 Transplantation

❶ Bei einer Transplantation werden Körperzellen, Gewebe oder vollständige Organe an eine andere Stelle im Organismus verpflanzt (**autologe** Transplantation) oder auf einen anderen Menschen übertragen (**homologe** Transplantation). Die **isologe** *(syngene)* Transplantation ist die Übertragung zwischen eineiigen Zwillingen und die **heterologe** *(xenogene)* Transplantation die Transplantation zwischen Tier und Mensch.
Folgende Transplantationen werden durchgeführt:

- Hauttransplantationen
- Knochenmarktransplantationen bei hämatologischen Erkrankungen
- Organtransplantationen bei schweren Funktionseinschränkungen der Organe.

Transplantiert wird:

- Autolog → innerhalb des Körpers
- Homolog → von Mensch zu Mensch
- Isolog → zwischeneineiigen Zwillingen
- Heterolog → von Tier zu Mensch.

## 1.4.1 Grundlagen

### Abstoßungsreaktion

Findet die Transplantation nicht innerhalb eines Körpers statt, stimmen die genetischen Merkmale zwischen Spender und Empfänger nicht überein. Das körperfremde Gewebe wirkt als **Antigen,** also als eine Substanz, die den eigenen Körper zur Produktion von Antikörpern anregt. **Antikörper** sind von den körpereigenen Abwehrzellen (Lymphozyten, Plasmazellen) gebildete Substanzen, die Antigene binden und neutralisieren bzw. abbauen. Diese Reaktion des Körpers wird Abstoßungsreaktion genannt.

- **Host-versus-Graft-Reaktion:** Das Abwehrsystem des Empfängers (engl.: host) akzeptiert das »körperfremde« Transplantat (engl.: graft) nicht, d. h. der Empfänger reagiert gegen das Transplantat (zerstört es)
- **Graft-versus-Host-Reaktion:** Das Transplantat wächst im »fremden« Empfängerorganismus nicht an, d. h. das Transplantat reagiert gegen den Empfänger.

Nicht autologe Transplantate werden vom Immunsystem als fremd erkannt und vom Körper abgestoßen.

Einige Medikamente können die Abstoßungsreaktion des Immunsystems unterdrücken.

Um diese Abwehrreaktionen zu verhindern, wird das Immunsystem des Empfängers medikamentös unterdrückt (Immunsuppression), z. B. mit Zytostatika oder Kortisonpräparaten.
Grundsätzlich ist die Verträglichkeit zweier Gewebe *(Histokompatibilität)* umso größer, je ähnlicher sie sich sind. Die Körperzellen eines Menschen tragen für ihn typische Merkmale (**HLA-Typ, human leukocyte antigen**), die ihm von den Eltern vererbt wurden. Diese Merkmale sind nie vollkommen identisch mit den Merkmalen eines anderen Körpers (außer bei eineiigen Zwillingen). Je besser sie jedoch übereinstimmen, desto geringer ist die Abstoßungsreaktion.

### Spender

Leichenspende:
- Hirntod muss festgestellt sein
- Einwilligung zur Organspende muss vorliegen.

❷ Bei Knochenmarktransplantationen wird ausschließlich auf Lebendspender zurückgegriffen. Organe hingegen können von Lebenden und von Hirntoten entnommen werden. Lebendspender müssen volljährig und mündig sein und sich selbst mit der Spende einverstanden erklärt haben.
Menschen, deren Hirnfunktionen zwar erloschen sind (Hirntote), z. B. nach schweren Schädel-Hirn-Traumen oder intrazerebralen Blutungen, deren übrige Organfunktionen jedoch noch maschinell aufrechterhalten werden können, sind prinzipiell zur Organspende geeignet. Bei der Leichenspende muss der Hirntod von mindestens zwei Ärzten, die nicht zum Transplantationsteam gehören, festgestellt und die Einwilligung zur Organspende durch einen Organspendeausweis oder die Angehörigen nachgewiesen werden.

## 1.4.2 Durchführung

Spenderorgan wird an den Empfänger mit der größtmöglichen Gewebsübereinstimmung transplantiert.

Ist der Hirntod eindeutig festgestellt und die Organspende bewilligt, wird dem Spender zur Bestimmung seiner Blutgruppen (ABO)- und Gewebemerkmale (HLA-Typ) Blut entnommen. Diese Daten werden an die »Stiftung Eurotransplant« (eine gemeinnützige Organisation zur Förderung der Organtransplantation mit Sitz in den Niederlanden) gemeldet. Dort wird ein Empfänger ausgewählt, dessen Gewebemerkmale am besten mit denen des Spenders übereinstimmen. Nach erneuter Kontrolle der Spender- und Empfängereigenschaften kann dann das Organ transplantiert werden.
In der Regel nimmt das »neue« Organ seine Funktionen auf und die zunächst sehr hoch dosierten Medikamente zur Immunsuppression können nach kurzer Zeit reduziert werden. Während der stationären Nachbehandlung sind eine sorgfältige Überwachung der Transplantatfunktionen (z. B. Urinausscheidung und Laborkontrollen nach einer Nierentransplantation), Blutbildkon-

trollen (wegen der Immunsuppression und einer möglichen Infektion), dopplersonographische Untersuchungen zur Messung der Organdurchblutung, eine sorgfältige Wundkontrolle und eine keimarme Umgebung (z. B. Umkehrisolierung) wichtig.
Patienten mit transplantierten Organen sind durch die Immunsuppression sehr anfällig für Infektionen und sollen deshalb Situationen mit hohem Risiko einer Keimübertragung vermeiden (z. B. Massenveranstaltungen, Kontakt zu Kindern, die evtl. Kinderkrankheiten durchmachen). Die Patienten sollen sich gesund und vielseitig ernähren (stärkt das Immunsystem); Alkohol schwächt das Abwehrsystem.

### 1.4.3 Komplikationen

❸ Es kann zur **Transplantatabstoßung** (Rejektion) kommen. Dabei wird das Organ trotz der Immunsuppression sofort oder in einem Zeitraum bis zu 4 Wochen nach der Transplantation wegen der Gewebeunverträglichkeit abgestoßen.
Unter der Immunsuppression kann es zu **Infektionen** kommen. Die Patienten neigen zu Harnwegs- und Wundinfektionen. Bakteriell infizierte tiefe Transplantationswunden können auch zur Infektion des gesamten Körpers (**Sepsis**) führen. Daher ist beim Verbands- und Drainagenwechsel absolut aseptisches Arbeiten erforderlich. Kommt es zu viralen Infektionen (z. B. Herpes, Zytomegalie), muss die Dosis der Medikamente kurzfristig reduziert werden. Direkte **Nebenwirkungen** der Kortisonpräparate sind z. B. das CUSHING-Syndrom (Vollmondgesicht, Stammfettsucht) und Akne.

- Transplantatabstoßung trotz Immunsupression
- Infektionen.

### ? Übungsfragen

❶ Was versteht man unter autologer, homologer, isologer und heterologer Transplantation?

❷ Welche Menschen kommen für eine Organspende in Frage?

❸ Nennen Sie Komplikationen nach Transplantationen!

## 1.5 Drainagen und Sonden

Drainagen und Sonden sind Schlauchsysteme aus Kunststoff oder Gummi, die Flüssigkeiten (z. B. Blut, Verdauungssäfte, Wundsekrete) aus natürlichen oder krankhaft entstandenen Höhlen ableiten (drainieren = entwässern). Die Drainagen können prophylaktisch eingelegt werden (z. B. nach Operationen, um nachlaufendes Sekret und Blut abzuleiten) oder therapeutisch wirken (z. B. als Ernährungssonde, Abszessdrainage oder Bülau-Drainage).

❶ Drainagen werden nach der Form ihres Ableitungssystems unterschieden in **geschlossene**, **halb offene** und **offene** Systeme. Die Flüssigkeit kann nach dem Prinzip der Schwerkraft oder per Sog abfließen.

## 1.5.1 Geschlossene Systeme ohne Sog

Drainage ist fest mit einem Auffangbehälter verbunden.

❷ Bei geschlossenen Drainagesystemen ist der Gummi- oder Kunststoffschlauch, über den das Sekret aus der Körperhöhle nach außen abgeleitet wird, fest mit einem Sammelbehälter (Auffangbeutel oder -flasche) verbunden. Da kein Sog besteht, muss der Auffangbehälter tiefer als das Niveau des Patienten stehen, damit die Flüssigkeit entsprechend der Schwerkraft (ohne Sog) abfließen kann. Die Drainage wird oft mit einer Naht an der Haut befestigt. Diese Form der Drainagen wird häufig in der Abdominalchirurgie angewandt:

- **Robinson-Drainagen** werden nach Bauchoperationen in das Abdomen eingelegt und leiten freie Flüssigkeit (z. B. Blut, Wundsekret) nach außen ab. Sie geben nach der Operation direkte Hinweise auf Komplikationen wie eine Nachblutung oder eine Anastomoseninsuffizienz
- **Magen- und Duodenalsonden** werden nach größeren Bauchoperationen oder bei einem Darmverschluss (Ileus, ☞ 9.6.5) oder einer Bauchfellentzündung (Peritonitis, ☞ 9.6.4) eingelegt. In diesen Situationen ist die Darmperistaltik verlangsamt oder völlig eingestellt. Der Magensaft und die Sekrete aus dem Dünndarm können nicht abfließen und sammeln sich im Magen an (Gefahr des Erbrechens und der Aspiration), wenn sie nicht über eine Sonde nach außen abgeleitet werden. Bei Schluckstörungen oder bei intubierten Patienten kann der Patient über eine Duodenalsonde auch enteral ernährt werden
- **T-Drainagen** werden vorübergehend nach Eingriffen am Gallengangssystem in den Hauptgallengang (Ductus choledochus) eingelegt. Es handelt sich dabei um ein T-förmiges Gummistück, über das die Galle nach außen abfließen kann.

### Merke

An Drainagen, die in der Bauchhöhle liegen, darf kein Sog angeschlossen werden, da sonst die Darmwand verletzt werden kann!

**Pflege**
Alle Auffangbehälter von geschlossenen Drainagen (außer die der Magen- oder Duodenalsonde) müssen unter sterilen Bedingungen gewechselt werden, da sonst Keime in die Bauchhöhle eindringen und zu Infektionen führen können.

## 1.5.2 Geschlossene Systeme mit »unkontrolliertem« Sog

Beim geschlossenen System mit unkontrolliertem Sog (auch *Weichteildrainage*) ist das äußere Ende der Drainage an eine Vakuumflasche angeschlossen, deren Saugstärke nicht regulierbar ist. Die Schlauchspitze dieser so genannten **REDON-Drainage** liegt luftdicht unter der Unterhaut oder Faszie und leitet das Wundsekret nach außen ab.

Drainage mit Vakuumflasche verbunden.

**Spül-Saug-Drainagen** werden in der Knochenchirurgie an den Extremitäten verwendet. Das Gewebe wird dabei durch eine Spüllösung (z.B. Elektrolytlösung), die über eine Drainage einläuft, gereinigt. Über eine zweite, mit einer Vakuumflasche verbundene Drainage wird die Spülflüssigkeit wieder abgesogen. Die Drainagen werden oft mit einer Naht an der Haut befestigt.

## 1.5.3 Geschlossene Systeme mit »kontrolliertem« Sog

❸ Drainagen mit kontrolliertem (genau regulierbarem) Sog werden am Brustkorb (Thorax) angewandt. Sie werden auch **BÜLAU-Drainagen** (☞ Abb. 1.4) genannt. Sie bestehen aus einer in die Brusthöhle, in den Pleuraraum, eingeführten Drainage, die an ein Auffanggefäß angeschlossen ist, das wiederum mit einer Saugquelle verbunden ist. Zwischen Auffanggefäß und Saugquelle ist eine Druckkammer (Manometerkammer) angeordnet, an der die Sogstärke eingestellt und kontrolliert werden kann (normal: –15 bis –20 cm Wassersäule). Die Drainage ist mit einer Naht an der Haut befestigt. Indiziert ist eine BÜLAU-Drainage zur Aufrechterhaltung bzw. Wiederherstellung des physiologischen Unterdrucks im Pleuraraum, z.B. bei Pneumo- oder Hämatothorax (☞ 4.4 und 4.5) sowie nach Thoraxeingriffen.

Zwischen Drainage und Sogquelle befindet sich ein Auffangbehälter und eine Druckkammer zur Sogregulierung.

**Merke**

Handling der Drainageeinheit nur nach Einweisung nach dem Medizinproduktegesetz (MPG)!

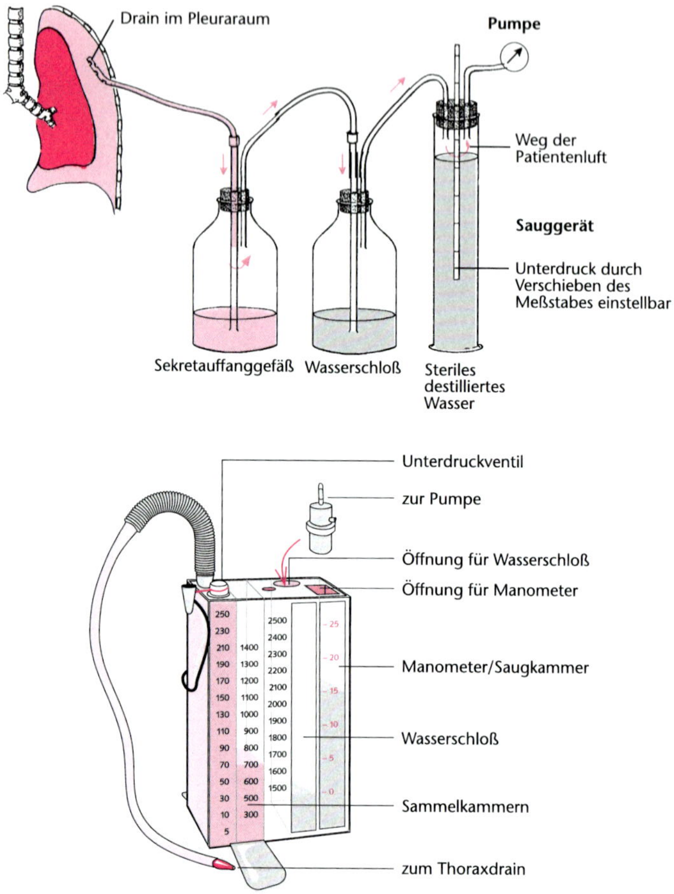


**Abb. 1.4** Prinzip der Bülau-Drainage. [A300-157]

## 1.5.4 Halboffene Systeme

Drainagebeutel.

Bei halboffenen Systemen, z. B. Easy-flow-Drainage, ist das äußere Ende der Drainage nicht an einen Behälter angeschlossen, sondern liegt frei in einem Beutel. Diese Form der Drainage wird vorwiegend in der Abdominalchirurgie (*Abdomen*, ☞ 9.6) verwendet.

## 1.5.5 Offene Systeme

Drainage endet im Verband.

❹ Ein weicher Gummischlauch oder eine Lasche werden in die Wundhöhle eingelegt und enden oberhalb des Hautniveaus in einem Verband. Das Ende der Drainage liegt also frei (offen) und ist eine mögliche Eintrittspforte für Keime. Daher dürfen offene Drainagesysteme nur bei infizierten Wunden benutzt werden, um einen Wundverschluss vor Abheilung der Infektion zu verhindern. Beispiel: Penrose-Drainage, Laschen-Drainage.

### Pflege

Bei offener Wunddrainage ist häufiger Verbandwechsel (evtl. mit Wundspülungen) angezeigt, da der Verband durch das ablaufende Sekret rasch durchfeuchtet und so die Infektionsgefahr für die Wunde erhöht wird.

## ? Übungsfragen

1. Welche Ableitungsformen der Drainagen werden unterschieden?
2. Erklären Sie das Prinzip der »geschlossenen Systeme ohne Sog«!
3. Was ist eine BÜLAU-Drainage?
4. Was sind offene Drainagen und wann werden sie gelegt?

# 2 Chirurgische Infektionen

## 2.1 Grundlagen

Infektion = Krankheitserreger dringen in den Körper ein, vermehren sich dort und führen zu Krankheitssymptomen.

❶ Infektion heißt, dass Krankheitserreger in den Körper eindringen, sich vermehren und schließlich zu Krankheitssymptomen führen.
Krankheitserreger sind Mikroorganismen wie Bakterien, Viren, Pilze und Würmer. Die Haut, die Mund-Rachen-Schleimhaut und der Darm sind immer mit Keimen besiedelt, die aber beim gesunden Menschen nicht zu einer Infektion führen. Andere Organe, z. B. Harnleiter, Gallenwege, Eileiter und Gebärmutter sind steril, d. h. es befinden sich normalerweise keine Keime in diesen Organen.

- **Primär infizierte** Wunden entstehen, wenn Erreger durch die Verletzung in die Wunde gelangen. **Sekundäre Infektionen** entstehen später als Komplikation während der Wundheilung
- **Monoinfektionen** sind von nur einer Keimart verursacht. Sind mehrere Keimarten an der Entzündung beteiligt, spricht man von **Mischinfektionen**
- **Exogene Infektionen** sind Entzündungen, bei denen die Keime von außen eingedrungen sind. Bei **endogenen Infektionen** stammen die Erreger aus dem Körperinneren, z. B. aus dem Darm.

Sepsis = Generalisierte Infektion infolge Keimeinschwemmung in die Blutbahn.

Wenn die Infektion dazu führt, dass Keime in die Blutbahn eindringen, kann es zu einer generalisierten Infektion des Körpers kommen (**Sepsis**). Klinische Zeichen der Sepsis sind hohes Fieber (septische Temperaturzacken), Schüttelfrost, Kreislaufreaktionen (Tachykardie und Hypotonie bis hin zum Schock) und Bewusstseinstrübung.

### 2.1.1 Ursachen

Mögliche Erregereintrittspforten sind natürliche oder künstlich geschaffene Körperöffnungen.

Die Erreger dringen durch natürliche Körperöffnungen, z. B. Hautporen, Mund, Nase, Harnröhre und Scheide oder durch künstlich herbeigeführte Zugänge wie Operationswunden, Drainagen, Katheter und Sonden ins Innere des Körpers ein.
Die Keime können leichter eindringen, wenn die natürlichen Schutzmechanismen gestört sind. Häufige Ursachen sind:

- Oberflächliche Hautverletzungen
- Störungen des sog. Säureschutzes (das saure Milieu z. B. auf der Haut, im Magen, in der Scheide tötet Bakterien ab)

- Gestörte Schließmuskulatur (Sphinkterlähmung)
- Mangelnde körpereigene Abwehr (defektes Immunsystem).

Durch eine unsterile Arbeitsweise können Erreger direkt in die Blutbahn eingeschwemmt werden, z.B. bei i.v. Injektionen oder Infusionen. Unzureichende Hygiene kann zu aufsteigenden (aszendierenden) Infektionen führen, z.B. entlang liegender Blasendauerkatheter oder Sonden.



## 2.1.2 Entzündungszeichen

❷ Die 5 **Kardinalsymptome** einer Entzündung sind

- Rötung *(Rubor)* durch lokal vermehrte Durchblutung (Hyperämie)
- Hitze, Überwärmung *(Calor)* als Folge der vermehrten Blutfülle
- Schwellung des umliegenden Gewebes *(Tumor):* Die Kapillaren werden durch die Entzündung geschädigt. Flüssigkeit tritt in das Gewebe über und führt zu einem Ödem
- Schmerz *(Dolor)*
- Lokale Funktionseinschränkung *(Functio laesa):* Die Entzündung führt zu Schmerzen bei Bewegungen, z.B. bei Gelenkentzündungen.

Entzündungszeichen:
- Rubor
- Calor
- Tumor
- Dolor
- Functio laesa.

## 2.1.3 Diagnostik

- *Klinische Befunderhebung:* Der Patient wird nach der Krankenvorgeschichte (Anamnese) befragt (z.B. offene, verschmutzte Wunden, vorausgegangene Operationen, Fieber) und anschließend vom Arzt untersucht
- *Temperatur* messen
- *Wundabstrich:* Mit einem sterilen Watteträger (nur am Stiel anfassen) wird aus einem infizierten Wundbereich etwas Sekret zur Erregerbestimmung entnommen. Der Watteträger wird in ein steriles Röhrchen gesteckt, der Stiel abgebrochen und das Röhrchen fest verschlossen. Meistens werden spezielle Abstrichröhrchen (steril verpackter Watteträger plus zugehöriges Röhrchen mit Nährmedium) verwendet
- *Labor:* Im Blutbild ist die Zahl der weißen Blutzellen erhöht (**Leukozytose**) und das CRP. Anlegen einer *Blutkultur* bei V.a. Sepsis
- *Sonographie* und *Röntgen* zur Lokalisationsdiagnostik des Infektionsherdes. Bei Knocheninfektionen zeigen sich beispielsweise im Röntgenbild verwaschene Knochenkonturen.

Diagnose durch:
- Anamnese und Klinik
- Laborchemische und mikrobiologische Befunde.

## 2.1.4 Therapie

Therapie der Wahl ist die chirurgische Wundtoilette mit anschließender Ruhigstellung. Bei Bedarf gezielte Antibiotikatherapie.

❸ Im Vordergrund der Infektionsbehandlung stehen chirurgische Maßnahmen. Nekrosen, Hämatome und Eiter werden entfernt. Das Gewebe wird so weit ausgeschnitten, bis die Wundränder gut durchblutet sind. Die Wundhöhle wird mit steriler Kochsalzlösung ausgespült und desinfiziert.
Eine infizierte Wunde wird offen behandelt (☞ 1.1.3). Damit nachlaufendes Sekret nach außen abfließen kann, muss unter Umständen eine Lasche eingelegt werden. Zur Unterstützung der Wundheilung wird das betroffene Körperteil ruhig gestellt, z. B. auf einer Gipsschiene. Häufig müssen zusätzlich Antibiotika nach genauer Keimbestimmung (nicht vorbeugend) gegeben werden.

## 2.1.5 Pflege

Infizierte Wunden werden mit der gleichen hygienischen Sorgfalt behandelt wie aseptische Wunden. Auf der Station werden aseptische Wunden zuerst, septische zuletzt verbunden. Patienten mit infizierten Wunden sollten nicht mit Patienten mit aseptischen Wunden in einem Zimmer untergebracht sein. Wegen der Infektionsgefahr durch aufgewirbelte Erreger wird der Verbandwechsel in deutlichem Abstand zu Reinigungsarbeiten im Patientenzimmer oder Pflegearbeitsraum durchgeführt; Zugluft ist ebenfalls zu vermeiden.

### ? Übungsfragen

❶ Was ist eine Infektion?

❷ Nennen Sie die klassischen Entzündungszeichen!

❸ Wie werden Infektionen allgemein behandelt?

# 2.2 Infektionen durch Bakterien

## 2.2.1 Abszess

Abszess = Abgekapselter Eiterherd, Erreger meist Staphylokokken.

❶ Ein Abszess ist ein abgekapselter Eiterherd. Er entsteht, indem Gewebe zerstört wird (einschmilzt) und sich eine Höhle bildet, die Eiter enthält. Gegen das gesunde Gewebe ist der Abszess durch eine Kapsel abgegrenzt.
Abszesse können sich überall bilden. Entweder dringen die Krankheitskeime (meist **Staphylokokken**) durch einen Hautdefekt ein oder sie gelangen über den Blutweg (hämatogen) zu

den inneren Organen. Begünstigende Faktoren sind Blutungen, Hämatome, schlechte hygienische Verhältnisse und eine schlechte Immunabwehr.

**Klinik und Diagnostik**

Symptome sind die klassischen Entzündungszeichen (☞ 2.1.2) und Fieber. Als Komplikation kann es zur Sepsis kommen. Abszesse können gut mit Ultraschall dargestellt werden.

Klassische Entzündungszeichen, Fieber.

**Therapie**

Ziel der Behandlung ist es, saubere Wundverhältnisse zu schaffen: Die Abszesse werden operativ gespalten, der Eiter und die Nekrosen aus der Weichteilhöhle entfernt. Antibiotika können die Abszesskapsel nicht durchdringen, daher werden sie erst gegeben, wenn die Infektion sich ausbreitet.

Spaltung des Abszesses, Entfernung von Eiter und Nekrosen.

## 2.2.2 Empyem

❷ Im Gegensatz zum Abszess sammeln sich bei einem Empyem die Erreger, meistens Staphylokokken oder Kolibakterien, in natürlichen Hohlräumen wie Gelenken, der Pleurahöhle und der Gallenblase.

Empyem = Infektion präformierter Höhlen, Erreger häufig Staphylokokken, Kolibakterien.

**Klinik und Diagnostik**

Hauptsymptome des Empyems sind die typischen Entzündungszeichen (☞ 2.1.2). Oft sind die Symptome jedoch durch das unterschiedliche Erregerspektrum stärker ausgeprägt als beim Abszess.

Klassische Entzündungszeichen.

**Therapie**

Wie beim Abszess steht auch hier die chirurgische Eröffnung, Reinigung und Drainage nach außen im Vordergrund. Zusätzlich werden möglichst testgerechte Antibiotika systemisch gegeben.

Chirurgische Sanierung, bei Bedarf Antibiotika.

## 2.2.3 Phlegmone

❸ Bei der Phlegmone hat sich die Entzündung flächenhaft, diffus im Gewebe ausgebreitet (**Weichteilphlegmone**). Erreger sind meist Streptokokken, die oft durch kleine Hautverletzungen an den Gliedmaßen (Hand, Finger, Zehen) in die tiefer gelegenen Weichteile gelangen. Da die infizierten Weichteile nicht wie beim Empyem oder Abszess durch die Membran einer präformierten Höhle oder durch eine Kapsel vom gesunden Gewebe getrennt sind, kann sich die Entzündung rasch bis zur Muskelfaszie ausbreiten.

Phlegmone = Flächenhafte Gewebsinfektion meist durch Streptokokken.

Klassische Entzündungszeichen, evtl. Fieber.

### Klinik und Diagnostik

Hauptsymptome sind die klassischen Entzündungszeichen (☞ 2.1.2). Die Hautrötung ist flächenhaft und unscharf begrenzt. Es kann Fieber auftreten.

Chirurgische Behandlung, Ruhigstellung, Antibiotika i.v.

### Therapie

Die Behandlung ist konservativ mit Feuchtverbänden, Ruhigstellung und systemischer Antibiotikatherapie. Nur bei Einschmelzung und Abszessbildung müssen Haut und Weichteile chirurgisch gespalten werden (☞ 2.2.2).

## 2.2.4 Panaritium

Panaritium = Eitrig entzündeter Finger.

❹ Häufig auftretende, eitrige Entzündung (Abszess, Empyem, Phlegmone) im Bereich eines Fingers. Je nach Lokalisation der Entzündung werden folgende Formen unterschieden:

- *Paronychie:* Eitrige Entzündung des Nagelbettes
- *Panaritium cutaneum:* Eiteransammlung in der Haut
- *Panaritium subcutaneum:* Eiteransammlung im Unterhautfettgewebe
- *Panaritium tendinosum:* Eiteransammlung im Bereich der Sehnenscheiden
- *Panaritium ossale:* Der Eiter greift auf den Knochen über
- *Panaritium articulare:* Der Eiter ist bis ins Gelenk vorgedrungen.

Entzündungszeichen, pochender Schmerz.

### Klinik und Diagnostik

Neben den klassischen Entzündungszeichen treten pochende Schmerzen im Finger auf. Die Diagnose wird anhand der klinischen Untersuchung gestellt.

Lokale Inzision, Spülung, Drainage, Ruhigstellung, Antibiotika.

### Therapie

Der entzündete Bereich wird frühzeitig in Oberst- oder Plexus-Leitungsanästhesie gespalten, gespült und dräniert (Gummilasche). Anschließend werden die Finger durch einen Unterarm-Schienenverband ruhig gestellt. Vorbeugend werden Antibiotika gegeben.

Komplikation: Hohlhandphlegmone mit Einschränkung oder Verlust der Handfunktion.

### Komplikationen

Der Eiter kann sich von den Fingern zur Hand hin ausbreiten. Haben die Erreger die Mittelhand erreicht, spricht man von einer **Hohlhandphlegmone.** Wird die Infektion nicht rechtzeitig behandelt, kann die Funktion der Hand für immer eingeschränkt oder verloren sein.

## 2.2.5 Follikulitis, Furunkel, Karbunkel

❺ Eine **Follikulitis** ist die oberflächliche Entzündung eines Haarbalgs (Haarfollikel), ein **Furunkel** die tiefe Entzündung des Haarbalgs mit Abszessbildung. Die Erreger sind meist Staphylokokken. Der Haarbalg ist unter der Haut als schmerzhaftes Knötchen zu tasten, oberflächlich ist die Haut um das Haar herum gerötet und geschwollen. Furunkel können überall vorkommen, wo Haare sind. Am häufigsten treten sie an Kopf, Hals, Rücken und Oberschenkeln auf. Sind mehrere benachbarte Haarbalgdrüsen betroffen, spricht man von einem **Karbunkel.**

- Follikulitis = Oberflächliche Haarbalgentzündung
- Furunkel = Eitrige tiefe Haarbalgentzündung mit Abszessbildung
- Karbunkel = Verschmelzen mehrerer benachbarter Furunkel.

### Klinik und Diagnostik

Klinische Zeichen sind schmerzhafte, gerötete und geschwollene Knötchen mit einem Eiterpfropf im Zentrum (»Mitesser«).

Geschwollene Knoten mit zentralem Eiterpfropf.

### Therapie

Kleine Furunkel werden mit einer sog. Zugsalbe, z.B. Ichthyol, Rotlichtbestrahlung und feuchten Verbänden behandelt. Größere Furunkel therapiert man wie Abszesse (☞ 2.2.1). Sind mehrere Körperstellen betroffen (generalisierter Befall) werden zusätzlich Antibiotika systemisch gegeben.

Zugsalbe, Rotlicht, feuchte Verbände, bzw. chirurgische Abszessspaltung, evtl. Antibiotika.

### Komplikationen

Gesichtsfurunkel können sich bedingt durch ständige Kau- und Sprechbewegungen über die Venen zum Auge und Gehirn ausbreiten und z.B. zu einer Meningitis (Hirnhautentzündung) führen.

Komplikation bei Gesichtsfurunkel: Meningitis.

### Pflege

Bei Furunkeln oder Karbunkeln im Gesichtsbereich ist eine Ruhigstellung durch Kau- und Sprechverbot angezeigt. Die Patienten erhalten entsprechend Flüssig- oder Breikost und eine entsprechende Information.

## 2.2.6 Lymphangitis und Lymphadenitis

❻ Eine **Lymphangitis** ist eine Entzündung der Lymphbahnen. Haben die Erreger die nächsten (regionalen) Lymphknoten erreicht, spricht man von einer **Lymphadenitis.**

- Lymphangitis = Entzündete Lymphbahnen
- Lymphadenitis = Entzündete Lymphknoten.

### Klinik und Diagnostik

Hauptsymptom ist der schmerzhafte, rote Streifen entlang der Lymphbahnen. Im späteren Stadium tritt Fieber auf, die BSG ist beschleunigt und es besteht eine Leukozytose.

»Roter Streifen«, Leukozytose.

Immer Antibiotika, um einer Sepsis vorzubeugen.

**Therapie**
Die Maßnahmen richten sich nach dem verursachenden Streuherd (Ausgangspunkt der Infektion): Abszess (☞ 2.2.1), Empyem (☞ 2.2.2), Phlegmone (☞ 2.2.3), Panaritium ☞ (2.2.4). Weitere Maßnahmen sind feuchte Verbände mit Alkohol oder Rivanol®. Immer werden Antibiotika verabreicht.

**Komplikationen**
Wandern die Erreger entlang der Lymphbahnen weiter bis zum Venenwinkel (Einmündung der Hauptlymphbahnen in die großen Venen), kann es zu einer Sepsis kommen.

## 2.2.7 Erysipel

Erysipel = Streptokokkeninfektion der Lymphbahnen, Lymphknoten und des subkutanen Gewebes.

❼ Ein Erysipel (*Wund-* oder *Gesichtsrose)* ist eine besondere Form einer Entzündung der Lymphbahnen (Lymphangitis), der Lymphknoten (Lymphadenitis) und des Unterhautgewebes. Erreger, fast ausnahmslos Streptokokken, wandern durch kleinste Verletzungen der Haut ins Unterhautgewebe und die Lymphbahnen ein. Risikofaktoren sind mangelnde Hygiene, Unterernährung (Kachexie) und Abwehrschwäche (Immunsuppression).

Lokale Rötung, Schmerzen, Allgemeinsymptome.

**Klinik und Diagnostik**
Hauptsymptom ist die lokal scharf begrenzte, schmerzhafte Rötung der Haut. Allgemein können Fieber, Schüttelfrost und Bewusstseintrübung auftreten.

Feuchte, ruhig stellende Verbände, Penicillin.

**Therapie**
Die Behandlung ist konservativ mit feuchten Umschlägen, Bettruhe und Antibiotika (Penicillin).

- Sepsis
- Lymphödem.

**Komplikationen**
Die Erreger können in die Blutbahn gelangen und zur Sepsis führen. Wiederholen sich die Infektionen, kann es zur Verödung der Lymphbahnen kommen und ein Lymphödem entsteht.

## 2.2.8 Gasbrand

Gasbrand = Schwere Wundinfektion durch das anaerobe *Clostridium perfringens.*

Der Gasbrand ist eine seltene, äußerst schwere Wundinfektion durch das anaerobe Bakterium *Clostridium perfringens.* Der Erreger kommt überall vor, besonders im Erdreich, Kot oder Straßenstaub. Unter Luftabschluss (anaeroben Verhältnissen) bildet er hochgiftige Toxine, die zu einer charakteristischen Gasbildung (Gasödem) und Zerstörung des Gewebes (»Brand«) führen. Unbehandelt führt die Infektion zum Tod durch Herz-Kreislauf-

Versagen. Besonders gefährdet sind Patienten mit verschmutzten, gequetschten und zerfetzten Wunden sowie tiefen, luftabgeschlossenen Wundtaschen.

### Klinik und Diagnostik

Frühsymptome (nach Stunden bis zu 3 Tagen) sind starke Wundschmerzen, massive Schwellung (Wundödem) und Dunkelfärbung der Muskulatur. Allgemeine Symptome wie Durchfall, Erbrechen, Tachykardie und Blutdruckabfall werden durch die Toxine verursacht. Drückt man auf das Gewebe, sind die dabei entweichenden Gasblasen zu hören: Das Gewebe knistert. Die Lufteinschlüsse im Gewebe sind auf dem Röntgenbild als *Muskelfiederung* zu sehen.

Starke Schwellung, Schmerzen, verfärbte Muskulatur, schlechter Allgemeinzustand, knisterndes Gewebe, Röntgen: typische Muskelfiederung.

### Therapie

Ziel ist es, aerobe Wundverhältnisse zu schaffen, in denen der Erreger nicht überleben und kein Toxin mehr bilden kann: Die Wunde wird breit eröffnet, alle Nekrosen werden entfernt und die Wunde wird offen behandelt. Falls verfügbar, behandelt man den Patienten mit *hyperbarer Oxygenation* (Sauerstoff-Überdrucktherapie). Dazu wird er für ca. 90–120 Minuten in eine spezielle Kammer gebracht, in der reiner, unter Überdruck stehender Sauerstoff auf ihn einwirkt. Außerdem erhält er hochdosiert Antibiotika, z. B. Penicillin, Tetrazykline, intravenös injiziert.

Breite chirurgische Inzision, Sauerstoff-Überdrucktherapie, hochdosiert Antibiotika.

### Komplikationen

Breitet sich der Erreger im Rahmen einer Sepsis auf alle Organe aus, so ist die Prognose hoffnungslos und die Erkrankung führt zum Tod.

**Merke**

Bei Gasbrand immer offene Wundbehandlung. Keine luftdichten Verbände anlegen!

## 2.2.9 Tetanus (Wundstarrkrampf)

Erreger des Tetanus ist das anaerobe Bakterium *Clostridium tetani*, das praktisch überall in der Umwelt, vor allem aber in Garten- und Wiesenerde, faulendem Holz sowie in Straßenstaub vorkommt. Eintrittspforte für den Erreger sind fast ausschließlich Hautverletzungen. Das Bakterium sondert Exotoxine (Giftstoffe) ab, die zum Rückenmark und zum verlängerten Mark (Medulla oblongata) ziehen. Dort wird die Impulsüberleitung an den Nerven enthemmt, sodass es zur **Dauererregung** der motorischen Nerven und zu Muskelkrämpfen kommt.

Tetanus = Schwere Wundinfektion durch das anaerobe *Clostridium tetani*.

Schwindel, Kopfschmerzen, Schluckstörungen, Fieber, Muskelkrämpfe, zuerst im Gesicht, später am ganzen Körper.

**Klinik und Diagnostik**

❽ 2–14 Tage nach der Verletzung treten Schwindel, Kopfschmerzen, Schwitzen und Muskelschmerzen auf, später verspannt sich die Gesichtsmuskulatur (sog. *Teufelsgrinsen*) und das Schlucken ist gestört. Bereits kleinste Reize (Berührung, Licht, Luftzug) können Muskelkrämpfe auslösen. Der Patient fiebert stark, schließlich sind alle Muskeln gelähmt, auch die Atemmuskulatur (Tod durch Ersticken bei vollem Bewusstsein). Die Diagnose wird anhand der Anamnese und der klinischen Befunde (z.B. verkrampfte Zungen- und Nackenmuskulatur) gestellt.

Immer Intensivstation, offene Wundbehandlung, passive Immunisierung, Antibiotika, Muskelrelaxantien, ggf. maschinelle Beatmung, Patienten vor externen Reizen schützen.

**Therapie**

Tetanuskranke sind immer intensivpflichtig. Die Behandlung umfasst neben unspezifischen Maßnahmen (Volumenbilanzierung, Blutgasanalyse, intravenöse Ernährung), die offene chirurgische Wundbehandlung (☞ 1.1.3), die Gabe eines Gegengiftes (passive Immunisierung mit Tetanus-Antiserum) sowie Antibiotika gegen den Erreger. Um Reize (Krampfauslöser) möglichst zu verhindern wird der Patient isoliert und medikamentös beruhigt (Sedativa). Weitere Maßnahmen sind eine medikamentöse Muskelrelaxierung sowie bei Erstickungsgefahr (Lähmung der Atemmuskulatur, Zwerchfelllähmung) die maschinelle Beatmung. Die Prognose ist sehr schlecht.

## 2.2.10 Milzbrand (Anthrax)

Milzbrand = Vom Tier übertragene bakterielle Infektion.

Der Milzbrand ist eine seltene, vom Tier auf den Menschen übertragene bakterielle Infektion. Der Erreger *Bacillus anthracis* kann durch oberflächliche Hautverletzungen (*Hautmilzbrand*, häufigste Form), Einatmung von Bakteriensporen *(Lungenmilzbrand)* oder nach Genuss von infiziertem Fleisch *(Darmmilzbrand)* in den Menschen gelangen. Besonders gefährdet sind Landwirte, Tierärzte und Fleischer.

Juckende Blase mit zentraler Nekrose.

**Klinik**

Beim in der Chirurgie zu behandelnden Hautmilzbrand entsteht an der Wunde (Eintrittsstelle) eine juckende Pustel, die sich weiter ausbreiten und in ihrem Zentrum Nekrosen (totes Gewebe) bilden.

Ruhig stellende Salbenverbände, hochdosiert Penicillin.

**Therapie**

Eine auf die Haut begrenzte (lokale) Infektion wird mit ruhig stellenden Salbenverbänden behandelt. Die Pusteln dürfen nicht ausgedrückt und die Wunde darf nicht ausgeschnitten werden, da sonst Keime in die Blutbahn verschleppt werden können (hämatogene Streuung). Zusätzlich wird Penicillin hochdosiert intravenös gegeben.

### Komplikationen

Der Erreger kann in die Lymph- (Lymphangitis) und Blutbahnen eindringen (Sepsis) und dann innere Organe, besonders die Milz angreifen. Die sog. Milzbrandsepsis führt in 80 % der Fälle zum Tod.

Milzbrandsepsis.



# 2.3 Infektionen durch andere Erreger

## 2.3.1 Tollwut (Lyssa, Rabies)

Die Tollwut ist eine durch Tierbiss (meist Hund, selten Fuchs, Katze oder Wolf) übertragene Virusinfektion. Der Erreger wandert entlang der Nervenbahnen zum ZNS. Dort werden die hemmenden Wirkungen auf Nervenimpulse blockiert und es kommt zur Dauererregung (Krämpfen).

Tollwut = Durch Tierbiss übertragene, virale Infektion.

### Klinik und Diagnostik

Die ersten Symptome treten nach 3 Wochen bis zu 3 Monaten auf: Die (evtl. längst verheilte) Bissstelle ist gerötet, schmerzt und juckt. Es folgen Kopfschmerzen, leichte Reizbarkeit und Schluckstörungen. Später treten massive Speichelsekretion, Muskelkrämpfe, Tobsuchtsanfälle (daher auch die Bezeichnung »Tollwut«) und Lähmung der Atem- und Herzmuskulatur hinzu.

Lokale Symptome, Kopfschmerzen, Reizbarkeit, Muskelkrämpfe, massive Speichelsekretion, Tobsuchtsanfälle.

**Merke**

Der Speichel des Kranken ist infektiös! Eine strikte Isolierung des Betroffenen ist notwendig! Zum Selbstschutz tragen alle (!) Personen, die Kontakt zum Patienten haben, Schutzbrille, Mund-Nasen-Schutz, Handschuhe und Schutzkittel!

### Therapie

Treten klinische Zeichen auf, kommt jede Behandlung zu spät, nur noch ein Hinauszögern des Todes ist möglich.
Bei frischen Bisswunden durch ein tollwutverdächtiges Tier wird sofort eine Tollwutschutzimpfung durchgeführt (☞ 1.1.3), die Wunde wird gründlich gereinigt und offen weiterbehandelt. Gefährdete Personen (z.B. Jäger, Tierärzte) sollten sich prophylaktisch impfen lassen.

Nach Ausbruch der Erkrankung keine Therapie mehr möglich.

## 2.3.2 Echinokokkose

Die Echinokokkose wird durch Finnen (Larven) des Hunde- oder Fuchsbandwurmes (Echinokokkus) verursacht. Die Infektion erfolgt durch kontaminierte Speisen und Wasser.

Echinokokkose = Infektion durch Hundebandwurm mit

Bildung von Zysten, vor allem in der Leber, die Finnen des Hundebandwurms enthält.

- **Echinokokkus granulosus** (Hundebandwurm) kommt häufig in Mittelmeerländern vor und bildet langsam wachsende Zysten, die durch Kompression anderer Organe Beschwerden verursachen
- **Echinokokkus multilocularis** (Fuchsbandwurm) kommt seltener in den Alpenländern und Süddeutschland vor und bildet mehrere Zysten, die schnell und zerstörend wachsen.

- Nachweis der Echinokokkuszysten mit Ultraschall und Röntgen
- Echinokokken-KBR.

### Klinik und Diagnostik

Die häufigen Leberzysten können zu Oberbauchschmerzen oder Aufstau in den Gallengängen mit Ikterus führen. Seltener treten die Zysten auch in anderen Organen wie Lunge, Nieren, Gehirn, etc auf. Die Zysten können im Ultraschall und radiologisch (MRT, CT) dargestellt werden. Laborchemisch wird die spezifische Echinokokken-Komplementbindungsreaktion (KBR) bestimmt.

Möglichst operative Entfernung der Zyste.

### Therapie

Wegen der Gefahr einer Ruptur in das Gallenwegssystem wird die Echinokokkuszyste in der Leber operativ komplett entfernt. Hierbei muss darauf geachtet werden, dass es zu keiner Verstreuung der Parasiten in den Bauchraum kommt. Ist eine Operation nicht möglich (z. B. zu große Zyste in ungünstiger Lokalisation, erhöhtes OP-Risiko), muss medikamentös behandelt werden (Mebendazol®, Abendazol®). Auch nach operativer Zystenentfernung sollte für eine gewisse Zeit mit diesen Medikamenten nachbehandelt werden.

## ? Übungsfragen

1. Was ist ein Abszess?
2. Was ist ein Empyem?
3. Was versteht man unter einer Phlegmone und welcher Erreger ist dafür verantwortlich?
4. Was ist ein Panaritium?
5. Definieren Sie Follikulitis, Furunkel und Karbunkel!
6. Was ist eine Lymphangitis und wie wird sie erkannt?
7. Was versteht man unter einem Erysipel?
8. Nennen Sie die Symptome des Wundstarrkrampfes!

# 3 Traumatologie und Orthopädie

## 3.1 Knochen und Weichteile

### 3.1.1 Knochenfehlbildungen

Fehlbildungen der Extremitäten und der Wirbelsäule sind fast immer angeboren (90 %). Die genetischen Defekte können dazu führen, dass Extremitäten:

- Komplett fehlen *(Amelie)*
- Nur unvollständig angelegt sind, z. B. als Oberarmstümpfe *(Perimelie)*
- Angelegt, aber unterentwickelt sind *(Hypoplasie)*
- Überentwickelt sind *(Hyperplasie)*, z. B. Riesenwuchs
- Doppelt angelegt sind *(Polydaktylie)*, z. B. Vielfingrigkeit
- Miteinander verwachsen sind *(Syndaktylie)*, z. B. Brücken zwischen den Fingern als so genannte Schwimmhäute.

Knochenfehlbildungen sind fast immer angeboren.

❶ Häufigste angeborene Deformitäten sind die **Hüftdysplasie,** eine Fehlentwicklung der Hüftpfanne mit zunehmender (Teil-) Luxation des Hüftgelenks, und der **Klumpfuß,** eine komplexe, aus mehreren Einzelfehlstellungen zusammengesetzte Deformität des Fußes.

Häufigste Knochenfehlbildungen sind Hüftdysplasie und Klumpfuß.

#### Klinik und Diagnostik

Aus den Deformitäten resultieren Funktionseinschränkungen der angrenzenden Gelenke oder der gesamten Extremität.

Bei einigen Deformitäten kann die Sonographie im Säuglingsalter frühzeitig zur Diagnostik eingesetzt werden. Röntgenaufnahmen sind erst ab dem 3. Monat sinnvoll, da sich erst dann die Knochenkerne darstellen.

Funktionseinschränkungen angrenzender Gelenke oder der gesamten Extremität.

#### Therapie

Alle Fehlbildungen des Stütz- und Bewegungsapparates werden operativ behandelt, wenn das Wachstum generell oder die Extremität funktionell behindert ist (z. B. schwierige Schuhversorgung bei überzähliger Zehe, kosmetische Gründe). Bei doppelt angelegten Gliedmaßen wird eine Gliedmaße entfernt, Syndaktylien werden getrennt. Überentwickelte (zu lange) Knochen müssen bei starken funktionellen Störungen verkürzt und hypoplastische Extremitäten operativ verlängert werden. Neben den knöchernen Fehlbildungen müssen auch die Nerven-, Gefäß- und muskulären Fehlbildungen behandelt werden, z. B. durch Muskelplastiken und Nerventransplantate.

Operative Maßnahmen bei Wachstums- oder funktionellen Behinderungen.

Hüftdysplasie → zunächst Spreizhose und Physiotherapie.

Die **Hüftdysplasie** wird zunächst konservativ mit Spreizhose und Physiotherapie behandelt, bis sich der Hüftkopf stabil in der Pfanne eingestellt hat. Gelingt dies nicht, muss die Hüfte operiert werden.

Klumpfuß:
- Gipsbehandlung
- Ggf. operative Achillessehnen-verlängerung
- Bei schweren Deformitäten evtl. OP.

Der **Klumpfuß** wird gleich nach der Geburt in einem Gips gestreckt, sodass sich die verkürzten Muskeln und Bänder langsam der normalen Stellung anpassen. Die Spitzfußstellung ist fast immer Folge einer verkürzten Achillessehne, die später operativ verlängert werden kann. Bei schwereren Deformitäten ist eine operative Korrektur manchmal unumgänglich.

## 3.1.2 Knochentumoren

Einteilung in:
- Benigne und maligne
- Osteoblastische und osteoklastische
- Primäre und sekundäre Knochentumoren.

Knochenmetastasen = Häufigster Knochentumor bei Erwachsenen.

Knochentumoren werden nach verschiedenen Kriterien eingeteilt:
- Nach der Dignität in *benigne* (gutartige) und *maligne* (bösartige) Tumoren
- Abhängig davon, ob sie Knochengewebe aufbauen oder zerstören, unterscheidet man anhand des Röntgenbildes *osteoblastische* (Knochen aufbauende) und *osteoklastische* (Knochen abbauende) Tumoren
- Nach ihrem Ursprungsgewebe werden *primäre* (d.h. vom Knochen ausgehende) und *sekundäre* (**Knochenmetastasen,** d.h. durch Metastasierung bösartiger Tumoren entstandene) Tumoren unterschieden.

❷ Die primären Knochentumoren treten überwiegend während der präpubertären Wachstumsperiode auf, während im Erwachsenenalter die Knochenmetastasen im Vordergrund stehen.

### Primäre Knochentumoren

#### Benigne primäre Knochentumoren

Osteochondrom:
- Metaphysäres Wachstum
- Symptomarm.

❸ Das **Osteochondrom,** der häufigste benigne Knochentumor, wächst meist in den Metaphysen (Wachstumszonen) der langen Röhrenknochen und zeigt nur wenige Symptome. Die Diagnose wird anhand der Röntgenaufnahmen gestellt. Bei Beschwerden wird der Tumor operativ entfernt.

**Tab. 3.1** Einteilung der primären Knochentumoren, geordnet nach Häufigkeiten.

| Benigne Tumoren | Maligne Tumoren |
|---|---|
| Osteochondrom | Myelom (Plasmozytom) |
| Riesenzelltumor | Osteosarkom |
| Osteoid-Osteom | Chondrosarkom |
| Chondrom | EWING-Sarkom |

Das **Osteoid-Osteom** wächst in der Kortikalis, meistens im Schienbein oder dem Oberschenkelknochen. Der Tumor ist klein (< 1 cm) und von einer Sklerosezone umgeben. Typisch sind starke Nachtschmerzen. Diagnostiziert wird die Geschwulst röntgenologisch. Der Tumor wird operativ entfernt.

Osteoid-Osteom:
- Wächst in der Kortikalis (Tibia und Femur).

Das **Chondrom** ist ein knorpelbildender Tumor im Inneren des Knochens, der sich besonders häufig an den Händen und Füßen findet. Die Geschwulst macht selten Beschwerden und wird daher meist zufällig entdeckt. Wenn jedoch der wachsende Tumor den Knochen ausdünnt, kann es bereits bei Bagatellverletzungen zur **pathologischen Fraktur** (*Spontanfraktur,* ☞ 3.2.4) kommen. Die Diagnose wird anhand des Röntgenbildes gestellt. Größere Tumoren werden aus dem Knochen entfernt und der Defekt mit Spongiosa aufgefüllt. Selten können die Chondrome maligne entarten.

Chondrom:
- Knorpelbildender Tumor, meist an Händen oder Füßen
- Symptomarm
- Spontanfraktur möglich
- Große Tumoren → OP
- Entartung möglich.

3

### Maligne primäre Knochentumoren

Beim **Plasmozytom** handelt es sich um eine Plasmazellvermehrung im Knochenmark mit Produktion von *Paraproteinen* (pathologische, funktionslose Immunglobuline). Das Plasmozytom ist der häufigste primäre maligne Knochentumor, der bevorzugt Männer ab 50 Jahren betrifft. Meistens ist der Tumor in der Wirbelsäule, dem Schädel, dem Becken und den Rippen zu finden. Er äußert sich durch Knochenschmerzen und führt zu Spontanfrakturen. Die Diagnose wird röntgenologisch (unscharf begrenzte Knochendefekte), laborchemisch (Bence-Jones-Eiweiß im Urin, Paraprotein im Plasma nachweisbar) und histologisch (Knochenbiopsie) bestätigt. Es wird eine Chemotherapie mit Zytostatika (z. B. Alkeran®) und Kortikoiden (z. B. Decortin®) durchgeführt. In Ausnahmefällen ist eine Operation zur Stabilisierung einer pathologischen Fraktur erforderlich.

Plasmozytom:
- Meist in Wirbelsäule, Schädel, Becken oder Rippen lokalisiert
- Spontanfrakturen
- Chemotherapie
- Evtl. operative Stabilisierung.

❹ Das **Osteosarkom** ist ein knochenbildender Tumor im Inneren des Knochens. Er ist der zweithäufigste primäre maligne Knochentumor und tritt vor allem bei jungen Männern im Alter zwischen 10 und 25 Jahren auf. Betroffen sind besonders die Metaphysen der langen Röhrenknochen in der Nähe der Kniegelenke. Die Hauptsymptome täuschen eine Entzündung vor: Schwellung, Schmerz, Überwärmung und Rötung. Die Extremität kann dadurch in der Funktion eingeschränkt sein. Die alkalische Phosphatase ist oft erhöht. Im Röntgenbild sind eine fleckige Knochenstruktur, Knochenneubildungen sowie Defekte zu erkennen. In der Angiographie zeigen sich tumor-typische Gefäßzeichnungen. Die Diagnose wird histologisch (Knochenbiopsie) gesichert. Wenn keine Metastasen vorliegen, ist die Amputation der Extremität indiziert. Bei Fernmetastasen wird eine Chemotherapie durchgeführt.

Osteosarkom:
- Knochenbildender metaphysärer Tumor
- Kniegelenksnähe
- Entzündungszeichen
- Amputation, bei Metastasen Chemotherapie.

**Chondrosarkome** wachsen bevorzugt in den Rippen, im Becken, der Schulter sowie am proximalen Oberarm- und Oberschenkelknochen. Sie können sich aus Osteochondromen und Chondro-

Chondrosarkom:
- Entartete (Osteo-)chondrome

- Langsames Wachstum
- Spät Metastasen
- Radikale OP.

men bilden, wachsen eher langsamer und metastasieren spät. Klinik und Diagnostik entsprechen dem Osteosarkom. Die Therapie besteht in der chirurgischen Entfernung des Tumors (radikale Knochenresektion, Amputation oder *Exartikulation*, d.h. Amputation einer Extremität *im* Gelenk).

EWING-Sarkom:
- Hochmaligner Knochenmarktumor
- Diaphysäre Röhrenknochen, Becken und Rippen
- Chemo- und Strahlentherapie.

Das **EWING-Sarkom** ist ein hochmaligner Tumor, der vom Knochenmark ausgeht. Bevorzugte Lokalisation sind die Diaphysen der langen Röhrenknochen sowie das Becken und die Rippen. Charakteristisch sind Schmerzen, Schwellung, erhöhte Temperatur und eine leichte Leukozytose. Als Therapie stehen Chemotherapeutika (Zytostatika) in Kombination mit einer Strahlenbehandlung an. Bei isoliertem Befall einer Extremität und fehlenden Metastasen ist evtl. eine Amputation indiziert.

## Knochenmetastasen

Knochenmetastasen sind oft in der Wirbelsäule lokalisiert.

Die meisten Knochenmetastasen gehen meistens von bösartigen Tumoren der Brust, der Prostata, der Lunge, der Niere oder der Schilddrüse aus. Grundsätzlich können jedoch alle bösartigen Tumoren Knochenmetastasen setzen. Häufig sind Knochenmetastasen in der Wirbelsäule lokalisiert.

### Klinik und Diagnostik

Leitsymptome:
- Schmerzen
- Spontanfrakturen
- Neurologische Ausfälle.

❺ Leitsymptome von Knochenmetastasen sind Schmerzen (bei noch unbekanntem Primärtumor oft als »Rheuma« fehlinterpretiert), Spontanfrakturen (bei Wirbelsäulenmetastasen evtl. mit Querschnitts-Symptomatik) und neurologische Ausfälle durch Kompression von Nerven.

Röntgenaufnahmen, ein Skelett-Szintigramm und ggf. ein CT zeigen Größe und Lokalisation der Metastasen.

### Therapie

Meist nur palliative Behandlung möglich.

Die Behandlung des Primärtumors steht im Vordergrund. Da Knochenmetastasen meist multipel auftreten und Ausdruck einer bereits fortgeschrittenen Tumorerkrankung sind, sind die Therapiemöglichkeiten beschränkt. Zur Linderung der Schmerzen kann eine externe Strahlentherapie erfolgen, wodurch in manchen Fällen eine Rückbildung der Knochentumoren und eine gewisse Stabilisierung des betroffenen Knochens erreicht werden kann. Bei drohenden oder bereits erfolgten Spontanfrakturen (pathologischen Frakturen) sind manchmal operative Stabilisierungsmaßnahmen, etwa eine Verbundosteosynthese (☞ 3.2.4), angezeigt.

## 3.1.3 Weichteiltumoren

Weichteiltumoren können gutartige und bösartige Geschwulste des Binde-, Fett- und Nervengewebes sowie der Muskulatur oder der Blut- und Lymphgefäße sein. Dabei sind die äußeren Weichteile (Kopf, Hals, Rumpf und Extremitäten) weitaus häufiger betroffen als die inneren Weichteile der Orbita, des Mediastinums, des Abdomens sowie des retroperitonealen Raumes.
Die bösartigen Weichteiltumoren metastasieren hämatogen z. B. in die Lunge und die Knochen sowie lymphogen in die Lymphknoten.

Weichteiltumoren gehen vom Binde-, Fett-, Nerven- oder Muskelgewebe oder von Blut- oder Lymphgefäßen aus.

Hämatogene und lymphogene Metastasierung.

### Klinik und Diagnostik

Oft sind die Tumoren schmerzlos und werden deshalb vom Patienten kaum bemerkt. Erst bei zunehmender Größe treten durch Verdrängung oder Infiltration benachbarter Strukturen Symptome auf. Zentrale Weichteiltumoren verursachen Bauchschmerzen, Müdigkeit und einen Leistungsknick. Retroperitoneale Tumoren können durch Druck auf die Spinalnerven zu neurologischen Störungen oder durch Kompression eines Harnleiters zum Nierenaufstau führen.

❻ Weichteiltumoren können leicht mit einem Hämatom oder einem Ödem verwechselt werden. Differentialdiagnostisch bedeutsam sind:

- *Klinik:* Der Tumor wird palpiert und nach Konsistenz, der Abgrenzung gegenüber den benachbarten Weichteilen und der Verschieblichkeit auf seiner Unterfläche beurteilt
- *Röntgen:* CT und Kernspintomographie ermöglichen es, die Ausdehnung des Tumors, eventuelle Lymphknotenstationen und die Nachbarorgane beurteilen zu können

- Kleine Tumoren → Oft symptomlos
- Größere Tumoren → Symptome durch Verdrängung oder Infiltration benachbarter Strukturen.

| Ursprungsgewebe | Gutartige Tumoren | Bösartige Tumoren |
|---|---|---|
| **Bindegewebe** | Fibrom | Fibrosarkom |
| **Fettgewebe** | Lipom | Liposarkom |
| **Glatte Muskulatur** | Leiomyom | Leiomyosarkom |
| **Quer gestreifte Muskulatur** | Rhabdomyom | Rhabdomyosarkom |
| **Blutgefäße** | Hämangiom | Hämangiosarkom |
| **Lymphgefäße** | Lymphangiom | Lymphangiosarkom |
| **Nervengewebe** | Neurom | Malignes Schwanom, Neuroblastom |

**Tab. 3.2** Einteilung der Weichteiltumoren.

- *Angiographie:* Die Angiographie gibt Informationen über pathologische Tumorgefäße und eine evtl. Tumorinfiltration von großen Blutgefäßen
- *Ultraschall:* Die Größe des Tumors kann gemessen und seine innere Struktur beurteilt werden
- *Tumorbiopsie:* Nur die histologische Untersuchung kann die Diagnose sichern. Kleine Tumoren werden dazu komplett entfernt, wenn es dadurch nicht zu einer funktionellen Störung kommt. Bei großen Tumoren wird zuerst eine Gewebeprobe untersucht und der Tumor je nach Befund später radikal reseziert. Nur bei eindeutig gutartigen Tumoren (z. B. kleinen Lipomen) kann abwartend behandelt werden.

## Therapie

Benigne Tumoren:
- Radikale Entfernung.

Maligne Tumoren:
- Exzisionsbiopsie
- Lokale Exzision
- Kompartment-resektion
- Amputation
- Exartikulation.

**Benigne Tumoren** werden so weit wie möglich entfernt. Die Organ- oder Gelenkfunktion sollte dabei nicht beeinträchtigt werden.

**Maligne Tumoren** werden, je nach Tumortyp und -ausdehnung, nach einem der folgenden Verfahren entfernt:

- **Exzisionsbiopsie:** Der Weichteiltumor wird mit einer kleinen Randzone gesunden Gewebes entfernt. Bei äußeren Weichteiltumoren dient diese Exzision der histologischen Diagnostik, bei inneren Weichteiltumoren ist sie gleichzeitig therapeutisch
- **Lokale Exzision im Gesunden:** Der Tumor wird mit einem entsprechenden Sicherheitsabstand im gesunden Gewebe entfernt. Bei den intra- oder retroperitonealen Tumoren sind große Sicherheitsabstände oftmals technisch nicht möglich, daher sind lokale Rezidive häufig (bis zu 50 %)
- **Kompartment-Resektion:** Bei Sarkomen im Bereich der Extremitäten wird der Tumor samt der gesamten Muskelloge (durch Faszien umschlossene Muskelgruppe) und allen Nerven und Gefäßen, die in dem Kompartment liegen, radikal entfernt. Um die Gelenkfunktion wiederherzustellen, kann eine Muskel- und Nerventransplantation stattfinden. Die Gefäße können durch Gefäßprothesen ersetzt werden
- **Amputation:** Hat der Tumor die Muskelloge überschritten, kann eine Kompartment-Resektion nicht durchgeführt werden: Die Gliedmaße ist dann vollständig zu entfernen
- **Exartikulation:** Wie bei der Amputation wird die gesamte Gliedmaße entfernt. Die Extremität wird im Gegensatz zur Amputation im Gelenk abgesetzt.

Strahlentherapie bei:
- Inoperablen Tumoren
- Hoher Rezidivgefahr
- Rezidiven.

Ein weiteres Therapieverfahren ist die **Strahlentherapie** bei inoperablen oder chirurgisch nicht vollständig entfernten malignen Tumoren und bei Rezidiven. Bei lediglich mit knappem Sicherheitsabstand entfernten Sarkomen kann eine postoperative, adjuvante (d. h. unterstützende) Bestrahlung die Rezidivhäufigkeit senken.

Bei undifferenzierten Weichteiltumoren oder bereits aufgetretenen Metastasen kann die **Chemotherapie,** evtl. mit einer Bestrahlung kombiniert, eingesetzt werden.

Chemotherapie bei undifferenzierten Tumoren und Metastasen.

## ? Übungsfragen

❶ Nennen Sie die häufigsten Knochenfehlbildungen!

❷ Welcher ist der häufigste bösartige Knochentumor bei Erwachsenen?

❸ Welcher ist der häufigste gutartige Knochentumor?

❹ Was ist ein Osteosarkom und wie wird es behandelt?

❺ Welche Symptome verursachen Knochenmetastasen?

❻ Wie werden Weichteiltumoren diagnostiziert?

# 3.2 Allgemeine Traumatologie

## 3.2.1 Therapieprinzipien

### Therapie nach einem Trauma

❶ Die Behandlung von Verletzungen des Stütz- und Bewegungsapparates besteht aus drei Prinzipien:

- **Reposition:** Wiederherstellung der anatomischen Verhältnisse, z. B. durch Einrichtung einer Fraktur oder einer Luxation
- **Retention:** Ruhigstellung der verletzten Extremität bzw. des Gelenkes
- **Physiotherapie:** Wiederherstellung der Funktion.

Drei Prinzipien der posttraumatischen Therapie:

- Reposition
- Retention
- Physiotherapie.

Diese Prinzipien können durch konservative Maßnahmen (z. B. Gipsbehandlung) oder Operationen (z. B. Osteosynthesen, ☞ 3.2.4) erreicht werden.

### Amputationen

❷ Unter Amputation versteht man die vollständige Abtrennung eines Körperteils. Die **traumatische Amputation** ist Folge einer schweren Gewalteinwirkung. Bei traumatischen Amputationen gelingt es manchmal, die abgetrennte Gliedmaße zu erhalten und wieder anzunähen *(Replantation).*
Eine Amputation kann aber auch therapeutisch indiziert sein, etwa bei schwerer pAVK (☞ 6.3), Tumoren oder schwersten infizierten Weichteilverletzungen. Die Amputationshöhe hängt vom Ausmaß der Schädigung ab. Um Komplikationen (etwa Wundheilungsstörungen) vorzubeugen, wird der Stumpf ausreichend

- Amputation = Komplette Abtrennung einer Gliedmaße
- Replantation = Wiederannähung des Amputates.

mit gut durchbluteten Weichteilen bedeckt, spannungsfrei vernäht und die Narbe außerhalb der späteren Belastungszone platziert. Bei einer Daumenamputation muss so sparsam wie möglich reseziert werden, da jeder Millimeter für die späteren Funktionen wichtig ist.

### Nachbehandlung

Postoperative Maßnahmen:
- Stumpfwicklung verhindert Wundödem, formt Stumpf
- Physiotherapie
- Prothesenschulung
- Ggf. Rollstuhltraining.

Folgende Maßnahmen sind für die spätere Prothesenversorgung wichtig:

- **Stumpfwicklung:** Das postoperative Wickeln des Stumpfes dient neben der Stumpfformung dazu, ein Wundödem und damit Spannung auf die Hautnaht zu verhindern. Der Stumpf wird dabei mit elastischen Binden so gewickelt, dass der Druck nach proximal abnimmt. Bei schlechten Durchblutungsverhältnissen (z. B. pAVK-Patienten) sollte die elastokompressive Wickelung erst nach Abschluss der Wundheilung erfolgen
- **Physiotherapie:** Gelenke und Muskulatur müssen bewegt und trainiert werden, damit ihre Funktion erhalten bleibt und Komplikationen, z. B. eine Muskelatrophie, verhindert wird
- **Prothesenversorgung** und **-schulung:** Sobald die Wunde abgeheilt und die Weichteile abgeschwollen sind, wird eine Prothese angepasst. Ein Physiotherapeut übt dann mit dem Patienten die Handhabung und den Gebrauch der Prothese ein
- **Rollstuhltraining:** Ist eine Prothesenversorgung nicht möglich, etwa wenn an beiden Beinen eine Amputation vorgenommen werden musste, ist eine Rollstuhlversorgung notwendig. Dann führt ein Physiotherapeut das Rollstuhltraining mit dem Patienten durch.

### Rehabilitation

Ziel der Rehabilitation: Teilnahme des Behinderten am normalen Leben.

Der Begriff Rehabilitation bezeichnet alle medizinischen, beruflichen und sozialen Maßnahmen, die dazu dienen, einem körperlich behinderten Menschen die Teilnahme an einem weitgehend normalen Leben wieder zu ermöglichen. Zur **medizinischen Rehabilitation** zählen beispielsweise die Physio- und Ergotherapie oder alle orthopädischen Hilfsmittel. Umschulungsmaßnahmen oder eine Arbeitserprobung gehören zur **beruflichen Rehabilitation.** Die **soziale Rehabilitation** umfasst Maßnahmen zur familiären und gesellschaftlichen Wiedereingliederung, z. B. Organisation einer behindertengerechten Wohnung aber auch ein psychologisches Trainingsprogramm zur Erhaltung des Selbstwertgefühls und zur Bewältigung anstehender Probleme. Soziale Kontakte müssen zur Familie und zu den Freunden rechtzeitig (schon im Krankenhaus) hergestellt werden.

### Replantation

Bei traumatischen Amputationen kann die abgerissene Gliedmaße (Amputat) unter bestimmten Umständen replantiert (wieder angenäht) werden, wenn der Stumpf und das Amputat primär schnell und richtig versorgt werden. Eine Replantation erfordert mikroskopische Gefäß- und Nervennähte und kann daher nur in spezialisierten Kliniken durchgeführt werden.

❸ Voraussetzung zur Replantation sind glatte Amputationsränder (keine ausgedehnten Quetschungen) und möglichst geringe Begleitverletzungen. Eine Replantation wird prinzipiell immer angestrebt, besonders aber wenn der Daumen, ein Finger oder die ganze Hand abgetrennt wurde. Das Amputat wird in trockene, sterile Kompressen gewickelt und in einen wasserdichten Beutel gelegt. Dieser Beutel wird in einen zweiten Beutel mit Eiswasser und Eiswürfeln gelegt, damit der Sauerstoffverbrauch des Gewebes möglichst niedrig gehalten wird. Das Gewebe darf das Eis unter keinen Umständen berühren, da es sonst durch die Kälte geschädigt wird (☞ 3.2.3). Der Stumpf wird mit einem sterilen Kompressionsverband (Blutstillung) versorgt und hochgelagert.

- Voraussetzungen für Replantationen: Glatte Amputationsränder, geringe Begleitverletzungen
- Indikationen: Komplette Abtrennung von Daumen, Fingern oder Hand
- Am Unfallort: Amputat möglichst trocken und steril verpacken, zum Transport kühlen (keine Berührung mit Eiswasser).

3

### ? Übungsfragen

❶ Beschreiben Sie die Therapieprinzipien nach Verletzungen des Stütz- und Bewegungsapparates!

❷ Was ist eine Amputation?

❸ Nennen Sie die Voraussetzungen für eine Replantation!

## 3.2.2 Polytrauma

❶ Ein Polytrauma ist eine *Mehrfachverletzung*. Mehrere Körperregionen oder Organsysteme wurden gleichzeitig geschädigt und mindestens eine oder die Kombination mehrerer Verletzungen ist lebensbedrohlich. Häufigste Ursache sind Verkehrsunfälle.

Polytrauma = Gleichzeitige Schädigung mehrerer Organe mit lebensbedrohlichem Verletzungsmuster.

### Pathophysiologie

Infolge der Gewebezerstörungen kommt es zum Blutverlust. Dadurch sinkt das intravasale Volumen, der Blutdruck fällt ab und die Herzfrequenz ist kompensatorisch beschleunigt. Zudem werden Gewebeenzyme und gerinnungsaktive Substanzen freigesetzt. Beides führt schließlich zum **Schock** mit typischen Durchblutungsstörungen der kleinen Gefäße (Mikrozirkulationsstörungen).

Mikrozirkulationsstörungen durch Blutverlust und Freisetzung von Enzymen und gerinnungsaktiven Substanzen.

Störungen der zentralen Atemregulation im Hirnstamm oder Thoraxverletzungen (z.B. verlegte Atemwege, Pneumothorax) beeinträchtigen die Funktion der Lunge. Die Ventilation ist eingeschränkt und schließlich wird das Blut und das Gewebe nicht mehr genügend mit Sauerstoff versorgt (Hypoxie).

Leitsymptom: Schock.

## Klinik

Hauptsymptom der lebensbedrohlichen Verletzungen ist der Schockzustand, der meistens durch den Blutverlust entsteht *(Volumenmangelschock)*. Klinische Zeichen des Schocks sind Blutdruckabfall und Pulsbeschleunigung. Bei einem **Schockindex** (= Puls : systolischer Blutdruck, normal ≤ 0,5) von 1,0 droht ein Schock, bei 1,5 ist er bereits manifest.

Basisversorgung:
- Stabilisierung der Vitalfunktionen
- Diagnostik lebensbedrohlicher Verletzungen.

## Diagnostik und Therapie

❷ Bei der Behandlung des polytraumatisierten Patienten gehen Diagnostik und Therapie Hand in Hand, da viele Verletzte notfallmäßig operiert werden müssen, um überhaupt eine Überlebenschance zu haben. Nach der Aufnahme des Polytraumatisierten erfolgt daher zuerst eine Basisversorgung, die zum Ziel hat:

- Die Vitalfunktionen des Patienten zu sichern bzw. wiederherzustellen (Schockbehandlung, ggf. kardio-pulmonale Reanimation)
- Lebensbedrohliche Verletzungen, die umgehend operiert werden müssen, zu diagnostizieren.

Ggf. Notoperation vor weiterführender Diagnostik.

### Basisversorgung

Bei der Basisversorgung polytraumatisierter Patienten arbeiten meist Chirurgen und Anästhesisten zusammen. Der Anästhesist sichert die Vitalfunktionen des Patienten, legt venöse Zugänge, entnimmt Blut (Bestimmung von Blutgruppe, Blutbild, Gerinnung, Elektrolyte, Blutzucker und Nierenwerten) und verabreicht Infusionen und ggf. Blutkonserven. Währenddessen untersucht der Chirurg den Patienten (Verletzungszeichen? Auskultation der Lunge, Palpation des Abdomens, Prüfen von Motorik, Sensibilität und Reflexen) und überprüft mittels Sonographie von Abdomen und Thorax, ob freie Flüssigkeit als Hinweis auf innere Verletzungen zu sehen ist. In vielen Kliniken wird inzwischen ein Schockraum-CT vorgenommen, d.h. bei dem polytraumatisierten Patienten wird noch vor der Versorgung im Schockraum ein CT vom Kopf bis zum Becken durchgeführt. Während der Patient dann versorgt wird, können die CT-Bilder ausgewertet werden. Anhand dieser Basisdiagnostik wird entschieden, ob eine Notoperation vorgenommen werden muss. Ist dies nicht der Fall, schließt sich eine weiterführende Diagnostik an.

### Versorgung lebensbedrohlicher Verletzungen

Eine sofortige Operation ist beispielsweise indiziert bei massiven Blutungen im Bauchraum (z.B. bei Leber- oder Milzperforation), intrakraniellen Blutungen (☞ 7.2) oder dem Verdacht auf eine schwerwiegende Verletzung im Brustraum (Bronchusabriss, Spannungspneumothorax, ☞ 4.3). Offene Frakturen sollten dringlich versorgt werden.

## Weiterführende Diagnostik

Die weitere Diagnostik dient dazu, alle Verletzungen, auch die nicht unmittelbar lebensbedrohlichen, zu erfassen. Dazu gehört:

Weitere Diagnostik: Erfassen aller Verletzungen.

- *Röntgen:* Zwingend geröntgt werden müssen Schädel, Thorax, Wirbelsäule, Becken und alle Körperstellen, die deutliche äußere Verletzungszeichen oder Schwellungen aufweisen
- *CT:* Schädel-CT bei Pupillendifferenz (intrakranielle Verletzungen?), Thorax-CT bei Brustwirbelfrakturen (Spinalkanal eingeengt?), Abdomen-CT bei intraabdominellen Verletzungen
- *Sonographie:* Abdomen und Thorax werden im Rahmen der Basisdiagnostik geschallt. Bei V.a. Herzverletzungen ist evtl. ein transösophagealer Ultraschall erforderlich
- *Blasenkatheter legen:* Bei Verletzungen der Nieren oder der ableitenden Harnwege ist der Urin blutig. Ein Katheter darf nicht gelegt werden, wenn der Verdacht auf eine Harnröhrenverletzung besteht (☞ 11.2)
- *EKG ableiten:* Bei Thoraxverletzungen oder im Schock treten Herzrhythmusstörungen, Tachykardie oder Bradykardie auf
- *Peritoneallavage:* Ist der Ultraschallbefund unklar und steht kein CT zur Verfügung, kann die Bauchhöhle mit steriler Flüssigkeit gespült werden, wenn nicht der klinische Befund bereits eine Laparotomie rechtfertigt. Bei inneren Verletzungen ist die zurücklaufende Spülflüssigkeit blutig.

## Weitere operative Versorgung

Nicht lebensbedrohliche Verletzungen werden erst operiert, nachdem der Zustand des Patienten stabilisiert wurde. Dazu gehört z.B. die Versorgung geschlossener Frakturen, das Abtragen von Nekrosen oder das Ausräumen von Hämatomen.

Nicht lebensbedrohliche Verletzungen → Versorgung nach Stabilisierung des Patienten.

## Pflege

Wurde der Patient über die Rettungsleitstelle angekündigt: Material zur Infusionstherapie, zur Intubation und Beatmung sowie zum Legen eines Blasenkatheters und einer Thoraxdrainage bereithalten.

Basisversorgung vorbereiten.

Erstmaßnahmen in der Notaufnahme: Sauerstoffsättigung, Blutdruck und Puls messen, EKG anlegen. Patienten so weit wie möglich entkleiden und (während er nicht untersucht wird) mit einer warmen Decke zudecken.

## ? Übungsfragen

1. Was ist ein Polytrauma?
2. Wie sieht die Versorgung eines Polytraumatisierten in der Klinik aus?

## 3.2.3 Thermische Verletzungen

### Verbrennung und Verbrühung

- Verbrennung durch heiße Gegenstände, Starkstrom oder Strahlung
- Verbrühung durch heiße Flüssigkeiten.

Durch eine ausreichend starke und lange Hitzeeinwirkung werden Hautschichten und evtl. darunter liegende Strukturen geschädigt. Die Wärme kann direkt oder indirekt durch Flammen, heiße Gegenstände, Elektrizität oder in Form von Strahlung auf den Körper einwirken (**Verbrennung**) oder durch heiße Flüssigkeiten das Gewebe schädigen (**Verbrühung**). Klinik, Diagnostik und Therapie sind bei der Verbrennung und Verbrühung identisch.

Prognoseentscheidend: Flächen- und Tiefenausdehnung der Schädigung, Alter und Allgemeinzustand des Patienten.

Prognostisch entscheidend für die Heilung und Überlebenschance ist das Flächen- und Tiefenausmaß der Schädigung sowie Alter und Allgemeinzustand des Verletzten. Je größer das verbrannte Hautareal ist, desto schlechter ist die Überlebenschance. Je tiefer die Gewebeschädigung ist, desto schlechter sind die Heilungsaussichten.

❶ Die verbrannte Körperoberfläche wird nach der *Neunerregel* berechnet (☞ Abb. 3.3). Dabei wird der Körper des Erwachsenen in sieben Regionen aufgeteilt, die jeweils 9 oder 18 % der Körperoberfläche ausmachen. Sind mehr als 15 % der Körperoberfläche betroffen, besteht Schockgefahr.

Einteilung nach Tiefenausdehnung in Grad 1–4.

❷ Das Tiefenausmaß der Verbrennung wird in vier Schweregrade eingeteilt:

**Abb. 3.3** Neunerregel zur Berechnung der verbrannten Körperoberfläche. [A300-190]

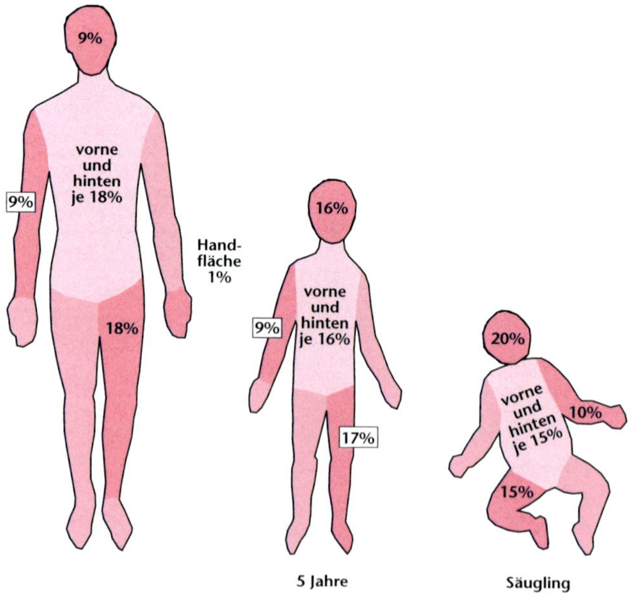

- **Grad 1 – Schädigung der Oberhaut** (Epidermis): Die Haut ist gerötet, trocken und schmerzhaft geschwollen (Ödem)
- **Grad 2a – Blasenbildung:** Die Epidermis hebt sich zusätzlich an kleinen Stellen. Die Wunde kann narbenlos abheilen
- **Grad 2b – Verbrennung der tieferen Hautschichten:** Das betroffene Areal ist schmerzhaft geschwollen. Die Hautdurchblutung ist gestört und lässt die Haut blass aussehen
- **Grad 3 – Zerstörung aller Hautschichten:** Oberhaut, Lederhaut, Unterhaut (Epidermis, Korium, Subcutis) und die Hautanhangsgebilde (Haare, Schweißdrüsen) sind geschädigt. Die Haut ist grauffleckig bis weiß oder schwarz (Totalnekrose), das Schmerzempfinden ist durch die Zerstörung von Nervenendigungen aufgehoben
- **Grad 4 – Organschädigung:** Auch die unter der Haut liegenden Strukturen (Sehnen, Muskeln und Knochen) sind mitbetroffen.



## Klinik und Diagnostik

Bei großflächigen Verbrennungen treten neben den lokalen Schäden (☞ voriger Abschnitt) auch Veränderungen im gesamten Organismus auf. Diese werden als **Verbrennungskrankheit** bezeichnet. Sie verläuft in drei Phasen:

- **Schockphase** (1.–3. Tag): Volumenverlust über die ausgedehnten Wundflächen und Ödembildungen
- **Intoxikationsphase** (3.–14. Tag): Das verbrannte Gewebe setzt sog. *Verbrennungstoxine* (Eiweißausfallsprodukte) frei, die fast alle Organe schädigen können, besonders die Niere (Gefahr des akuten Nierenversagens). Erhöhte Gefahr der Keimbesiedelung des verbrannten Hautareals durch die gestörte Immunabwehr. Durch den Flüssigkeitsrückstrom aus dem Gewebe kommt es zu einer Hypervolämie und vermehrten Herzbelastung
- **Reparationsphase** (2.–3. Woche): Infektionen können die Wundheilung komplizieren. Oft entsteht während der Reparationsphase ein Stressulkus. Bei Verbrennungen 3. und 4. Grades kann das narbig verheilte Gewebe schrumpfen und Kontrakturen hervorrufen.

Drei Phasen der Verbrennungskrankheit:
- Schockphase
- Intoxikationsphase
- Reparationsphase.

## Therapie

Soforttherapie bei Verbrennungen und Verbrühungen: Kleidung und Schmuck entfernen. Wunde mindestens 15 Minuten lang unter fließend-kaltem Wasser spülen.

Soforttherapie:
- Kleidung und Schmuck entfernen
- Mit fließend-kaltem Wasser spülen.

### Merke

Kein Puder, Öl oder unspezifische Salben auf die Wunde auftragen. Bei allen Brandwunden Tetanusimpfschutz prüfen!

Kleine Verbrennungswunden:
- Grad 1 → Salbenverband
- Grad 2 → Sterile Abtragung von Brandblasen
- Grad 3 → Abtragung von Nekrosen.

## Kleinflächige Verbrennungswunden

- *Verbrennung 1. Grades:* Geschlossene Wundbehandlung mit Salbe (Flammazine®, Braunol®) und sterilem Verband
- *Verbrennung 2. Grades:* Brandblasen werden steril abgetragen (Schere, Handschuhe), Salbenverband
- *Verbrennung 3. Grades:* Nekrosen werden abgetragen; Salbenverband. Es werden bevorzugt metalline Verbandstoffe (speziell beschichtetes Material, das ein Verkleben mit der Wunde verhindern soll) eingesetzt. Später ist eine Narbenkorrektur möglich.

Große Wunden und Verbrennungskrankheit:
- Volumensubstitution
- Analgetika
- Antibiotika
- Lokale Desinfektion
- Ggf. Isolation des Patienten in speziellem Verbrennungszimmer.

## Großflächige Wunden und Verbrennungskrankheit

- Infusionstherapie zur Schockbekämpfung und parenteralen Ernährung
- Analgetika und Antibiotika
- Offene Wundbehandlung (☞ 1.1.3) und jodhaltige desinfizierende Lösungen
- Wund-Débridement (☞ 1.1.3)
- Isolierte Unterbringung des Patienten bei einer Raumtemperatur von 30–36 °C und einer Luftfeuchtigkeit von 20–40 %, um Temperatur- und Flüssigkeitsverluste über die verbrannte Haut zu minimieren.

Patienten mit großflächigen tiefen Verbrennungen werden in Zentren für Schwerstbrandverletzte behandelt. Meist sind viele Narbenkorrekturen und Hauttransplantationen erforderlich, um die Beweglichkeit (meist extrem eingeschränkt durch Narbenbildung) so weit wie möglich wiederherzustellen und das Aussehen des Patienten zu verbessern. Die Patienten müssen psychologisch betreut werden. Die Maßnahmen der medizinischen, beruflichen und sozialen Rehabilitation werden durch die Krankenkassen, Berufsgenossenschaften und Arbeitsämter in speziellen Einrichtungen durchgeführt.

Erfrierung = Gewebeschädigung durch lokale Kälteeinwirkung.

Unterkühlung = Absinken der Körperkerntemperatur < ca. 35 °C.

## Erfrierung und Unterkühlung

Bei einer **Erfrierung** sind die Hautschichten und evtl. darunter liegende Strukturen lokal durch die Kälteeinwirkung geschädigt. Erfrierungen werden bzgl. der Gewebeschädigung sowie der daraus abzuleitenden Heilungsaussichten genauso eingeteilt wie Verbrennungen (☞ vorheriger Abschnitt).

Bei der **Unterkühlung** *(Hypothermie)* ist die Körperkerntemperatur unter das normale Maß abgesunken. Unterkühlungen werden nach der Körperkerntemperatur eingeteilt:

- **Grad 1** Körperkerntemperatur bis 34 °C
- **Grad 2** Körperkerntemperatur bis 27 °C
- **Grad 3** Körperkerntemperatur < 27 °C.

### Klinik und Diagnostik

Der Körper versucht, so wenig Wärme wie möglich nach außen abzugeben. Dies geschieht durch Verengung der Gefäße *(Vasokonstriktion)*. Die lokal geschädigte Haut wird blass und fängt an zu kribbeln. Wird das Gewebe rechtzeitig erwärmt, erweitern sich die Gefäße, die Haut wird vermehrt durchblutet *(reaktive Hyperämie)* und rötet sich. Erfrierungen 2. und 3. Grades führen zu bleibenden Schäden.

- Blasse, kalte Haut, Hautkribbeln
- Bei rechtzeitiger Erwärmung reaktive Hyperämie
- Bleibende Schäden bei Erfrierung 2. und 3. Grades.

❸ Das klinische Bild der Unterkühlung verläuft in 3 Phasen:

- *Stadium 1:* Der Körper versucht zunächst, die verlorene Wärme durch Verengung der Blutgefäße (dadurch Blutdruckanstieg und blasse Haut) und Muskelzittern (zur Erzeugung von Wärmeenergie) auszugleichen
- *Stadium 2:* Sinkt die Körpertemperatur trotzdem weiter ab, verlangsamen sich Stoffwechselfunktionen, Energieumsatz und Herzfrequenz; der Blutdruck fällt, das Bewusstsein trübt ein. Wenn der Körper rechtzeitig erwärmt wird, treten keine Gewebeschädigungen auf
- *Stadium 3:* Atmung, Puls und Blutdruck sind nicht mehr messbar, der Patient ist komatös (**Scheintod**).

Phasen der Unterkühlung:

- 1. Vasokonstriktion und Muskelzittern
- 2. Reduktion von Energiehaushalt und Stoffwechselfunktionen, Hypotonus, Bradykardie und Eintrübung
- 3. Scheintod.

3

### Therapie

#### Therapie der Erfrierung

❹ Örtliche Erfrierungen ersten und zweiten Grades werden geschlossen behandelt (Salbe). Hautblasen werden wegen der verminderten Durchblutung bei Erfrierungen nicht geöffnet (Infektionsgefahr). Bei Erfrierungen 2. und 3. Grades wird nekrotisches Gewebe entfernt.

- Erfrierungen 1. und 2. Grades → Salbenverband, Hautblasen nicht öffnen.
- Erfrierung 2. und 3. Grades → Nekrosen entfernen.

#### Therapie der Unterkühlung

Der Körper muss langsam erwärmt werden. Ein zu schnelles Aufwärmen erweitert die Gefäße *(Vasodilatation)*, sodass noch kaltes Blut aus der Peripherie den Körperkern erneut unterkühlt. Durch die Vasodilatation sinkt der Blutdruck. Es kann zum Wiedererwärmungsschock mit Kammerflimmern kommen.

Unterkühlung: Körper langsam von zentral nach peripher erwärmen.

#### Merke

Die Aufwärmung erfolgt immer von zentral nach peripher und unter ärztlicher Aufsicht.

### Pflege

- Weiteres Absinken der Körpertemperatur verhindern: Nasse Kleider entfernen, Körper mit Decken oder Alufolie warm halten
- Patienten überwachen: Vitalparameter kontrollieren (Sauerstoffsättigung, Blutdruck, Puls, Atmung), Körpertemperatur messen

Sofortmaßnahmen:

- Vor weiterer Auskühlung schützen
- Überwachung der Vitalfunktionen
- Maßnahmen zur Wiedererwärmung.

- Evtl. Sauerstoffgabe
- Infusionen bereitstellen
- Erwärmungsmaßnahmen:
  - Ansprechbare Patienten mit warmen Getränken versorgen
  - Raumtemperatur auf 26–29 °C bringen
  - Warmes Wasserbad. Dabei zuerst Körperstamm erwärmen. Die Extremitäten bleiben solange außerhalb des Bades, bis die Vasokonstriktion in den Extremitäten aufgehoben ist und der Kreislauf sich stabilisiert hat.

## ? Übungsfragen

❶ Was versteht man unter der sog. Neunerregel?

❷ In welche Schweregrade werden Verbrennungen eingeteilt?

❸ Nennen Sie die klinischen Symptome der drei Unterkühlungsschweregrade!

❹ Wie behandelt man lokale Erfrierungen der Haut?

## 3.2.4 Frakturen

- Fraktur = Komplette Durchtrennung des Knochens
- Fissur = Inkomplette Fraktur (Knochenspaltung)
- Infraktion = Monokortikale Verletzung (Knickbruch).

**Frakturen** (Knochenbrüche) entstehen, wenn eine Kraft direkt oder indirekt auf den Knochen einwirkt. Dies geschieht normalerweise einmalig und plötzlich, z. B. bei einem Unfall. Eine Fraktur kann aber auch entstehen, wenn eine geringe Kraft immer wieder auf den Knochen einwirkt (*Ermüdungsbruch,* z. B. bei marschierenden Soldaten). Ist der Knochen krankhaft verändert, kann er auch ohne Unfall brechen (*pathologische Fraktur* oder **Spontanfraktur**), z. B. bei Osteoporose oder Knochentumoren (☞ 3.1.2). Eine Fraktur verursacht mindestens zwei *Bruchstücke,* die durch den *Bruchspalt* voneinander getrennt sind. Bei vollständigen Frakturen sind immer Knochenkompakta (Kortikalis) und Knochenhaut auf beiden Seiten verletzt. Inkomplette Brüche sind **Fissuren** (Knochenspaltung) oder die **Infraktion** (Knickbruch). Dabei ist nur eine Kortikalis gebrochen.

### Einteilung der Frakturen

Frakturen werden eingeteilt nach ihrem Entstehungsmechanismus, dem Frakturverlauf, dem Grad der Verschiebung und der Schwere der Weichteilverletzung.

Indirekte Fraktur = Ort der Gewalteinwirkung entspricht nicht dem Ort der Fraktur.

#### Einteilung nach Entstehungsmechanismus

❶ Durch indirekte Gewalteinwirkung entstehen:

- **Biegungsfraktur:** Eine Kraft wirkt so auf den Knochen ein, dass dieser sich in der Mitte biegt und schließlich bricht.

Es entsteht ein querverlaufender Bruch mit Biegungskeil (☞ Abb. 3.4)
- **Torsionsfraktur** *(Spiralfraktur):* Auf den an einem Ende fixierten Knochen wirkt eine Drehung in Richtung der Längsachse ein, die den Knochen spiralförmig brechen lässt (☞ Abb. 3.4)
- **Kompressionsfraktur** *(Stauchungsbruch):* Durch Druck (Kompression) in Richtung der Längsachse wird die spongiöse Knochensubstanz zusammengepresst
- **Berstungsfraktur:** Kompressionsfraktur des Schädelknochens, deren Frakturlinien parallel zur Medianlinie verlaufen
- **Abrissfraktur:** Durch starken Muskelzug am Knochen reißen kleinere knöcherne Fragmente mit Muskel- und Sehnenansätzen aus (☞ Abb. 3.4)
- **Abscherfraktur:** Wirken zwei entgegengesetzte Kräfte parallel auf den Knochen ein, scheren Fragmente ab, z. B. bei Verrenkungen der Gelenke.

Direkte Frakturen entstehen durch **direkte Gewalteinwirkung,** d. h. der Knochen bricht am Ort der Gewalteinwirkung. Die Folge sind Querfrakturen, Impressionsfrakturen (Frakturen, bei denen ein Fragment in den Knochen eingedrückt wird, z. B. inkomplette Biegungsfraktur der Schädelkalotte oder Tibiakopffraktur mit eingedrücktem Tibiaplateau), Trümmerfrakturen und Defektfrakturen (Aussprengung größerer Fragmente).

Direkte Fraktur = Knochen bricht am Ort der Gewalteinwirkung.

### Einteilung nach Frakturlinienverlauf

Nach dem **Frakturlinienverlauf** werden Quer- und Längsfrakturen, Schräg- und Spiralfrakturen, Mehrfragment- und Trümmerfrakturen unterschieden. Die Fraktur kann jeweils in das benachbarte Gelenk verlaufen *(Fraktur mit Gelenkbeteiligung)* oder fernab des Gelenks *(Fraktur ohne Gelenkbeteiligung).*

Bei Gelenkbeteiligung verläuft die Frakturlinie im Gelenk.

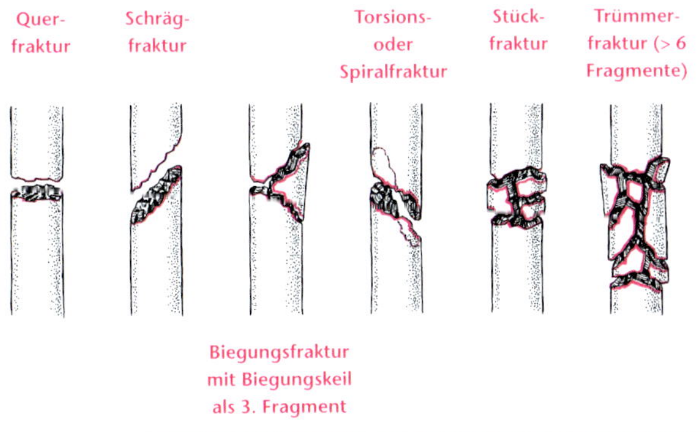


**Abb. 3.4** Verschiedene Frakturformen. [A400-190]

Fragmentverschiebung:
- Knochenverkürzungen, -verlängerungen
- Seitliche Abweichung
- Achsenabknickung
- Verdrehung.

### Einteilung nach Fragmentverschiebung

Die Fragmente können sich durch Gewalteinwirkung, Muskelzug, Lagerung oder zu frühe Gewichtsbelastung gegeneinander **verschieben.** Bezogen auf die Längsachse kann der Knochen verlängert oder verkürzt sein (Längsverschiebung), seitlich aneinander vorbei stehen (Seitenverschiebung), abgeknickt (Achsenknickung) oder verdreht sein (Rotationsfehler).

- Geschlossene Frakturen: Haut über Fraktur intakt
- Offene Frakturen:
  - Grad 1: Hautdurchspießung
  - Grad 2: Haut- und geringe Weichteilverletzungen
  - Grad 3: Schwerste Weichteilschäden.

### Einteilung nach Weichteilverletzung

❷ Bei geschlossenen Frakturen ist die Haut über der Fraktur unverletzt. Bei offenen Frakturen bestehen begleitende Haut- und Weichteilverletzungen. Offene Frakturen werden in drei Schweregrade eingeteilt:

- *Grad 1:* Das Knochenfragment hat die Haut von innen durchspießt, ohne die Weichteile weiter zu schädigen
- *Grad 2:* Die Haut wurde durch das Trauma von außen verletzt. Die darunter liegenden Weichteile sind geschädigt
- *Grad 3:* Die Haut und Weichteile sind schwer geschädigt. Es besteht ein großer Defekt in der Haut, der bis auf den gebrochenen Knochen in die Tiefe reicht. Meist bestehen zusätzlich Nerven- und Gefäßschäden.

### Besonderheiten kindlicher Frakturen

Kindliche Frakturen weisen einige Besonderheiten auf:

- Sie heilen schneller als bei Erwachsenen
- Durch Frakturen entstandene Achsenfehler und Verkürzungen werden weitgehend während des weiteren Wachstums ausgeglichen
- Die Wachstumsfugen (Epiphysenfugen) können verletzt sein.

Typische kindliche Frakturen:
- Grünholzfraktur
- Wulstbruch.

Typische Frakturen bei Kindern sind die Grünholzfraktur und der Wulstbruch. Bei der **Grünholzfraktur** ist das Periost (Knochenhaut), das bei Kindern sehr stabil ist, teilweise oder ganz erhalten. Die Kortikalis ist aufgesplittert und die Fraktur ähnelt dem Bruch eines grünen Weidenastes. Durch das erhaltene Periost kommt es kaum zu Fragmentverschiebungen. Beim **Wulstbruch** ist die Kompakta gestaucht, das Periost jedoch intakt. Es bildet sich ein ringförmiger Wulst.

Verletzungen im Bereich der Epiphysenfuge können zu Störungen im Knochenwachstum und Fehlstellungen führen. Sie werden nach AITKEN oder SALTER/HARRIS eingeteilt (☞ Abb. 3.5):

## Frakturdiagnostik

Sichere Frakturzeichen:
- Fehlstellung
- Krepitation
- Sichtbare Fragmente.

❸ **Sichere Frakturzeichen** sind:

- Fehlstellung der Extremität mit abnormer Beweglichkeit
- Knochenreiben (Krepitationen)
- Sichtbare Fragmente, z. B. in offenen Wunden.

| | Epiphysenlösung | | Epiphysenfraktur | | Epiphysen-stauchung |
|---|---|---|---|---|---|
| SALTER | I | II | III | IV | V |
| AITKEN | 0 (I) | I | II | III | IV |

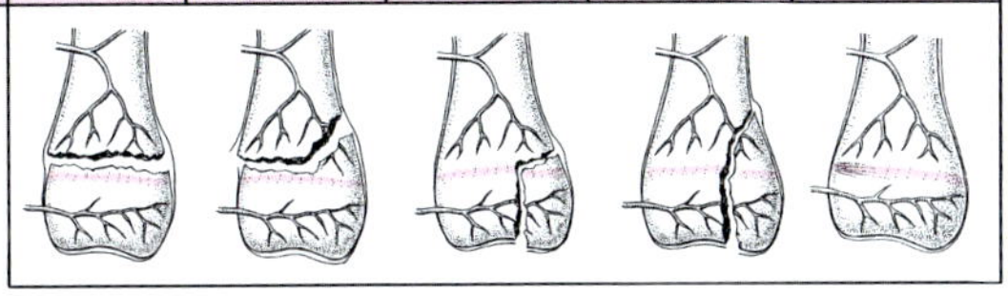

**Abb. 3.5** Einteilung der Epiphysenfugenverletzungen nach SALTER/HARRIS und AITKEN. [A300-190]



**Unsichere Frakturzeichen** sind Schmerz, Schwellung, Hämatombildung und eingeschränkte Funktion.
Die Diagnose einer Fraktur kann in der Regel durch Palpation und Inspektion gestellt werden. Röntgenbilder in 2 Ebenen bestätigen im Allgemeinen die Diagnose. In einigen Fällen ist jedoch auch eine Computertomographie notwendig, um den genauen Frakturverlauf sehen zu können.

Diagnosesicherung durch Röntgen.

## Therapieprinzipien bei Frakturen

Prinzipiell kann eine Fraktur konservativ oder operativ behandelt werden.

- **Konservative Behandlung:** Eingestauchte, übungsstabile Frakturen, z. B. Kompressionsfrakturen der Wirbelsäule (ohne neurologische Ausfälle) oder unverschobene Beckenfrakturen, werden so früh wie möglich unter physiotherapeutischen Anweisungen bewegt (primär funktionelle Behandlung). Dislozierte (verschobene) Frakturen werden **reponiert** (in ihre anatomische Position gebracht) und anschließend im Gipsverband (☞ 1.2.6) ruhig gestellt
- **Operative Behandlung:** Der Knochen wird in seiner anatomischen Stellung zusammengefügt und ein erneutes Verrutschen durch eine **Osteosynthese** (unterschiedliche Verfahren, ☞ Abb. 3.6) verhindert. Nach der Operation sollte der Bruch im Idealfall so stabil sein, dass eine frühzeitige Mobilisierung möglich ist. Nachteil der operativen Behandlung ist, dass sich Weichteile infizieren können und die Durchblutung des Knochens gestört werden kann.

Retention durch:

- Gipsverband
- Extension
- Osteosynthese.

Indiziert ist eine operative Behandlung prinzipiell bei Frakturen mit Gelenkbeteiligung, knöchernen Sehnenabrissen, offenen Frakturen (ab Grad 2), dislozierten, nicht reponierbaren Frakturen, Spontanfrakturen, begleitenden Gefäß- und Nervenverletzungen und stark verzögerter Frakturheilung (Pseudarthrosen, ☞ 3.3.3).
❹ Die verschiedenen Osteosyntheseverfahren (☞ Abb. 3.6) bewirken entweder, dass die Fragmente gegeneinander gepresst werden (**interfragmentäre Kompression**) oder dass die Fraktur

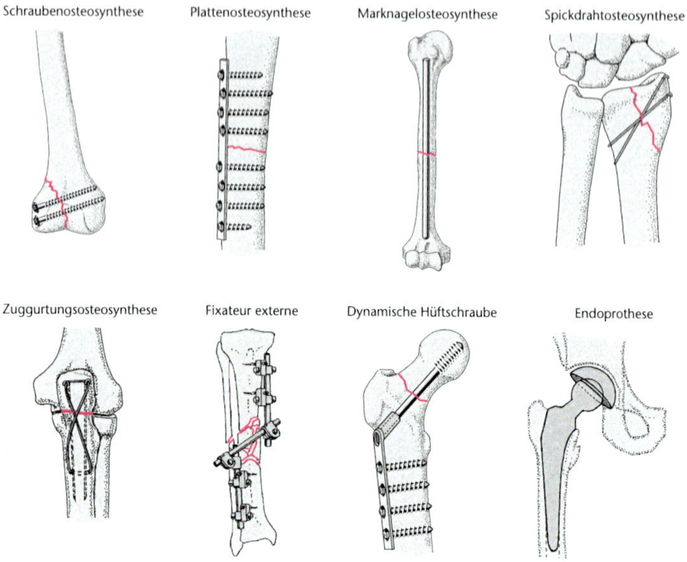


**Abb. 3.6** Verschiedene Osteosyntheseverfahren (Fixateure interne, ☞ Abb. 3.11). [A400-190]

- Interfragmentäre Kompression durch Schrauben, Platten, Drähte und Fixateur
- Mikrobewegungen bei Marknagelung und Fixateur externe.

Verbundosteosynthese = Defektauffüllung mit Knochenzement.

Endoprothese = Gelenkersatz.

geschient wird. Die interfragmentäre Kompression kann durch Schrauben, Platten, Zuggurtungen oder eine Kombination dieser Verfahren erreicht werden; andererseits ist eine innere (Marknagelung) oder äußere Schienung (Fixateur externe) möglich, die noch jeweils kleinste Bewegungen der Fragmente gegeneinander zulässt (Mikrobewegungen). Interfragmentäre Kompression und Mikrobewegungen in einer Schienung sind die zwei wesentlichen Anreize für den Knochen, wieder zusammenzuwachsen.

❺ Die **Verbundosteosynthese** ist eine Kombination aus einem Osteosyntheseverfahren und dem Einbringen von Knochenzement. Sie dient dazu, größere Knochendefekte, etwa bei pathologischen Frakturen, aufzufüllen.

**Endoprothesen** sind künstliche, vollständige oder teilweise Gelenkersatze. Sie sind streng genommen keine Osteosyntheseverfahren, weil Knochenteile nicht zusammengefügt, sondern Teile des Knochens dabei entfernt werden.

## ? Übungsfragen

❶ Welche Frakturen können durch indirekte Gewalteinwirkung am Knochen entstehen?

❷ Beschreiben Sie die Schweregrade bei offenen Frakturen!

❸ Nennen Sie sichere Frakturzeichen!

❹ Was sind die beiden Wirkprinzipien der Osteosyntheseverfahren?

❺ Was ist eine Verbundosteosynthese?

## 3.2.5 Gelenkverletzungen

Gelenke bestehen aus:
- Zwei knorpeligen *Gelenkflächen*, zwischen denen der *Gelenkspalt* liegt
- Einer bindegewebigen *Kapsel*, die das Gelenk umhüllt
- *Gelenkschmiere* (innerhalb der Gelenkkapsel).

Diese Funktionseinheit kann durch direkte oder indirekte Gewalteinwirkung geschädigt werden.

Funktionseinheit Gelenk:
- 2 gegenüberliegende Gelenkflächen
- Gelenkspalt
- Gelenkkapsel
- Gelenkschmiere.



### Kontusionen

❶ Die Gelenkkontusion *(Prellung)* entsteht durch einen direkten Schlag gegen das Gelenk.

Kontusion = Gelenkprellung.

#### Klinik und Diagnostik

Das Gelenk ist geschwollen und in seiner Bewegung schmerzhaft eingeschränkt. Bei Verletzungen innerhalb des Gelenkes, z. B. bei einem Kreuzbandriss im Kniegelenk, bildet sich ein Gelenkerguss.
Die Diagnose wird anhand der klinischen Symptome gestellt. Mit Hilfe von Röntgenaufnahmen des Gelenkes in 2 Ebenen lassen sich knöcherne Verletzungen ausschließen.

- Schwellung
- Schmerzen
- Evtl. Erguss.

#### Therapie

Kontusionen werden konservativ behandelt: Das Gelenk wird durch einen elastischen Verband ruhig gestellt. Entzündungshemmende Salben, Hochlagerung und Kühlung unterstützen das Abschwellen des Gelenks.
Gelenkergüsse werden punktiert. Ist das Punktat blutig, müssen weitere diagnostische und therapeutische Maßnahmen ergriffen werden, z. B. eine *Arthroskopie* (Gelenkspiegelung).

- Ruhigstellender Salbenverband
- Hochlagerung
- Kühlung
- Gelenkergüsse werden punktiert
- Bei blutigem Punktat Gelenkspiegelung.

### Verstauchung, Zerrung und Bänderriss

❷ Die Distorsion *(Verstauchung, Zerrung)* entsteht durch eine Überdrehung, Überbeugung oder Überstreckung des Gelenkes. Die Gelenkkapsel und die Bänder werden dabei überdehnt (gezerrt), stabilisieren das Gelenk aber wieder, nachdem sie (ohne Narbenbildung) ausgeheilt sind. Zerreißt der Kapsel-Band-Apparat (Kapsel-Band-Ruptur), bildet das Gewebe eine Narbe. Es besteht eine wesentlich größere Gefahr, dass das Gelenk instabil bleibt. Die häufigste Kapsel-Band-Verletzung ist die Außenbandverletzung am Sprunggelenk. Sie ist gleichzeitig eine der häufigsten Verletzungen des Menschen überhaupt.

Distorsion = Gelenkverstauchung mit Kapsel-Bandzerrung.

- Weichteil- und Gelenkschwellung
- Schmerzen
- Eingeschränkte Beweglichkeit.

Diagnostik:
- Ausschluss knöcherner Verletzungen, Prüfen der Bandstabilität.

Therapie:
- Konservativ bei intaktem Kapsel-Bandapparat bzw. nur geringer Gelenkinstabilität
- Operativ bei Kapsel-Bandrupturen.

## Klinik und Diagnostik

Hauptsymptom ist die Weichteilschwellung, die durch ein Hämatom bedingt ist. Das Gelenk schmerzt bei Belastung und ist angeschwollen, weil sich im Gelenk ein Erguss bildet. Die Beweglichkeit ist eingeschränkt.

Das Gelenk wird in 2 Ebenen geröntgt, um knöcherne Verletzungen auszuschließen. Bei intakter Knochenstruktur können anschließend gehaltene Aufnahmen der verletzten und gesunden Seite (zum Vergleich) gemacht werden, um die Bandstabilität zu prüfen (☞ Abb. 3.7).

## Therapie

- Bänderzerrungen bei noch stabilem Gelenk werden wie Gelenkprellungen behandelt: Das Gelenk wird kurzfristig mit der elastischen Binde ruhig gestellt und die Extremität hochgelagert und gekühlt
- Bandverletzungen mit leicht instabilem Gelenk (Teilrupturen) werden ebenfalls konservativ behandelt: Das Gelenk wird für 4 Wochen in einer Schiene ruhig gestellt. Bis zum Rückgang der Schwellung wird das Gelenk und die Extremität hochgelagert und gekühlt, dann wird mit Physiotherapie behandelt
- ❸ Kapsel-Band-Rupturen mit nachgewiesener Gelenkinstabilität im Röntgenbild können in vielen Fällen (z. B. am Sprunggelenk) wie die Bänderzerrungen konservativ be-

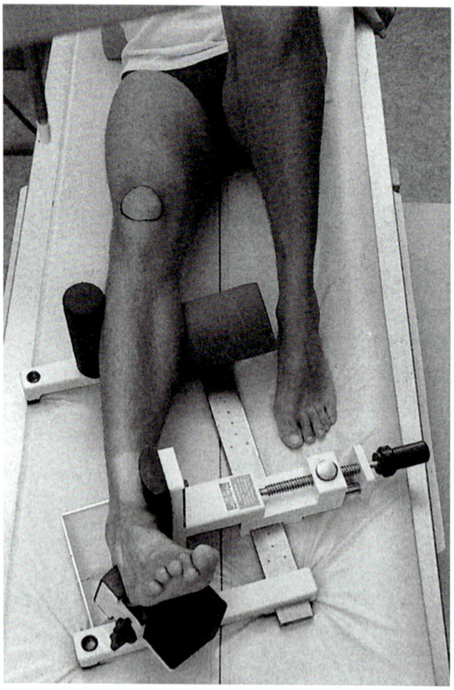

**Abb. 3.7** Gehaltene Aufnahme.

handelt werden. Bei deutlicher Instabilität wird in einigen Kliniken jedoch die operative Versorgung in Form einer *Kapsel-Band-Naht* vorgezogen. Anschließend wird die Extremität für 4–6 Wochen in einer Schiene oder einem Gipsverband ruhig gestellt, bis die Bandenden ausreichend verwachsen sind. Um einer Gelenk- und Muskelschrumpfung durch die lange Ruhigstellung vorzubeugen, wird frühzeitig mit physiotherapeutischen Übungen begonnen.

## Luxationen

Luxation = Gelenkverrenkung. Gelenkflächen stehen sich nicht mehr regelrecht gegenüber.

Die Luxation bezeichnet eine komplett aufgehobene anatomische Stellung und Funktion eines Gelenkes. Die beiden Gelenkflächen stehen sich nicht mehr gegenüber, die Gelenkkapsel ist zerrissen. Luxationen entstehen durch direkte oder indirekte Gewalteinwirkung oder einen fehlgebildeten Kapsel-Band-Apparat (angeboren oder durch chronische Infektionen erworben).

### Klinik und Diagnostik

Sichere Zeichen:
- Leere Gelenkpfanne
- Fehlstellung
- Deformierung.

Unsichere Zeichen:
- Schwellung
- Schmerzen
- Bewegungseinschränkung.

Diagnosesicherung durch Röntgen.

❹ Sichere Zeichen einer Luxation sind eine leere Gelenkpfanne, die Gelenkfehlstellung und Deformierung. Unsichere Symptome sind die Gelenkschwellung, Schmerzen und eine Bewegungseinschränkung.
Mit der Röntgenaufnahme des Gelenkes in 2 Ebenen kann die klinisch gestellte Diagnose bestätigt werden. An begleitende Verletzungen (z.B. Gefäß-, Nerven-, Bandverletzungen) muss immer gedacht werden. Daher werden die Durchblutung, Motorik und Sensibilität vor und nach der Wiedereinrenkung geprüft und dokumentiert. Außerdem muss nach erfolgter Reposition eine erneute Röntgenkontrolle erfolgen.

### Therapie

Sofortige Wiederherstellung der korrekten Gelenkstellung durch Reposition und evtl. OP.

Die Gelenkstellung muss umgehend wiederhergestellt werden, um Nerven- und Gefäßschädigungen zu verhindern.
- **Reposition:** Durch Zug und Gegenzug wird versucht, das Gelenk wieder einzurenken, was evtl. nur in Narkose möglich ist
- **Operation:** Viele Gelenke, die nach der Luxation instabil sind, müssen operativ stabilisiert werden (Kapsel-Band-Naht). Danach wird das Gelenk in einer Schiene oder einem Gipsverband ruhig gestellt.

## ? Übungsfragen

❶ Was ist eine Gelenkkontusion?
❷ Was versteht man unter einer Distorsion?
❸ Wie können Bandrupturen behandelt werden?
❹ Was sind sichere Zeichen einer Luxation?

## 3.2.6 Muskelverletzungen

### Muskelfaserriss

❶ Durch einen Stoß gegen den Muskel (direkte Gewalt) oder plötzliche Anspannung der Muskulatur (indirekte Gewalt) können einzelne Muskelfasern reißen. Besonders häufig ist der Adduktorenbereich an der Oberschenkelinnenseite betroffen.

#### Klinik und Diagnostik

Akuter, stechender Schmerz, Bewegungsunfähigkeit. Diagnostik: Inspektion, Palpation, Röntgen, Sonographie.

Es tritt ein akuter, stechender Schmerz auf, der eine weitere Bewegung verhindert. Bei größeren Rissen kann eine Delle unter der Haut getastet werden und es bildet sich ein Hämatom.
Die Diagnose wird anhand der Symptome und der Anamnese gestellt. Röntgenaufnahmen werden zum Ausschluss von knöchernen Verletzungen (z.B. knöcherner Ausriss der Sehne) angefertigt; die Sonographie kann den Defekt und die Größe des Hämatoms darstellen.

#### Therapie

Ruhigstellung, nur bei ausgedehnten Rupturen evtl. operative Wiederherstellung.

Die Behandlung ist in der Regel konservativ. Die betroffene Extremität wird geschont und Muskelanspannungen durch Entlastung vermieden. Nur bei ausgedehnten Rupturen von Muskeln, deren Funktion nicht durch andere Muskeln mitübernommen werden kann, müssen die Muskelenden operativ aneinander genäht werden. Danach wird die Extremität im Gipsverband ruhig gestellt, bis die Naht verheilt ist. Leichte physiotherapeutische Übungen verhindern eine Schrumpfung der Muskulatur.

### Muskelquetschung

Durch direkte Gewalteinwirkung werden Muskulatur und Gefäße eingeklemmt und dadurch verletzt.

#### Klinik und Diagnostik

- Schwellung
- Hämatom
- Evtl. neurologische Ausfälle
- Röntgen zum Ausschluss knöcherner Verletzungen.

Es treten Schwellungen und Hämatome unter der Haut auf. Die Oberhaut ist prall gespannt. Evtl. entstehen durch den Druck des Hämatoms bzw. bei begleitender Verletzung der Nerven neurologische Ausfälle (Sensibilitäts- und Funktionsverlust bei Kompartment-Syndrom, ☞ 3.3.1).
Anamnese und Symptome führen zur Diagnose. Mit einem Röntgenbild der Extremität in 2 Ebenen sollten knöcherne Verletzungen ausgeschlossen werden.

#### Komplikationen

- Weichteilinfektion
- Kompartment-Syndrom.

- **Infektionen:** Erreger, z.B. Gasbrand- oder Tetanusbakterien können das nekrotische Gewebe leicht besiedeln und zu schweren Weichteilinfektionen führen (☞ 2.2). Um schwere

Entzündungen zu vermeiden, werden hochdosiert Antibiotika gegeben. Kommt es dennoch zur Infektion der gesamten Extremität, kann eine Amputation (☞ 3.2.1) notwendig sein
- **Kompartment-Syndrom** (☞ 3.3.1).

### Therapie

Bei kleinen Muskelquetschungen wird die Extremität ruhig gestellt und gekühlt. Großflächig verletztes Muskelgewebe wird operativ entfernt. Eine *Faszienspaltung* ist notwendig, wenn durch eine verletzungsbedingte Schwellung die Muskulatur zusätzlich stark komprimiert wird (Kompartment-Syndrom, ☞ 3.3.1).

Großflächige Verletzungen: Nekrosenentfernung, evtl. Faszienspaltung.



## 3.2.7 Sehnenverletzungen

❷ Die meisten Sehnenverletzungen entstehen durch Schnittverletzungen an der Hand. Dabei können sowohl Beuge- als auch Strecksehnen ganz oder teilweise durchtrennt werden.

Häufigste Ursache: Schnittverletzungen.

**Merke**

Bei Schnittverletzungen an der Hand ist immer eine sorgfältige Überprüfung der Sehnenfunktionen notwendig.

Geschlossene Sehnenverletzungen (intakte Oberhaut) entstehen häufig auf dem Boden degenerativer Veränderungen, wenn z.B. durch eine starke Muskelanspannung die vorgeschädigte Sehne reißt.

### Klinik und Diagnostik

Hauptsymptom ist eine Kraftminderung durch den ausfallenden Muskel bzw. ein Funktionsverlust des Gliedes (Finger oder Zeh), an dem die Sehne ansetzt. Entsprechend sind Beugung oder Streckung, Anführen oder Abspreizen, Innen- oder Außenrotation eingeschränkt oder aufgehoben. Weitere unspezifische Zeichen sind Schmerzen, eine Schwellung und ein Hämatom.

Die Diagnose wird klinisch anhand des Funktionsverlustes gestellt. Knöcherne Sehnenausrisse werden durch Röntgenbilder nachgewiesen.

Leitsymptome:
- Kraftminderung
- Funktionsverlust.

Unspezifisch:
- Schwellung
- Schmerzen
- Hämatom.

### Therapie

Sehnenrupturen, die keine Beschwerden in Form von großer Kraftminderung oder Funktionseinschränkung verursachen, werden konservativ behandelt (kurzzeitige Ruhigstellung der Extremität).

Operative Maßnahmen bei gravierender Funktionseinschränkung, komplettem Funktionsverlust sowie bei Beugesehnenverletzungen der Hand:

Konservativ bei Verletzung ohne große Kraftminderung oder Funktionseinschränkung.

OP bei:
- Gravierender Funktionseinschränkung
- Funktionsverlust
- Beugesehnenverletzungen der Hand.

- **Sehnennaht:** Die Sehnenstümpfe werden miteinander vernäht, knöchern ausgerissene Sehnenansätze mit einer Drahtnaht am Knochen fixiert. Danach wird das angrenzende Gelenk ruhig gestellt, sodass kein Zug auf der Sehnennaht lastet. Anschließend wird die Funktion vorsichtig unter physiotherapeutischer Anweisung wieder geübt
- **Sehnentransplantation:** Eine autologe (Spender und Empfänger sind identisch), funktionell unbedeutende Sehne, z. B. vom M. palmaris longus oder vom M. plantaris, wird als Ersatz für die zerstörte Sehne eingefügt.

Sehnenverletzungen der Hand werden in der Regel von einem Handchirurgen versorgt, da im Hohlhandbereich die Sehnen postoperativ leicht verkleben.

**? Übungsfragen**

❶ Wie entsteht ein Muskelriss?

❷ Wo und wie entstehen die häufigsten Sehnenverletzungen?

# 3.3 Traumatologische Komplikationen

## 3.3.1 Kompartment-Syndrom

- Volumenzunahme innerhalb der Muskelfaszie → erhöhter Druck auf Nerven und Gefäße.

❶ Ein Kompartment-Syndrom ist definiert als die Folge einer Volumenzunahme (z. B. Blut oder Ödem) *innerhalb* einer Muskelfaszie (»Inhaltsraum« = *Kompartiment).* Da sich die bindegewebigen Faszien kaum dehnen, entsteht ein zunehmender Druck auf die Strukturen (Gefäße, Nerven, Muskulatur) innerhalb der Faszie. Die Folge ist eine muskuläre Durchblutungsstörung (Ischämie), im Extremfall auch Nervenschädigungen und Gefäßverschlüsse. Unbehandelt stirbt die Muskulatur ab (Muskelnekrose) und wird durch Narbengewebe ersetzt.

- Stadium 1: Schmerzhafte Schwellung, Hautrötung, Pulse tastbar
- Stadium 2: Gestörte Sensibilität und Motorik, Pulse nicht tastbar
- Stadium 3: Haut- und Muskelnekrose.

**Klinik und Diagnostik**

Nach den klinischen Zeichen werden drei Stadien eingeteilt:
- *Stadium 1:* Die Extremität ist äußerst schmerzhaft und geschwollen. Die Haut ist gerötet, die Sensibilität gestört. Periphere Pulse sind noch zu tasten
- *Stadium 2:* Muskuläre Ausfälle, starke Empfindungsstörungen. Periphere Pulse sind nicht mehr zu tasten
- *Stadium 3:* Muskulatur und Oberhaut sind abgestorben, motorische und sensible Ausfälle sind vollständig.

Nach einer Verletzung oder Operation ist es häufig schwierig, zwischen dem Wundschmerz und einem beginnenden Kompartment-Syndrom zu unterscheiden.

**Merke**

Bei starken Schmerzen nach einer Verletzung oder Operation an ein Kompartment-Syndrom denken!

### Komplikationen

Wird der Druck innerhalb der Muskelloge (durch Faszien umschlossene Muskelgruppe) nicht schnell genug entlastet, stirbt das ischämische Gewebe ab (Muskelnekrose), die Muskulatur vernarbt und schrumpft *(Muskelkontraktur)*. Am Unterarm spricht man in diesem Zusammenhang von einer **VOLKMANN-Kontraktur.**

- Muskelnekrose
- Muskelkontrakturen.



### Therapie

❷ Ein Kompartment-Syndrom ist ein Notfall! Bei Verdacht auf ein Kompartment-Syndrom kann mit einer nadelförmigen Sonde der Druck innerhalb des Kompartments gemessen werden. Sobald die Diagnose gesichert ist, muss sofort eine **Fasziotomie** *(Faszienspaltung)* im betroffenen Bereich durchgeführt werden. Damit wird der Druck auf die Weichteile reduziert. Der entstehende Hautdefekt kann später durch eine Sekundärnaht oder eine Hauttransplantation gedeckt werden. Bei zu später Operation mit bereits ausgedehnten Muskelnekrosen und aufgehobener Sensibilität und Motorik kann eine Amputation nötig werden.

Sofortige Druckentlastung durch Spaltung der Muskelfaszien. Später Deckung des Hautdefektes durch Transplantate.

## 3.3.2 Morbus SUDECK

❸ Der M. SUDECK ist eine lokale Stoffwechsel- und Durchblutungsstörung, dessen genaue Ursache ungeklärt ist. Es kommt zum Ernährungsmangel *(Dystrophie)* aller Gewebeschichten einschließlich des Knochens. Häufig tritt die SUDECK-Dystrophie nach Frakturen am Unterarm auf.

Lokale Stoffwechsel- und Durchblutungsstörung unklarer Genese.

### Klinik und Diagnostik

❹ Nach den klinischen Symptomen werden drei Stadien unterschieden:

- *Stadium 1:* Geschwollene, glänzende Haut, die leicht livide (blass-bläulich) verfärbt ist. Die Extremität schmerzt in Ruhe und bei Bewegung
- *Stadium 2:* Die Schwellung ist rückläufig, die Hautfarbe wird blasser. Erste Anzeichen für die mangelhafte Ernährung der Knochensubstanz werden im Röntgenbild sichtbar (fleckförmige Entkalkung)
- *Stadium 3:* Bewegungsunfähige, zurückgebildete (atrophische) Extremität. Der Patient spürt keine Schmerzen mehr.

- Stadium 1: Schmerzen, Schwellung, livide, glänzende Haut
- Stadium 2: Blasse Haut, röntgenologisch sichtbare Knochenentkalkung
- Stadium 3: Schmerzlose Atrophie, Bewegungsunfähigkeit.

Die Diagnose wird anhand der klinischen Befunde und des Röntgenbildes gestellt.

- Anfänglich Ruhigstellung, Hochlagerung, Antiphlogistikagabe
- Später aktive Bewegungsübungen, medikamentöse Gefäßerweiterung, Muskeldehnungen, evtl. operative Maßnahmen.

### Therapie

- *Stadium 1:* Die Extremität wird ruhig gestellt und hochgelagert. Es werden abschwellende (Antiphlogistika) und evtl. beruhigende Medikamente gegeben
- *Stadium 2:* Aktive physiotherapeutische Übungen, Entspannungsübungen und Massagen sowie Antiphlogistika. Die Durchblutung kann z.B. durch gefäßerweiternde Medikamente oder durch eine Sympathikus-Blockade verbessert werden
- *Stadium 3:* Aktive Bewegungsübungen werden, soweit noch möglich, durchgeführt. Die Muskulatur wird gedehnt. Bei Erfolglosigkeit sind evtl. operative Maßnahmen, z.B. plastische Operationen, notwendig.

## 3.3.3 Pseudarthrose

- Keine knöcherne Überbrückung des Frakturspalts innerhalb von 6 Monaten
- Ursachen: Infektionen, ungenügende Ruhigstellung, Durchblutungsstörung, großer Frakturspalt.

❺ Ist eine Fraktur nach 6 Monaten noch nicht knöchern überbrückt, spricht man von einem sog. *Falschgelenk*, einer **Pseudarthrose.** Zu der verzögerten Knochenheilung kann es z.B. durch Infektionen, mangelhafte Ruhigstellung, gestörte Durchblutung oder einen weit klaffenden Frakturspalt kommen (☞ Abb. 3.6). Zwei Formen der Pseudarthrose werden unterschieden: **Vitale Pseudarthrosen** sind überaktiv (hypertroph); infolge der guten Durchblutung wird ständig Ersatzknochen *(Kallus)* gebildet, der sich seitlich an beiden Frakturenden anbaut, sie jedoch nicht verbindet. **Avitale Pseudarthrosen** sind reaktionslos (atroph). Die mangelnde Durchblutung und nekrotische oder infizierte Knochenfragmente stören die Knochenneubildung (☞ Tab. 3.3).

- Schmerzen, Funktionseinschränkung, Instabilität
- Diagnostik: Röntgenologisch sichtbarer Frakturspalt, evtl. Reaktionskallus; Szintigraphie.

### Klinik und Diagnostik

Die Extremität ist druck- und bewegungsschmerzhaft, instabil und nicht voll funktionsfähig. Auf den Röntgenbildern ist der Frakturspalt noch sichtbar und es fehlt eine knöcherne Brücke. Bei vitalen Pseudarthrosen ist Reaktionskallus zu sehen, avitale Pseudarthrosen zeigen dagegen nur eine geringe Knochenumbaureaktion. Das Ausmaß der Knochenneubildung zeigt sich auch in der Skelettszintigraphie: Vitale Pseudarthrosen speichern die radioaktive Substanz in der Frakturzone vermehrt, avitale Pseudarthrosen hingegen vermindert.

Anfrischung avitaler Fragmente, Osteosynthese.

### Therapie

Vitale Pseudarthrosen werden durch eine Osteosynthese versorgt. In der Regel erfolgt danach eine zeitgerechte, knöcherne Durchbauung. Bei avitalen Pseudarthrosen werden die Fragmente »angefrischt«, d.h. schlecht durchblutete Knochenteile werden entfernt. Der Frakturspalt wird mit autologer Spongiosa (aus dem Beckenkamm) unterfüttert und mittels Osteosynthese stabilisiert.

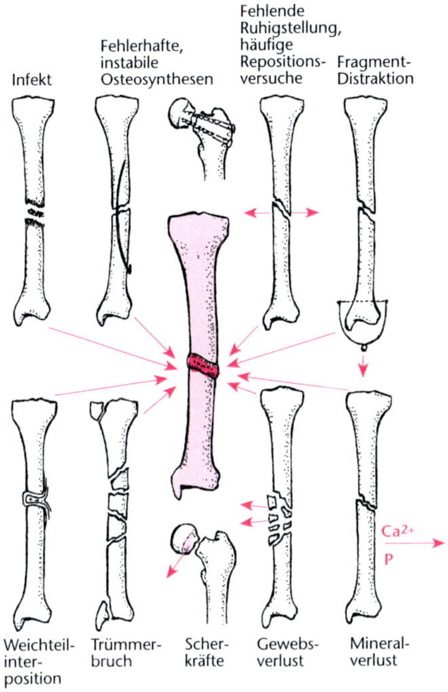


**Abb. 3.8** Ursachen einer Pseudarthrose. [A300-190]

| | Vitale Pseudarthrose | Avitale Pseudarthrose |
|---|---|---|
| **Kennzeichen** | Gute Durchblutung | Schlechte Durchblutung |
| **Röntgen** | Starke Kallus-bildung | Keine Knochenumbaureaktion, Frakturspalt noch sichtbar |
| **Szintigraphie** | Vermehrte Speicherung | Keine Speicherung |
| **Therapie** | Osteosynthese | Anfrischung, Spongiosaein-lagerung und Osteosynthese |

**Tab. 3.9** Formen der Pseudarthrose.

## 3.3.4 Gelenkinfektionen

❻ Krankheitskeime können ins Gelenk gelangen und dort zur Entzündung (**Gelenkinfektion**) führen. Gelenkinfektionen können traumatisch (z. B. offene Gelenkfraktur), iatrogen (z. B. nach Gelenkpunktionen oder Operationen), durch fortgeleitete Knochenmarkentzündungen (*Osteomyelitis,* ☞ 3.3.5) oder durch hämatogene Streuung von Keimen entstehen.

- Lokale Entzündungszeichen
- Fieber
- BSG beschleunigt
- Leukozytose
- Keimbestimmung aus dem Gelenkpunktat.

### Klinik und Diagnostik

Das Gelenk ist geschwollen und schmerzt, die Haut über dem Gelenk ist gerötet und überwärmt. Im Gelenk bildet sich ein Erguss. Neben diesen lokalen Entzündungszeichen ist die BSG beschleunigt, es besteht eine Leukozytose und die Körpertemperatur ist stark erhöht (meist ca. 39 °C).
Das Gelenk wird punktiert, um die Keime zu bestimmen.

Spül-Saug-Drainage, Antibiotika, evtl. Arthrotomie mit Synovektomie oder Arthrodese.

### Therapie

❼ Bereits der Verdacht auf einen Gelenkinfekt erfordert eine operative Maßnahme. Im Rahmen einer Arthroskopie wird das Gelenk gespült und anschließend eine **Spül-Saug-Drainage** eingelegt (☞ 1.5.2). Geht der Infekt unter gleichzeitiger Antibiosegabe und wiederholten arthroskopischen Gelenkspülungen nicht zurück, muss das Gelenk vollständig eröffnet *(Arthrotomie)* und die Schleimhaut, die die Gelenkkapsel auskleidet, entfernt werden *(Synovektomie)*. Bei lange andauernden Infekten kann das Gelenk so zerstört werden, dass es operativ versteift werden muss *(Arthrodese)*, damit es schmerzfrei wird und ausheilen kann.

## 3.3.5 Ostitis, Osteomyelitis

- Knochenentzündung = Ostitis
- Knochenmarkentzündung = Osteomyelitis.

❼ Eine **Ostitis** ist eine Entzündung des Knochens, eine **Osteomyelitis** eine Entzündung des Knochenmarks. Diese Entzündungen können beispielsweise von offenen Frakturen langer Röhrenknochen ausgehen. Die Infektion kann hämatogen oder intraoperativ (etwa bei einer Osteosynthese) übertragen worden sein. Die akute Entzündung kann in eine chronische Verlaufsform übergehen.

- Typische Entzündungszeichen
- Evt. Fieber
- BSG beschleunigt
- Leukozytose
- Röntgenologisch-inhomogene Knochenstruktur.

### Klinik und Diagnostik

Es entstehen die Kardinalsymptome der Entzündung: Schmerz, Schwellung, Rötung, Überwärmung und Funktionseinschränkung. Fieber kann, muss aber nicht vorhanden sein.
Die BSG und Leukozytenzahl sind erhöht; im Röntgenbild stellt sich der entzündete Knochen in beiden Ebenen fleckig verschattet (weiße Flecken) dar, evtl. sind abgestorbene Knochenteile *(Sequester)* zu sehen.

### Komplikationen

- **Sequester:** Abgestorbene Knochenteile bei lokaler Durchblutungsstörung
- **Abszess:** Die Infektion kann sich durch die Kortikalis hindurchfressen, sodass sich Eiter unter dem festen Periost abkapselt

- **Fistel:** Dringt die Infektion auch durch das Periost und die Weichteile hindurch, kann die Oberhaut zerstört werden
- **Sepsis:** Die Keime können in die Blutbahn eingeschwemmt werden und so eine Sepsis, d.h. eine generalisierte Infektion des gesamten Organismus, hervorrufen.

### Therapie

❾ Bei gut durchblutetem Knochenmark (hämatogen entstandene Osteomyelitis) kann die Entzündung zunächst konservativ behandelt werden: Antibiotika werden intravenös hochdosiert gegeben, die Extremität wird ruhig gestellt und hochgelagert.
Bei primär lokalen Knochenentzündungen oder Frakturen ist das Knochenmark meistens schlecht durchblutet. Eine alleinige intravenöse medikamentöse Therapie würde wenig effektiv sein. Deshalb werden zusätzlich die Weichteile eröffnet, nekrotisches Gewebe, Sequester und Osteosynthesematerial entfernt und die Infektionshöhle gründlich mit steriler Flüssigkeit gespült. Die Fraktur wird dann von außen, z.B. durch einen Fixateur externe, ruhig gestellt. An den infizierten Knochen und in die Wundhöhle werden Drainagen und evtl. Antibiotikaketten eingelegt. Ausgedehnte Weichteilinfektionen oder Hautdefekte erfordern eine offene Wundbehandlung (☞ 1.1.3). Die Wunde wird in einem späteren Zweiteingriff mit Weichteilen und Haut plastisch gedeckt.

- Ruhigstellung
- Hochlagerung
- Antibiotika i.v.
- Entfernung von Nekrosen, Sequestern und gelockertem Osteosynthese-material
- Spülung
- Einlegen von Drainagen und Antibiotika-Ketten.

### Pflege

Bei eingelegter Spül-Saug-Drainage darauf achten, dass diese nicht verstopft, d.h. eine ausreichende Spülgeschwindigkeit ist erforderlich. Beobachten der ablaufenden Flüssigkeit auf Menge, Farbe, Beimengungen und evtl. Geruch.

## ? Übungsfragen

❶ Was ist ein Kompartment-Syndrom?

❷ Wie sieht die Therapie des Kompartment-Syndroms aus?

❸ Was versteht man unter einem Morbus SUDECK?

❹ Welche klinischen Stadien des Morbus SUDECK kennen Sie?

❺ Definieren Sie »Pseudarthrose«!

❻ Beschreiben Sie mögliche Ursachen von Gelenkinfektionen!

❼ Wie werden Gelenkinfektionen therapiert?

❽ Was versteht man unter einer Osteomyelitis?

❾ Beschreiben Sie die therapeutischen Möglichkeiten bei bestehender Osteomyelitis!

3

# 3.4 Kopf und Wirbelsäule

## 3.4.1 Schädelfrakturen

### Kalottenfrakturen

Bei der Kalottenfraktur bricht das Schädeldach durch direkte (Sturz oder Schlag) oder indirekte Gewalteinwirkung.

#### Klinik und Diagnostik

Hinweisend:
- Prellmarke
- Platzwunde
- Hämatom.

Diagnosesicherung durch Röntgenbild.

Prellmarken, eine Platzwunde oder ein Hämatom unter der Kopfschwarte sind richtungweisend; die Diagnose wird anhand des Röntgenbildes gestellt (Schädel in 2 Ebenen). Bei größeren Platzwunden wird die Schädeldecke im Rahmen der Wundversorgung mit dem Finger abgetastet, um so Fissuren oder Frakturen zu erkennen.

#### Therapie

Wundversorgung, stationäre Überwachung bei geschlossenen, unkomplizierten Frakturen.
Indikationen zur OP:
- Offene Frakturen
- Impressionsfrakturen
- Intrakranielle Blutungen.

Kleine geschlossene, nicht dislozierte Frakturen ohne intrakranielle Blutungen werden konservativ behandelt: Die Weichteilverletzungen werden versorgt (z. B. Kopfplatzwunde genäht), und der Patient wird mindestens 24 Stunden überwacht. Dabei werden der neurologische Status (z. B. Bewusstseinslage, Pupillenreflex) und der Kreislauf regelmäßig kontrolliert. Bei offenen Frakturen oder Impressionsfrakturen wird die harte Hirnhaut verschlossen (Duraverschluss) und die Fragmente in ihre anatomisch korrekte Stellung gebracht. Ist durch die Fraktur eine intrakranielle Blutung entstanden, ist eine Trepanation erforderlich (☞ 7.2.1).

### Schädelbasisfrakturen

#### Klinik und Diagnostik

- Prellmarken
- Blutungen
- Liquorrhoe
- Monokelhämatom
- Brillenhämatom
- Röntgenologische Diagnosesicherung.

❶ Prellmarken, Blutungen oder Liquoraustritt aus Mund, Nase oder Ohr sowie ein einseitiges *(Monokel-)* oder beidseitiges *(Brillen-)* Hämatom im Bereich der Augen sind Symptome, die nach einer Schädelbasisfraktur entstehen können. Die Diagnose wird radiologisch gestellt (Röntgen der Schädelbasis und Felsenbeinaufnahmen nach Schüller und Stenvers, Schädel-CT).

#### Therapie

- Stationäre Überwachung
- Antibiotika.

Der Patient muss mindestens 1 Woche stationär überwacht werden. Offene Frakturen (Austritt von Liquor) werden antibiotisch behandelt.

### Orbitabodenfrakturen (Blow-out-fracture)

Die Orbita ist die Augenhöhle, deren Boden durch Teile des Oberkiefers und des Jochbeins gebildet wird. Durch einen direkten Schlag oder Stoß auf das Auge kann der Orbitaboden brechen, sodass das Auge mit dem umliegenden Gewebe in die Kieferhöhle absinkt.

### Klinik und Diagnostik

Es entsteht ein **Monokelhämatom** und das betroffene Auge sinkt nach innen unten ab *(Enophthalmus)*. Die Diagnose wird anhand der Röntgenbilder gestellt: Schädel in 2 Ebenen, Nasennebenhöhlen und Orbitaaufnahme, Schädel-CT.

- Monokelhämatom
- Enophthalmus.

### Therapie

Die Fraktur wird operativ vom HNO-Arzt oder ZMK-Chirurgen (ZMK = Zahn-, Mund-, Kieferheilkunde) versorgt. Der Orbitainhalt wird in die Augenhöhle zurückgedrückt und ein künstlicher Orbitaboden (z. B. Kunststoffscheibe) eingesetzt.

Operative Versorgung durch HNO-Arzt oder ZMK-Chirurgen.



## Jochbeinfrakturen

Jochbeinfrakturen entstehen durch direkte Gewalteinwirkung (z. B. Schlag) auf das seitliche Gesicht.

### Klinik und Diagnostik

❷ Symptome sind ein Monokelhämatom (auf der verletzten Seite), eine Abflachung des Jochbogens im Vergleich zur Gegenseite und eine manchmal tastbare Stufenbildung im Frakturbereich. Das Gesicht ist einseitig geschwollen und wirkt asymmetrisch. Der Kiefer kann nur geringfügig geöffnet werden, oft tritt eine Blutung aus dem auf der Frakturseite liegenden Nasenloch auf. Die Diagnose wird klinisch (Inspektion und Palpation) sowie anhand der Röntgenbilder (Nasennebenhöhlen, Schädel, Jochbogenaufnahme, Orbitaaufnahme, Schädel-CT) gestellt.

- Monokelhämatom
- Abgeflachter Jochbogen, tastbare Stufenbildung
- Schwellung
- Nasenbluten
- Kieferklemme.

Diagnostik: Klinik und Röntgen.

### Therapie

Unverschobene Brüche werden konservativ behandelt, indem sie gekühlt und abschwellende Medikamente (z. B. Voltaren®) gegeben werden.
Die Weichteilverletzungen werden versorgt (z. B. Naht einer Platzwunde). Bei dislozierten Frakturen erfolgt die weitere Behandlung durch den ZMK-Chirurgen.

Wundversorgung:
- Nicht dislozierte Frakturen → Kühlung, abschwellende Medikamente
- Dislozierte Frakturen → Versorgung durch ZMK-Chirurgen.

## Mittelgesichtsfrakturen

Mittelgesichtsfrakturen entstehen fast immer durch schwere Gewalteinwirkung auf den Schädel im Rahmen eines Polytraumas. Abhängig vom Frakturlinienverlauf werden nach Le Fort drei Formen unterschieden (☞ Abb. 3.10).

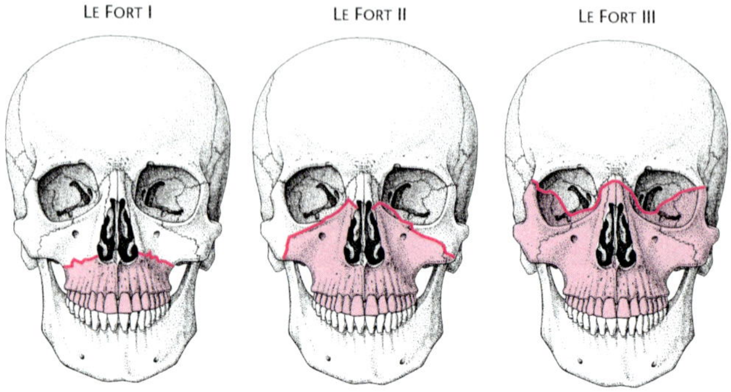


**Abb. 3.10** Einteilung der Mittelgesichtsfrakturen nach Le Fort. [A300-190]

### Klinik und Diagnostik

- Schwellung, Blutungen aus Mund und Nase, evtl. Liquorrhoe, abnorme Kieferbeweglichkeit, Monokel-, Brillenhämatom, evtl. Anosmie
- Diagnostik: Röntgen, CCT.

Das Gesicht ist stark geschwollen. Es treten Blutungen aus Mund und Nase auf. Der Oberkiefer ist abnorm beweglich, es entsteht ein Monokel- oder Brillenhämatom. Ist die harte Hirnhaut (Dura mater) verletzt, tritt Liquor aus der Nase aus. Wenn die Riechnerven (Fila olfactoria) verletzt werden (bei einer Siebbeinzellenfraktur), können Gerüche nicht mehr wahrgenommen werden *(Anosmie)*. Die genaue Diagnose wird durch Röntgenaufnahmen (Schädel in 2 Ebenen) und ein Schädel-CT gestellt.

### Therapie

Tamponade, weitere Maßnahmen entscheiden Neuro- und ZMK-Chirurg.

❸ Starke Blutungen werden zunächst z. B. durch eine Tamponade versorgt. Bei begleitenden intrakraniellen Verletzungen muss der Neurochirurg entscheiden, ob operative Maßnahmen zur Entlastung des Gehirns notwendig sind (☞ 7.1). Die Gesichtsschädelfrakturen werden in der ZMK-Chirurgie osteosynthetisch versorgt.

## Nasenbeinfrakturen

Nasenbeinfrakturen entstehen durch direkten Schlag auf die knöcherne Nase.

### Klinik und Diagnostik

- Weichteilschwellung
- Nasenbluten
- Deformiertes Nasendach
- Röntgenologische Diagnosesicherung.

Symptome sind geschwollene Weichteile, Nasenbluten und ein eingesunkenes Nasendach. Die Nase wird inspiziert und vorsichtig palpiert, die Diagnose wird durch ein Röntgenbild (Nase seitlich) gesichert.

### Therapie

- Geschlossene, nicht-dislozierte Fraktur: Eis und abschwellende Nasentropfen
- Dislozierte Fraktur: Operative Rekonstruktion.

Geschlossene, nicht verschobene Nasenbeinfrakturen werden konservativ mit Eis und abschwellenden Nasentropfen (z. B. Otriven®) behandelt. Die Patienten sollen die Nase 10 Tage lang nicht schnäuzen. Verschobene Frakturen werden durch den HNO-Arzt operativ versorgt.

### Unterkieferfrakturen

Der Unterkiefer bricht am ehesten im Eckzahnbereich, im Kieferwinkel oder am Gelenkfortsatz, da der Knochen dort am dünnsten ist.

Lokalisationen:
- Eckzahnregion
- Kieferwinkel
- Gelenkfortsatz.

#### Klinik und Diagnostik

Symptome sind Schmerzen, Schwellung und Hämatombildung. Der Kiefer schließt ungewöhnlich und weist eine Fehlstellung auf. Die Mundschleimhaut kann mit verletzt sein, Zähne können ausfallen. Die Instabilität und Stufenbildung im Frakturbereich wird vom Arzt manuell untersucht. Die Diagnose wird durch Röntgenaufnahmen (Schädel in 2 Ebenen, Unterkieferast, evtl. Panorama-Schichtaufnahme) gesichert.

- Fehlstellung
- Ausgefallene Zähne
- Instabiler Kieferknochen
- Stufenbildung

Diagnostik: Röntgen (Schädel, Unterkiefer-ast), evtl. Tomographie.

#### Therapie

Unterkieferfrakturen müssen vom ZMK-Chirurgen osteosynthetisch (z. B. Miniplatten, Verdrahtung) versorgt werden.

Osteosynthese durch ZMK-Chirurgen.

#### Pflege

Bei verdrahtetem Kiefer wegen möglicher Komplikationen (Sekretverhalt, Aspiration) stets eine Drahtzange patientennah bereithalten!

### ? Übungsfragen

1. Beschreiben Sie die Symptome bei Schädelbasisfrakturen!
2. Beschreiben Sie die Symptome bei Jochbeinfrakturen!
3. Wie werden Mittelgesichtsfrakturen behandelt?

## 3.4.2 Wirbelfrakturen

Wirbelfrakturen entstehen durch direkten Schlag oder Stoß sowie durch indirekte Gewalteinwirkung, z. B. Sturz auf den Kopf, das Gesäß oder die gestreckten Beine. Dabei wird entweder die Wirbelsäule überbogen, sodass einzelne Wirbelkörper, die Wirbelbögen oder die Gelenkfortsätze brechen oder die Wirbelkörperdeckplatten werden ineinander gestaucht und die Bandscheiben verletzt (bei axialer Gewalteinwirkung). Besonders häufig brechen der letzte Brustwirbel ($Th_{12}$) sowie der erste und zweite Lendenwirbel ($LWK_{1/2}$).

Häufigste Lokalisation der Wirbelfrakturen: $TH_{12}$ und $LWK_{1/2}$.

### Atlasfrakturen

Der *Atlas* (erster Halswirbel, $C_1$) ist ein ringförmiger Knochen, der keinen eigentlichen Wirbelkörper hat. Er bildet die gelenkige

Atlasfraktur = Fraktur des ersten Halswirbels.

Verbindung zum Schädel. **Atlasfrakturen** ($HWK_1$-Frakturen) entstehen durch Stauchung der Halswirbelsäule.

Starke Kopf- und Nackenschmerzen.

### Klinik und Diagnostik

Hinterkopf und Nacken sind stark schmerzhaft, sodass der Patient den Kopf mit beiden Händen hält. Die Diagnose wird anhand der Röntgenaufnahmen (HWS in 2 Ebenen) gestellt: Die Distanz zwischen Densspitze und Hinterhauptsschuppe ist verringert.

- Nicht dislozierte Frakturen: Halofixateur oder Minerva-Gips
- Dislozierte Frakturen: CRUTCHFIELD-Extension, dann Halofixateur.

### Therapie

Nicht dislozierte Frakturen werden in einem Halofixateur (☞ 1.2.7) oder einem Minerva-Gips (Kopf-Brust-Gips) ruhig gestellt. Dislozierte Frakturen werden zunächst mit einer CRUTCHFIELD-Extension (☞ 1.2.7) reponiert und dann in einem Halofixateur ruhig gestellt. Die Nacken- und Schultermuskulatur wird durch isometrische Übungen (Anspannung der Muskulatur, ohne eine Bewegung auszuführen) gekräftigt.

## Axisfrakturen

- Axisfrakturen durch Überstreckung der HWS
- Densfrakturen durch Überbeugung der HWS.

Der *Axis* (zweiter Halswirbel, $C_2$) besitzt einen nach oben ragenden Knochenzapfen *(Dens),* der über Bänder mit dem Atlas verbunden ist. Der *Dens* (lat. für Zahn) ermöglicht zusammen mit dem Atlas die Drehbewegungen des Kopfes. Durch Überstreckung der Halswirbelsäule (z. B. bei Autounfällen) kann es zur **Axisbogenfraktur** kommen, durch Überbeugung zur **Densfraktur.**

Starke Schmerzen im Hinterkopf und Nacken.

### Klinik und Diagnostik

Symptome sind Nacken- und Hinterhauptsschmerzen, der Kopf wird vom Patienten mit den Händen gehalten.
Selten kommen neurologische Symptome (z. B. Sensibilitätsstörungen) vor. Die Diagnose wird durch Röntgenaufnahmen gestellt: HWS in 2 Ebenen und Dens-Zielaufnahme (durch den geöffneten Mund), CT.

- CRUTCHFIELD-Zange
- Minerva-Gips oder Halofixateur
- Osteosynthese.

### Therapie

❶ Die Fraktur wird wie die Atlasfraktur in der CRUTCHFIELD-Zange reponiert (☞ 1.2.7) und dann im Minerva-Gips oder mittels Halofixateur ruhig gestellt. Die Indikation zur operativen Versorgung (Verschraubung) ist gegeben bei zunehmender neurologischer Symptomatik (dann Notfall-Eingriff), bleibender Fehlstellung und bei Pseudarthrosen.

## Frakturen der restlichen Halswirbelkörper ($C_3$–$C_7$)

Ursache ist eine Überbeugung und Stauchung, z. B. durch Sturz auf den Kopf. Die Wirbelkörper werden dadurch komprimiert und brechen ein. Wird das Rückenmark dabei verletzt, kann dies zur hohen Querschnittslähmung führen.

### Klinik und Diagnostik

Leitsymptome sind bewegungsabhängige Schmerzen im Nacken. Diagnostiziert wird die Fraktur radiologisch (HWS in 2 Ebenen, CT).

Leitsymptom: Bewegungsabhängige Nackenschmerzen.

**Merke**

Es dürfen bei Frakturverdacht keine Funktionsprüfungen oder -aufnahmen in Beugung oder Streckung gemacht werden, da dabei das Rückenmark irreversibel verletzt werden kann!

### Therapie

Stabile Frakturen werden konservativ mittels SCHANZ'scher Krawatte behandelt. Schwere instabile Frakturen werden in der Regel operativ mittels einer Plattenosteosynthese versorgt.



### Pflege

Bei instabilen Wirbelfrakturen birgt jede Bewegung des Patienten, insbesondere Drehen und Beugen der Wirbelsäule, die Gefahr einer Fragmentverschiebung mit Schädigung des Rückenmarks. Deshalb bei der Erstversorgung den Patienten solange nicht bewegen, bis die Fraktur stabilisiert wurde. Engmaschige Vitalzeichenkontrollen, da ca. 4 Wochen lang ein spinaler Schock droht.

## Frakturen der Brust- und Lendenwirbelsäule

❷ Durch Sturz auf den Rücken, das Gesäß oder die gestreckten Beine wird die Wirbelsäule überbeugt, sodass die Wirbelkörper komprimiert werden. Dadurch können folgende Frakturformen entstehen:

- **Stauchungsfrakturen:** Die Hinterkante der Wirbelkörper und die Deckplatten sind intakt. Der Wirbelkörper ist als Ganzes in sich gestaucht und wie ein Keil verformt
- **Berstungsfrakturen:** Die Deckplatte ist eingebrochen
- **Vorderkantenabsprengung:** Abscherung eines Knochenfragmentes der Deckplatte und Vorderkante.

Im Brust- und Lendenwirbelsäulenbereich kommen Stauchungs-, Berstungsfrakturen sowie Absprengungen der Wirbelvorder- und -hinterkante vor.

❸ Werden die hintere Wirbelkörperkante, der hintere Bandapparat und die Bandscheiben verletzt, können sich die Fragmente in den Spinalkanal verschieben und das Rückenmark verletzen (instabile Frakturen). Bei stabilen Frakturen sind diese Strukturen intakt.

### Klinik und Diagnostik

Symptome sind Schmerzen bei Bewegungen und bei Druck gegen die Wirbelkörper. Durch verletzungsbedingte Einblutungen kann ein retroperitoneales Hämatom entstehen mit reflektorisch

- Druck- und Bewegungsschmerz, evtl. akutes Abdomen

- Bei Hinterkantenfrakturen kann das Rückenmark mit verletzt sein (neurologische Ausfälle).

gespannter Bauchdecke und dem Bild eines akuten Abdomens (☞ 9.6.1). Die Diagnose wird radiologisch bestätigt durch Röntgen der BWS und LWS in 2 Ebenen, Schichtaufnahmen sowie CT oder NMR zur Beurteilung der Hinterkante und des Spinalkanals.

### Therapie

OP bei Rückenmarkverletzungen, eingeengtem Spinalkanal, Wirbelluxationen.

- **Stabile Frakturen** werden konservativ behandelt: Medikamente gegen die Schmerzen (z. B. Voltaren®), Bettruhe auf harter Unterlage bis zur Beschwerdefreiheit (in dieser Zeit Thromboseprophylaxe!), frühzeitig physiotherapeutische Übungsbehandlung
- **Instabile Frakturen** ohne Rückenmarkverletzung können konservativ behandelt werden, allerdings ist hierbei eine Ruhigstellung in Gipsschalen über 6–8 Wochen und anschließend ein Korsett für 12–16 Wochen erforderlich. Daher werden instabile Wirbelkörperfrakturen heute auch ohne neurologische Ausfälle zunehmend operativ behandelt
- **Absolute Operationsindikationen** sind Rückenmarkverletzungen mit Lähmungen, Einengungen des Spinalkanals oder Wirbelkörperluxationen. Die Wirbelsäule wird durch einen Fixateure interne (☞ Abb. 3.11) stabilisiert.

### Kreuzbeinfrakturen

- Häufig Kombination mit Beckenfrakturen
- Indikation zur Osteosynthese sind neurologische Ausfälle.

Kreuzbeinfrakturen *(Sakrumfrakturen)* sind meist mit Beckenfrakturen kombiniert. Sie entstehen durch ein direktes Trauma, z. B. Sturz aus großer Höhe. Die Diagnose wird röntgenologisch in der Beckenübersichts- und -schrägaufnahme gestellt. Bestehen keine neurologischen Ausfälle, ist die Behandlung konservativ mit Flachlagerung des Patienten. Bei neurologischen Ausfällen werden die Fragmente operativ an die anatomisch richtige Stelle zurückgesetzt (reponiert) und verschraubt oder verplattet.

**Abb. 3.11**
Fixateure interne.
[A300-190]

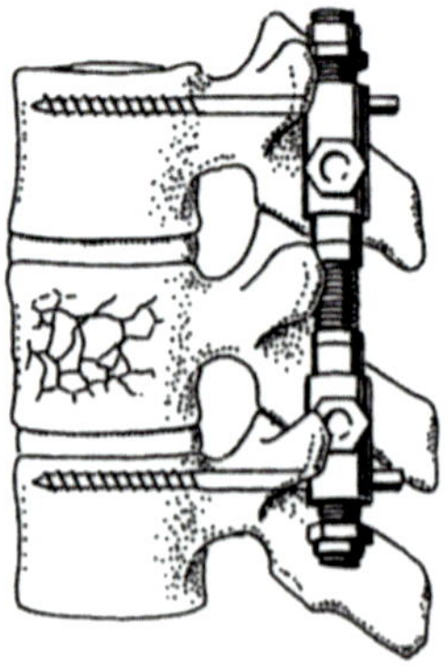

### Steißbeinfrakturen

Steißbeinfrakturen entstehen durch Sturz auf das Gesäß (direkte Gewalteinwirkung). Leitsymptom sind extreme Schmerzen beim Sitzen und beim Stuhlgang (Defäkation). Die Diagnose wird durch das Röntgenbild (Steißbein seitlich) gestellt. Therapiert wird mit Schmerzmitteln (*Antiphlogistika*, z. B. Voltaren®). Dislozierte Fragmente werden digital transrektal reponiert (vom Rektum aus wird die Steißbeinspitze mit den Fingern in die anatomische Position gedrückt). Halten die Schmerzen bei der Defäkation, beim Sitzen und Gehen an, wird die Steißbeinspitze operativ entfernt.

- Leitsymptom: Schmerzen im Sitzen und bei der Defäkation
- Verschobene Fragmente werden transrektal digital reponiert.



### ? Übungsfragen

❶ Wie werden Frakturen des 2. Halswirbels behandelt?

❷ Welche Formen einer Lendenwirbelfraktur gibt es?

❸ Worin unterscheiden sich stabile von instabilen BWK- oder LWK-Frakturen?

## 3.4.3 Skoliose

❶ Bei der Skoliose bestehen seitliche Ausbiegungen der Wirbelsäule, die sich bei Änderung der Körperhaltung nicht ausgleichen. Im veränderten Wirbelsäulenabschnitt sind die einzelnen Wirbelkörper verdreht und die Wirbelsäule versteift.

Seitliche Verbiegung der Wirbelsäule, die in allen Körperhaltungen bestehen bleibt.

**Ursachen**

Nach dem Entstehungsmechanismus werden verschiedene Formen unterschieden:

- **Osteochondropathische Form:** Sie kann angeboren sein und entsteht dann durch Wirbelkörpermissbildungen. Die erworbene Form entsteht durch Wachstumsstörungen (z. B. M. Scheuermann), infektiöse Knochenerkrankungen, Tumoren, Röntgenbestrahlungen sowie Traumata
- **Myopathische Form:** Die Wirbelkörper verschieben sich bei Muskelerkrankungen durch unsymmetrischen Muskelzug, z. B. bei Muskelrückbildung (Muskeldysplasie)
- **Neuropathische Form:** Bei neurologischen Erkrankungen fällt die muskuläre Stützfunktion aus und die Wirbelkörper werden nicht mehr in ihrer Position stabilisiert, z. B. bei Poliomyelitis oder Querschnittslähmungen
- **Fibroplastische Form:** Bei Erkrankungen des Bindegewebes, z. B. bei Neurofibromatose oder Marfan-Syndrom.

- Angeborene oder erworbene Wirbelkörpermissbildung
- Asymetrischer Muskelzug
- Neurologische Erkrankungen
- Bindegewebserkrankungen.

### Klinik und Diagnostik

- Rippenbuckel, v. a. beim Vorbeugen sichtbar
- Evtl. Einschränkung der Lungenfunktion.

❷ Die Wirbelsäule ist seitlich abgeknickt. Die Wirbelkörper mit den daran ansetzenden Querfortsätzen und Rippen sind verdreht, wodurch sich ein **Rippenbuckel** bildet. Die Thoraxverformungen können die Lungenfunktion behindern. Die Diagnose wird klinisch (Symptome) und radiologisch (Wirbelsäulenganzaufnahme im Stehen in 2 Ebenen) gestellt.

### Therapie

Je nach Schweregrad:
- Physiotherapie
- Stützkorsett
- Operative Korrektur.

Die Behandlung richtet sich nach dem Grad der Abknickung im seitlichen Röntgenbild:

- Leichte Skoliosen (Skoliosewinkel bis 30°) werden konservativ behandelt mit physiotherapeutischen Übungen, die die Muskulatur kräftigen
- Bei Skoliosen bis zu einem Winkel von 50° wird ein Stützkorsett verordnet
- Bei einem Skoliosewinkel über 50° ist eine Operation angezeigt. Intraoperativ wird dabei der verkrümmte Wirbelsäulenabschnitt mittels verschiedener Metallimplantate aufgerichtet. Die Knorpelflächen der kleinen Wirbelgelenke werden operativ entfernt und mit körpereigenem Knochen unterfüttert, sodass die Wirbelsäule in diesem Abschnitt knöchern durchbaut wird und dadurch versteift *(Spondylodese)*. Postoperativ muss die Wirbelsäule zunächst durch einen Gipsverband, im weiteren Verlauf eines Jahres durch ein Korsett von außen stabilisiert werden.

## 3.4.4 Spondylolisthesis (Wirbelgleiten)

Abgleiten eines Wirbelkörpers nach vorn durch Spaltbildung im Wirbelbogen.

❸ Unter einer Spondylolisthesis versteht man das Abgleiten eines Wirbelkörpers nach ventral (vorn). Ursache ist ein Spalt im Wirbelbogen des Wirbels *(Spondylolyse)* der angeboren oder durch degenerative, entzündliche, traumatische oder tumoröse Erkrankungen entstanden sein kann. Durch den verschobenen Wirbel können der Wirbelkanal und die Zwischenwirbelräume eingeengt und Nerven komprimiert werden.

### Klinik und Diagnostik

Häufig beschwerdefrei, Muskelverspannungen, Bewegungseinschränkung.

In vielen Fällen treten keine Beschwerden auf. Es kann aber zu Muskelverspannungen und Bewegungseinschränkungen der unteren Wirbelsäule kommen. Radiologisch sind in der seitlichen Aufnahme die Wirbelkörper verschoben.

### Therapie

Physiotherapie, bei neurologischen Ausfällen operative Stabilisierung.

In der Regel reicht eine physiotherapeutische Behandlung aus. Die Übungen sollen die Rumpf- und Bauchmuskulatur kräftigen. Eine Operation wird bei instabiler Wirbelsäule oder neurologischen Symptomen (z. B. Parästhesien, Lähmungen) notwendig. Dabei werden die Zwischenwirbelräume mit körpereigenen Knochenzylindern aufgefüllt und die Wirbelgelenke versteift *(Spondylodese)*. Nach der Operation wird die Wirbelsäule im Gipsbett ruhig gestellt.

## 3.4.5 Lumbago, Ischialgie



❹ Bei der **Lumbago** (umgangssprachlich auch »Hexenschuss«) kommt es zu akuten Schmerzen im Lendenbereich. Ursache ist meist eine vorgewölbte Bandscheibe, die die Nervenwurzeln reizt.
Von einer **Ischialgie** ist die Rede, wenn die Schmerzen zum Gesäß oder in die Beine ausstrahlen, was auf das Versorgungsgebiet des N. ischiadicus hinweist.

Lumbago = Durch Bandscheibenvorwölbung gereizte Nervenwurzel. Ischialgie = Schmerzausstrahlung in Gesäß und Beine.

### Klinik und Diagnostik

Die Schmerzen an der Wirbelsäule und im dazugehörigen Hautareal führen zu muskulären Verspannungen (Schonhaltung). Dadurch ist die Wirbelsäule in ihren Bewegungsmöglichkeiten eingeschränkt. Die *Protrusion* (Vorwölbung) der Bandscheibe bildet sich meist nach einigen Tagen zurück, kann aber wieder auftreten. Diagnostisch muss ein Bandscheibenvorfall ausgeschlossen werden (☞ 3.4.6).

- Schonhaltung
- Bandscheibenvorfall muss ausgeschlossen werden!

### Therapie

In der Akutphase werden entzündungshemmende Mittel (Antiphlogistika, z. B. Diclofenac) und Medikamente zur Muskelentspannung, z. B. Chlormezanon (Muskel-Trancopal®) verabreicht. Ist die Akutphase abgeklungen, kann die Wirbelsäule gedehnt werden; physiotherapeutische Maßnahmen (z. B. Massagen, Elektrotherapie, Rückenschule) dienen dazu, die Rücken- und Bauchmuskulatur zu lockern und zu kräftigen.

Im akuten Stadium entzündungshemmende, muskelentspannende Medikamente, später Physiotherapie.

### Prophylaxe

Rückenschäden entstehen häufig durch falsche Belastung! Durch richtige Belastung und Körperhaltung kann einer Lumbago oder Rückenschmerzen vorgebeugt werden. Um dies zu vermitteln und einzuüben, bieten viele Krankenversicherungen Kurse zur »Rückenschulung« an. Sind bereits Rückenschmerzen aufgetreten, kann die Rückenmuskulatur zur Korrektur von Fehlstellungen durch regelmäßiges Schwimmen im warmen Wasser oder durch Physiotherapie gekräftigt werden.

Vorbeugend Rückenschulung betreiben.

### Pflege

Während der Akutphase können die muskulären Verspannungen durch Wärme (z. B. Fangopackungen, Infrarotbestrahlung, hyperämisierende Salben) gelöst werden. Eine flache, harte Unterlage entlastet die Wirbelsäule und wird von den meisten Patienten als sehr angenehm empfunden.

## 3.4.6 Bandscheibenvorfall

Diskusprolaps = Bandscheibenvorfall, meist im Lendenwirbelbereich.

❺ Im Vergleich zur Lumbago kommt es beim Bandscheibenvorfall (**Diskusprolaps**) zu Ausfallserscheinungen (z.B. Parästhesien, Lähmungen). Der Bandscheibenvorfall wird oft ausgelöst durch das Anheben schwerer Gegenstände oder das plötzliche Verdrehen des Rumpfes. Fast immer (95%) prolabieren die Bandscheiben der unteren Lendenwirbelsäule ($LWK_{4/5}$, $LWK_5/SWK_1$). Solange das hintere Längsband, das die Wirbelkörper auf ihrer Rückseite verbindet, noch intakt ist, spricht man von einem **Prolaps** (Vorfall). Ist dieses Band jedoch eingerissen, können sich Teile der Bandscheibe ganz lösen *(Sequester)* und den Rückenmarkskanal erreichen.

- Schmerzen
- Abgeschwächte Reflexe
- Nervale Ausfallserscheinungen
- Diagnostik: CT, NMR.

### Klinik und Diagnostik

Entlang des Versorgungsgebietes der komprimierten Nervenwurzel breiten sich starke Schmerzen aus, die sich beim Husten verstärken. Die Reflexe der betroffenen Extremität sind abgeschwächt, Sensibilität und Motorik gestört (z.B. Fußheberschwäche). Drückt die Bandscheibe stark auf das Rückenmark, kann es zur Querschnittssymptomatik oder Blasenentleerungsstörung kommen. Zur Sicherung der Diagnose wird eine Kernspintomographie oder ein CT durchgeführt.

- Subjektive Besserung bei Nervenschädigung
- Kaudasyndrom → Notfall, erfordert umgehend OP.

### Komplikationen

- ❻ **Wurzeltod:** Durch einen zu starken oder zu lange anhaltenden Druck auf die Nervenwurzel wird diese irreversibel geschädigt und stirbt ab. Der Wurzeltod ist auch deshalb so gefährlich, weil die absterbenden Nerven den Schmerz nicht mehr weiterleiten, d.h. subjektiv geht es den Patienten wieder besser, obwohl die Ursache noch nicht beseitigt ist
- Kommt es durch den Vorfall zur Kompression der *Cauda equina* (Nervenfaserbündel im unteren Teil des Wirbelkanals), entwickelt sich ein **Kaudasyndrom** mit Sensibilitätsstörungen an den Oberschenkelinnenseiten und im Analbereich *(Reithosenanästhesie)*, Blasen- und Mastdarmlähmung und schlaffer Lähmung beider Beine. Das Kaudasyndrom erfordert eine umgehende Operation.

- Konservative Behandlungbei nur geringen neurologischen Ausfällen

### Therapie

Wie bei der Lumbago (☞ 3.4.5) wird zunächst konservativ mit Stufenbettlagerung und Schmerzmittelgabe behandelt. Nach Rückgang der akuten Beschwerden sollte dann früh eine physio-

therapeutische Behandlung zur Stärkung der Rückenmuskulatur erfolgen.
Beim Kaudasyndrom muss sofort operiert werden. Bei zunehmender, inkompletter Lähmung und radiologisch gesichertem Bandscheibenvorfall sowie bei trotz konservativer Maßnahmen fortbestehenden Schmerzen ist eine Operation ebenfalls indiziert. Es gibt verschiedene Operationstechniken (mikrochirurgisch oder offen), um das vorgefallene Bandscheibengewebe zu entfernen. Zunehmend wird das vorgefallene Bandscheibengewebe über einen nur wenige Zentimeter großen Hautschnitt mittels mikrochirurgischer Operationstechnik entfernt. In manchen Fällen sind jedoch noch offene Verfahren wie z. B. eine *Fensterung* (das Ligamentum flavum, d. h. das Band zwischen den Wirbelbögen, und evtl. die Knochen des benachbarten Wirbelbogens werden entfernt) oder eine *Hemilaminektomie* (ein Wirbelbogen wird zur Hälfte entfernt) angezeigt.
Ein weiteres Verfahren ist die **chemische Auflösung** des Bandscheibenkerns *(Chemonukleolyse)* mit dem Ferment Chymopapain, das aber nur bei vitalem Bandscheibengewebe Erfolg versprechend ist und nur bei intakten Ligamenta flava durchgeführt werden darf.

- Ansonsten OP mit Entfernung des vorgefallenen Bandscheibengewebes.

**Pflege**
Postoperative Mobilisation stets strikt nach Arztanordnung, da Befund, Eingriff und Stabilität meist individuell sind.

**? Übungsfragen**

1. Was ist eine Skoliose?
2. Wie wird die Skoliose behandelt?
3. Wodurch entsteht eine Spondylolisthesis?
4. Wie sind Lumbago und Ischialgie definiert?
5. Was passiert beim Bandscheibenvorfall und wie entsteht er?
6. Welche Komplikationen sind bei einem Bandscheibenvorfall möglich?

# 3.5 Obere Extremitäten

## 3.5.1 Klavikulafrakturen

❶ Indirekte (z. B. Sturz auf den ausgestreckten Arm) oder direkte Gewalteinwirkung (z. B. Gurtverletzung beim Autounfall) führen zur Klavikulafraktur *(Schlüsselbeinfraktur)*. Dabei können das Nervengeflecht des Armes, große Armgefäße oder die Pleura verletzt werden.

Evtl. begleitende Plexus-, Gefäß-, Pleuraverletzungen.

- Weichteilschwellung, sicht- und tastbare Stufenbildung, Schonhaltung
- Röntgen: Schulter und Klavikula.

**Klinik und Diagnostik**

Im Frakturbereich sind die Weichteile geschwollen. Durch den muskulären Zug (M. sternocleidomastoideus) steht das körpernahe Fragment höher. Dadurch ist oft eine Stufe sichtbar oder wenigstens palpabel. Der Oberarm wird eng am Körper gehalten (Schonhaltung). Bei gleichzeitigen Gefäß- oder Nervenverletzungen ist die Durchblutung bzw. Sensibilität und Motorik des Armes gestört.

Die Diagnose wird röntgenologisch gestellt (Schulter in 2 Ebenen und Klavikula).

- Rucksackverband für 3–4 Wochen
- Osteosynthese bei Begleitverletzungen.

**Therapie**

❷ Die Behandlung erfolgt konservativ im Rucksackverband (☞ 1.2.5) für ca. 3–4 Wochen, wobei der Verband regelmäßig nachgespannt werden muss. Operative Maßnahmen sind indiziert bei verletzten Nerven und Gefäßen, drohender Durchspießung der Haut durch das Fragment, stark verschobenen Fragmenten, einem verletzten AC-Gelenk (Akromioklavikulargelenk bei weit lateral liegender Fraktur) und verzögerter Frakturheilung (Pseudarthrose, ☞ 3.3.3) unter konservativer Therapie. Frakturen im mittleren Drittel werden dabei verplattet, seitliche Frakturen mit Verletzung des AC-Gelenks werden mit einer Zuggurtung (☞ 3.2.4) und Bandnaht versorgt.

## 3.5.2 Akromioklavikularverletzungen

Direkte Traumen, z. B. ein Sturz auf die Schulter bei anliegendem Arm, führen zu Verletzungen (Überdehnung, Riss) des Bandapparates am Schultereckgelenk (**Akromioklavikulargelenk,** kurz ACG).

Einteilung der AC-Gelenkverletzungen nach Tossy bzw. Rockwood.

**Klinik und Diagnostik**

❸ Akromioklavikularverletzungen werden nach Tossy bzw. Rockwood eingeteilt:

- Tossy I (Rockwood Grad I): Die Bänder (Lig. acromioclaviculare und Ligg. coracoclavicularia) sind überdehnt. Das Schultereckgelenk schmerzt und ist lokal geschwollen. Die Funktion ist erhalten
- Tossy II (Rockwood Grad II): Die akromioklavikulare Bandverbindung ist gerissen, die korakoklavikulären Bänder sind überdehnt
- Tossy III (Rockwood Grad III): Der Bandapparat ist komplett gerissen (☞ Abb. 3.12), das laterale Klavikula-Ende steht deutlich höher und federt auf Druck nach *(Klaviertastenphänomen).*

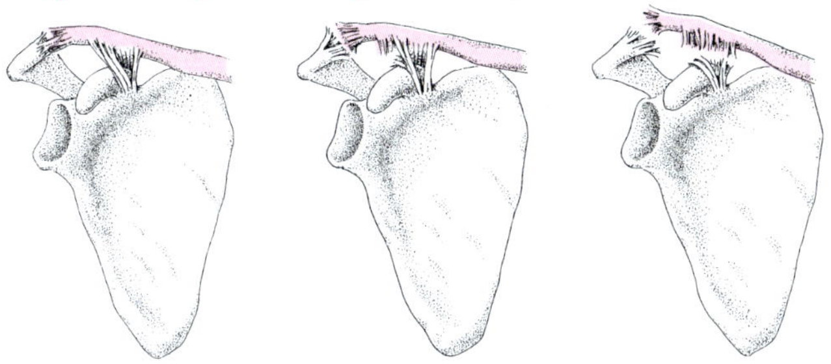


**Abb. 3.12** Einteilung der Schultereckgelenksprengung. [A300-190]

Die Diagnose wird röntgenologisch gesichert (Panoramaaufnahme): Beide Schultern werden ohne und mit Belastung (je 10–15 kg am hängendem Arm = *gehaltene Aufnahme*) zum besseren Vergleich nicht einzeln, sondern gleichzeitig geröntgt.

Diagnostik: Röntgen beider Schultern mit und ohne Belastung.

### Therapie

Bei einer TOSSY-I-Verletzung wird mit einem Salbenverband, lokaler Kälte und Schmerzmitteln (Antiphlogistika, z. B. Voltaren®) behandelt. Ab TOSSY II ist das Gelenk instabil, es wird für wenige Tage im GILCHRIST-Verband (☞ 1.2.5) ruhig gestellt und anschließend physiotherapeutisch mobilisiert. In der nächsten Zeit dürfen keine schweren Lasten gehoben werden, Kontaktsportarten (z. B. Judo) sind zu meiden. Bei TOSSY III wird in aller Regel operiert: Die Klavikula wird reponiert und der Bandapparat vernäht. Damit diese Naht nicht reißt, wird sie entweder durch ein Band oder durch eine Drahtumschlingung zwischen Akromion und Klavikula gesichert. Alternativ können zur Stabilisierung spezielle Platten (z. B. Balserplatte) zwischen Klavikula und Akromion eingesetzt werden.

- TOSSY I: Salbenverband, Kühlung, Schmerzmittel
- TOSSY II: GILCHRIST-Verband
- TOSSY III: Operative Reposition, Bandnaht, Zuggurtung.

## 3.5.3 Schultergelenkluxationen

Fast die Hälfte aller Luxationen (Verrenkungen) betreffen das Schultergelenk: Der Humeruskopf (Oberarmkopf) ist im Verhältnis zur Pfanne sehr groß und die Pfanne im Vergleich zu anderen Gelenken sehr flach.

❹ Schultergelenkluxationen sind meist durch ein indirektes Trauma bedingt, z. B. Sturz auf oder extremer Zug am außenrotierten Arm *(traumatische Luxation)*. Nach traumatischen Schulterverletzungen oder bei angeborenen Fehlbildungen sind bei der sog. *habituellen Schulterluxation* nur kleine Bagatellverletzungen oder bestimmte Schulterbewegungen erforderlich, um eine Luxation hervorzurufen. Je nach Position des Humeruskopfes werden vordere, hintere, obere und untere Luxationen unterschieden. Am häufigsten rutscht der Kopf vor die Pfanne *(vordere Luxation)*.

- Meist traumatisch, selten habituell bedingt
- Häufigste Form: Vordere Luxation.

- Deformierte Schulter, Schmerzen, Schonhaltung
- Diagnosesicherung durch Röntgen
- Evtl. begleitende knöcherne, Gefäß-, Nerven- oder Bandverletzungen.

### Klinik und Diagnostik

Die Gelenkpfanne ist leer, die Schulter im Vergleich zur anderen Seite deformiert, der Arm wird am Körper gehalten und ist in der Schulter stark schmerzhaft.

Mit der Röntgenaufnahme des Gelenkes in 2 Ebenen wird die klinisch gestellte Diagnose bestätigt. Gleichzeitig ist in einigen Fällen am Oberarmkopf (**Hill-Sachs-Delle**) oder an der Gelenkpfanne (**Bankart-Läsion**) eine knöcherne Verletzung zu sehen. An begleitende Verletzungen (z. B. Gefäß-, Nerven-, Bänderläsionen) muss immer gedacht werden. Einige Patienten geben ein Kribbeln am Unterarm oder der Hand an, was ein erstes Zeichen für eine Schädigung von Gefäßen oder Nerven sein kann.

Reposition nach Hippokrates, Arlt oder Kocher.

### Therapie

❺ Der luxierte Humeruskopf muss so schnell wie möglich unter Analgosedierung (Sedierung und gleichzeitige Analgesie), ggf. auch unter Muskelrelaxation (dann Kurznarkose), in die Pfanne reponiert werden. Hierfür stehen verschiedene geschlossene Verfahren zur Wahl:

- **Nach Hippokrates:** Der Patient liegt auf dem Rücken, der Arzt drückt seine Ferse in die Achsel des luxierten Armes, zieht gleichzeitig am gestreckten Arm und hebelt den Oberarmkopf vorsichtig über seine Ferse in die Pfanne zurück
- **Nach Arlt:** Der Patient sitzt auf einem Stuhl, der luxierte Arm hängt über der Stuhllehne. Durch langsamen stetigen Zug am gebeugten Arm rutscht der Kopf in die Pfanne zurück
- **Nach Kocher:** Der Patient liegt mit leicht erhöhtem Oberkörper auf dem Rücken. Der gebeugte Arm wird unter Zug, Rotation und Adduktion reponiert.

Wenn geschlossene Reposition erfolglos: Operative Reposition mit Kapsel- und Bandnaht, Ruhigstellung, später Physiotherapie.

Misslingt die geschlossene Reposition, muss offen (operativ) reponiert werden. Dabei werden Kapsel und Bänder gerafft oder genäht. Postoperativ wird der Arm leicht innenrotiert in einer Abspreizschiene für 3–6 Wochen ruhig gestellt. Danach muss intensiv physiotherapeutisch geübt werden.

## ? Übungsfragen

❶ Wie entsteht eine Klavikulafraktur?

❷ Wie wird eine Klavikulafraktur behandelt?

❸ Wie werden Akromioklavikularverletzungen eingeteilt?

❹ Welche Formen der Schultergelenkluxationen werden unterschieden?

❺ Wie wird die Schulterluxation behandelt?

## 3.5.4 Proximale Humerusfrakturen

❶ Proximale Humerusfrakturen entstehen durch Sturz auf den gestreckten Arm und betreffen vor allem alte Menschen. Die Fraktur kann den Humeruskopf *(Humeruskopffraktur)*, den Hals unterhalb des Humeruskopfes *(subkapitale Humerusfraktur)* oder den großen Höcker *(Tuberculum-majus-Abriss)* verletzen. Auch eine Kombination der Verletzungen ist möglich.

### Klinik und Diagnostik

Symptome sind lokal geschwollene Weichteile, Schmerzen, Schonhaltung und Bewegungseinschränkung. Da benachbarte Nervenstrukturen (N. radialis, ulnaris, medianus) mit verletzt sein können, müssen die Motorik und Sensibilität geprüft werden.
Die Diagnose wird anhand der Schulter-Röntgenaufnahmen gestellt.

- Schwellung, Schmerzen, Schonhaltung, Bewegungseinschränkung
- Evtl. begleitende Nervenverletzungen.

### Therapie

❷ Stabile, eingestauchte subkapitale Humerusfrakturen werden im Desault- oder Gilchrist-Verband (☞ 1.2.5) ruhig gestellt. Die Schulter muss frühzeitig (nach 3 Tagen) unter Anleitung des Physiotherapeuten bewegt werden (anfangs leichte Pendelbewegungen).
Operativ versorgt werden müssen stark verschobene Trümmerfrakturen, Abrissfrakturen des Tuberculum majus oder nicht zu reponierende Frakturen. Die Fragmente werden anatomisch rekonstruiert und mit Kirschner-Drähten, Platte, Schrauben oder Zuggurtung fixiert. Ein stark zerstörter Oberarmkopf muss evtl. entfernt und durch eine Prothese ersetzt werden. Postoperativ wird der Arm zunächst im Gilchrist-Verband ruhig gestellt und bald danach physiotherapeutisch behandelt.

Ruhigstellung im Desault- oder Gilchrist-Verband, frühzeitige Physiotherapie.

Osteosynthese bei instabilen, stark dislozierten Trümmerfrakturen und bei Abriss des Tuberculum majus.

## 3.5.5 Humerusschaftfraktur

Frakturen im Schaftbereich entstehen durch direkte oder indirekte Gewalteinwirkung.

### Klinik und Diagnostik

❸ Zu den klinischen Zeichen gehören eine abnorme Beweglichkeit, eine deutliche Fehlstellung, geschwollene Weichteile und Schmerzen. Da der N. radialis und die A. radialis dicht am Knochen entlang ziehen, kann es zu motorischen und sensiblen Ausfällen (z.B. *Fallhand* infolge Radialislähmung) sowie seltener zur Durchblutungsstörung des Unterarmes kommen.
Das Ausmaß der Verletzung wird durch Röntgenbilder in 2 Ebenen dargestellt.

- Schwellung, Schmerzen, Fehlstellung, abnorme Beweglichkeit
- Begleitverletzung von A. radialis und N. radialis möglich.

- Ruhigstellung in Brace oder Oberarmgipsschiene
- OP bei Nerven- und Gefäßverletzungen und bei Weichteilschäden.

Osteosyntheseverfahren:
- Marknagel
- Platte
- Fixateur externe.

### Therapie

Ein *Brace* (zwei Kunststoffschalen, die mit Klettbändern zur Schiene geschlossen werden) oder eine Oberarmgipsschiene stellen den Arm ruhig. Operative Maßnahmen sind bei Frakturen mit schweren Weichteilschäden oder bei Gefäß- oder Nervenläsionen absolut indiziert. Eine relative Indikation zur Operation besteht bei polytraumatisierten Patienten (☞ 3.2.2) oder mehreren gleichzeitigen Frakturen entlang der oberen Extremität.
Folgende Verfahren stehen zur Verfügung:
- **Marknagelung:** Bei Frakturen im mittleren Schaftbereich wird ein Nagel in den Markkanal eingeschlagen, der mit Schrauben am proximalen und distalen Ende befestigt wird
- **Verplattung:** Der M. triceps wird der Länge nach gespalten, der N. radialis aufgesucht und dargestellt (wegen Verletzungsgefahr) und die Fraktur verplattet
- **Fixateur externe** (☞ Abb. 3.6): Bei Polytrauma, schweren Weichteilschäden (offene Frakturen), Trümmerfrakturen und infizierten Pseudarthrosen.

Nach der Operation müssen Schulter und Ellenbogen frühzeitig bewegt werden.

## 3.5.6 Distale Humerusfrakturen

Häufiger Unfallmechanismus für distale Humerusfrakturen mit Gelenkbeteiligung ist der Sturz auf die gestreckte Hand. Seltener sind Frakturen ohne Gelenkbeteiligung durch Sturz auf den gebeugten Ellenbogen.
Es kommen verschiedene Frakturformen vor. Grundsätzlich werden **suprakondyläre Frakturen** (proximal der Kondylen) und **perkondyläre Frakturen** (durch die Kondylenrollen) unterschieden. Die Frakturen werden eingeteilt in einfache, Y-förmige, Mehrfragment- und Trümmerfrakturen.

- Schwellung, starke Schmerzen
- Kontrolle von Durchblutung, Motorik und Sensibilität.

### Klinik und Diagnostik

Der distale Oberarm ist geschwollen und stark schmerzhaft. Bei Nerven- (N. radialis, ulnaris oder medianus) oder Gefäßschädigungen (A. brachialis) können die Motorik, Sensibilität und Durchblutung des Unterarmes oder der Hand gestört sein.
Der Oberarm wird mit Ellenbogengelenk in 2 Ebenen geröntgt.

- Ruhigstellung im Oberarmgips für 4 Wochen

### Therapie

Unverschobene Frakturen werden im Oberarmgips für ca. 4 Wochen ruhig gestellt.
Eine operative Versorgung ist bei begleitenden Nerven- und Gefäßschäden, bei offenen Frakturen und bei verschobenen Frakturen mit Gelenkbeteiligung indiziert. Die Fragmente werden mit

Zugschrauben, Platten oder KIRSCHNER-Drähten fixiert. Postoperativ wird der Oberarm im Gips ruhig gestellt, bis die Weichteile abgeschwollen sind. Bei übungsstabiler Osteosynthese kann der Arm frühzeitig aktiv unter physiotherapeutischer Anleitung bewegt werden.

- Operation bei Nerven-, Gefäß- und Weichteilverletzungen, offenen oder dislozierten Frakturen
- Osteosynthese durch Schrauben, Platten oder Draht.

### ? Übungsfragen

❶ Wo entstehen proximale Humerusfrakturen?

❷ Nennen Sie die therapeutischen Möglichkeiten bei proximalen Humerusfrakturen!

❸ Benennen Sie die Komplikationen bei Oberarmschaftfrakturen!



## 3.5.7 Ellenbogenluxation

❶ Verrenkungen des humero-ulnaren Gelenkes entstehen traumatisch, z.B. durch gewaltsame Verdrehungen oder Sturz auf den ausgestreckten Arm. Fast die Hälfte aller Ellenbogenluxationen ist mit einer knöchernen Verletzung kombiniert (Abriss des Kronenfortsatzes der Elle). Bei allen Ellenbogenluxationen ist der Kapsel-Band-Apparat mehr oder weniger zerrissen.

- Häufig knöcherne Begleitverletzungen
- Fast immer Kapsel-Band-Rupturen.

### Klinik und Diagnostik

Es treten die typischen Luxationszeichen auf (Fehlstellung, federnde Fixierung des Gelenks, Schmerzen und Schonhaltung). Häufig sind die Weichteile extrem geschwollen.
Zur radiologischen Diagnostik gehören Ellenbogenaufnahmen in mehreren Ebenen.

- Luxationszeichen
- Starke Schwellung.

### Therapie

❷ Die sofortige Reposition durch Zug und Überstreckung im Ellenbogen ist oft nur in Narkose möglich. Noch während der Narkose kann das wieder eingerenkte Gelenk auf Bandverletzungen untersucht werden. Anschließend wird der Ellenbogen in einer Oberarmschiene für ca. 4 Wochen stabilisiert und bei eingeschränkter Bewegung physiotherapeutisch behandelt. Kennzeichnend für Ellenbogenluxationen ist, dass sie auch nach der Reposition noch sehr instabil sind.
Bei knöchernen Verletzungen, ausgedehnten Bandverletzungen, Nerven- oder Gefäßschädigungen wird das Gelenk operativ reponiert, knöcherne Fragmente refixiert oder reseziert und der Kapsel-Bandapparat rekonstruiert. Nach der operativen Versorgung wird das Gelenk für 4–6 Wochen in einer Oberarmschiene ruhig gestellt.

- Sofortige Reposition in Narkose, 4 Wochen Ruhigstellung in einer Oberarmschiene, Physiotherapie
- OP-Indikation: Knöcherne Verletzungen
- Ausgedehnte Bandverletzung
- Nerven-, Gefäßverletzungen.

## 3.5.8 Olekranonfrakturen

❸ Ursache der Olekranonfraktur (Fraktur des Ellenhakens) ist der Sturz auf das gebeugte Ellenbogengelenk oder den gestreckten Arm. Durch den muskulären Zug (Ansatz der Sehne des M. trizeps am Olekranon) weichen die Fragmente auseinander. Nervenverletzungen (N. radialis und ulnaris) sind selten.

Sehnenansatz des M. triceps am Olekranon, daher aktive Armstreckung fast aufgehoben.

### Klinik und Diagnostik

Eine starke Schwellung und Schmerzen am Ellenbogen sind typisch für diese Fraktur. Oft ist der am Ellenbogen liegende Schleimbeutel ebenfalls verletzt. Der Arm kann nicht gegen Widerstand gestreckt werden, weil der am Olekranon ansetzende Streckmuskel seine Funktion nicht mehr ausüben kann. Das Ellenbogengelenk wird in 2 Ebenen geröntgt.

- Meist OP, da die Fragmente muskulär weit auseinander gezogen werden
- Gipsruhigstellung bei Kindern und nicht-dislozierten Frakturen.

### Therapie

Weil die Fragmente durch die Muskulatur auseinander gezogen werden, sind operative Verfahren indiziert. In der Regel wird eine Zuggurtung (☞ Abb. 3.6) verwendet, die nach der Operation frühzeitig physiotherapeutisch behandelt werden sollte.
Die konservative Behandlung (Ruhigstellung im Gips) wird bei kindlichen und den seltenen nicht verschobenen Olekranonfrakturen durchgeführt.

## 3.5.9 Radiusköpfchenfrakturen

Ursache: Sturz auf die pronierte Hand bei gestrecktem Ellenbogengelenk.

Das Radiusköpfchen bricht beim Sturz auf die ausgestreckte pronierte (einwärts gedrehte) Hand bei gestrecktem Ellenbogengelenk.

- Aufgehobene Pro- und Supination des Unterarmes
- Röntgen: Ellenbogen und Radiusköpfchen
- Nicht-dislozierte Fraktur: Oberarmgipsschiene
- OP bei dislozierten Frakturen, Hals- oder Trümmerfrakturen
- Frühzeitige Physiotherapie.

### Klinik und Diagnostik

Das Radiusköpfchen ist druckschmerzhaft, der Unterarm kann nicht vollständig proniert (einwärts gedreht) und supiniert (auswärts gedreht) werden. Das Ellenbogengelenk und das Radiusköpfchen werden in mindestens 2 Ebenen geröntgt.

### Therapie

❹ Nicht dislozierte Frakturen werden für etwa 1 Woche in einer Oberarmgipsschiene ruhig gestellt und dann unter physiotherapeutischer Anleitung bewegt. Verschobene Frakturen werden verschraubt, Halsfrakturen werden mit Kirschner-Drähten »gespickt« (Spickdrahtosteosynthese, ☞ Abb. 3.6). Ein zertrümmertes Radiusköpfen wird komplett entfernt *(Radiusköpfchenresektion)*.
Postoperativ wird das Gelenk kurzfristig in einer Oberarmgipsschiene ruhig gestellt und frühzeitig unter Anleitung bewegt.

## ? Übungsfragen

❶ Wodurch entsteht die Ellenbogenluxation?

❷ Wie wird die Luxation behandelt?

❸ Warum werden Olekranonfrakturen meist operativ versorgt?

❹ Wie werden Radiusköpfchenfrakturen behandelt?

## 3.5.10 Frakturen am Unterarm

❶ Unterarmschaftfrakturen entstehen durch direkte Gewalteinwirkung oder indirekt, z. B. durch Sturz auf die Hand. Der Begriff **Unterarmschaftfraktur** bezeichnet die gleichzeitige Fraktur von Ulna und Radius, während bei einer **Radiusfraktur** bzw. **Ulnafraktur** jeweils nur einer von beiden Knochen gebrochen ist. Der kindliche Knochen kann bei entsprechender Krafteinwirkung vollständig brechen oder, gerade bei eher geringerer Krafteinwirkung, nur an einer Kortikalis verletzt werden. Der dann unvollständige Knochenbruch heißt im Kindesalter **Grünholzfraktur,** weil die Kortikalis und der Periostschlauch auf einer Seite aufgesplittert ist. Die andere Seite des Knochens ist unverletzt. Wird der Knochen gestaucht, so kann ein **Wulstbruch** entstehen, bei dem die Kortikales beider Seiten komprimiert werden, der Periostschlauch aber unverletzt bleibt.

Unterarmschaftfraktur = Kombination aus Ulna- und Radiusfraktur.

Kindliche Unterarmfrakturen:
- Grünholzfraktur
- Wulstbruch.

Besondere (und relativ seltene) Frakturen am Unterarm sind die MONTEGGIA-Fraktur (Radiusköpfchenluxation und Ulnaschaftfraktur) und die GALEAZZI-Fraktur (Luxation des distalen Radio-Ulnargelenks und Radiusschaftfraktur).

Seltene Unterarmfrakturen:
- MONTEGGIA-Fraktur
- GALEAZZI-Fraktur.

### Klinik und Diagnostik

Die Symptome sind je nach Ort und Typ der Fraktur unterschiedlich. In jedem Fall ist die Bewegung des Unterarmes stark eingeschränkt und der verletzte Knochen schmerzhaft. Das Röntgenbild (Unterarm mit Ellenbogen und Handgelenk in 2 Ebenen) zeigt das Ausmaß der Verletzung.

- Schmerzen
- Bewegungseinschränkung
- Röntgen: Unterarm mit Ellenbogen und Handgelenk in 2 Ebenen.

### Therapie

Nicht dislozierte Frakturen oder Wulstbrüche werden konservativ durch Ruhigstellung im Oberarmgips behandelt. Grünholzfrakturen werden in Narkose reponiert und ebenfalls im Gips ausbehandelt.

Oberarmgips bei nicht dislozierten Frakturen, Grünholzfrakturen, Wulstbruch.

❷ Beim Erwachsenen ist die konservative Therapie meist nicht möglich, da durch den Muskelzug eine dauerhafte Reposition nicht erreicht werden kann. Daher müssen Radius und Ulna mit einer Plattenosteosynthese versorgt werden (☞ 3.2.5). Übungsstabile Osteosynthesen werden nach der Operation physiotherapeutisch behandelt.

Bei Erwachsenen meist Plattenosteosynthese erforderlich.

### 3.5.11 Distale Radiusfraktur

- Extensionsfraktur = COLLES-Fraktur
- Flexionsfraktur = SMITH-Fraktur.

❸ Durch Sturz auf die Hand bricht die Speiche (Radius) an der Stelle der ehemaligen Wachstumsfuge: **Radiusfraktur loco typico.** Je nach Unfallmechanismus werden zwei Frakturformen unterschieden: Die häufigere Extensionsfraktur (COLLES-**Fraktur**), durch Sturz auf die gestreckte Hand und die Flexionsfraktur (SMITH-**Fraktur**), durch Sturz auf die gebeugte Hand (☞ Abb. 3.13). Die Fraktur kann bis in das Handgelenk hineinreichen und/oder das distale radio-ulnare Gelenk mit verletzen. Die Radiusfraktur ist eine der häufigsten Knochenverletzungen des Menschen.

#### Klinik und Diagnostik

Bei der Extensionsfraktur kann sich das handnahe Fragment zur Streckseite hin (dorsal) verschieben, was zu einer typischen **Bajonettstellung** (bajonettförmige Abknickung in der anterior/posterior-Röntgenaufnahme sichtbar) oberhalb des Handgelenks führt. Des Weiteren kann das distale Fragment zur Beugeseite hin abkippen, wodurch die Hand eine gabelähnliche Stellung, die sog. **Fourchette-Stellung** (frz. *fourchette* = Gabel) bekommt. Der Unterarm wird mit Handgelenk in 2 Ebenen geröntgt.

#### Therapie

- Reposition, anschließend gespaltener Unterarmgips oder Gipsschiene

Dislozierte Frakturen werden reponiert und anschließend in einem gespaltenen Unterarmgips oder einer Gipsschiene ruhig gestellt. Das Ellenbogengelenk und die Fingerknochen bleiben frei, sodass der Arm gebeugt und die Faust geschlossen werden kann. Nach 24 Stunden muss der Gips auf Druckstellen kon-

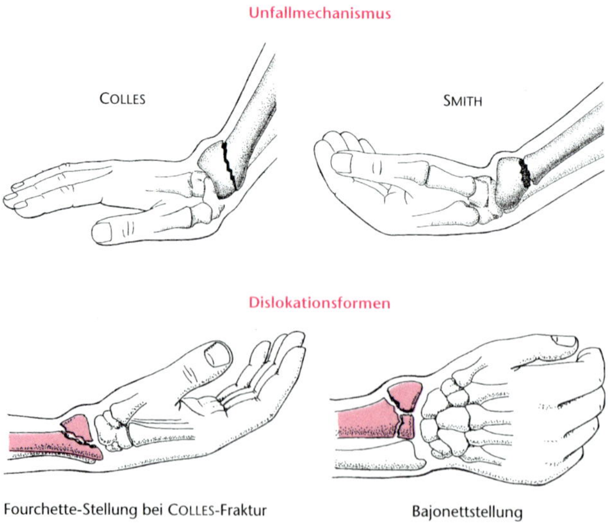


**Abb. 3.13** Distale Radiusfraktur. [A300-190]

trolliert und die Durchblutung, Sensibilität und Motorik der Hand geprüft werden. Wenn die Weichteile abgeschwollen sind, wird die Fraktur in einem zirkulären Unterarmgips für insgesamt 4 Wochen ruhig gestellt. In der Zeit der Gipsbehandlung muss die knöcherne Heilung röntgenologisch kontrolliert werden, da es besonders in den ersten 2 Wochen zu einer erneuten Fragmentverschiebung kommen kann. Erst wenn die Fraktur knöchern überbrückt ist, kann der Gips abgenommen werden.
Bei offenen Frakturen mit Weichteilschädigung, begleitenden Gefäß- oder Nervenverletzungen und bei instabilen Frakturen, die geschlossen nicht reponiert oder in ihrer normalen Stellung gehalten werden können, wird operiert. Dabei kann die Stabilisierung mit KIRSCHNER-Drähten (Spickdrahtosteosynthese) oder einer Plattenosteosynthese erzielt werden. Danach ist meist eine Übungsbehandlung nach Abschluss der Wundheilung möglich. Die instabilen Flexionsfrakturen sollten immer operiert und dabei verplattet werden. Trümmerfrakturen oder offene Frakturen können auch mit einem handgelenküberbrückenden Fixateur externe (☞ Abb. 3.6) behandelt werden.

- Nach Abschwellung der Weichteile zirkulärer Unterarmgips für 3–4 Wochen
- OP-Indikationen: Instabile und/oder offene Frakturen, Begleitverletzungen.

3

## ? Übungsfragen

❶ Worin unterscheiden sich Unterarmschaftfraktur, Radius- und Ulnafraktur?

❷ Wie sieht die Therapie beim Unterarmschaftbruch des Erwachsenen aus?

❸ Welche Formen der distalen Radiusfraktur werden unterschieden?

## 3.5.12 Handfrakturen

### Handwurzelfrakturen

Handwurzelknochen brechen beim Sturz auf die überstreckte und speichenwärts abgewinkelte Hand. Am häufigsten (70 %) bricht das Kahnbein *(Os naviculare-Fraktur, Scaphoidfraktur)*.

Häufig im Kahnbeinbereich.

### Klinik und Diagnostik

Frische Handwurzelfrakturen sind druckschmerzhaft. Das Handgelenk ist oft nur leicht geschwollen. Bei der Kahnbeinfraktur ist das Handgelenk auf der Radialseite druckschmerzhaft und der Daumen stauchungsempfindlich.
Die Diagnose wird durch das Röntgenbild gestellt: Handgelenk in 2 Ebenen, bei Kahnbeinfraktur zusätzlich so genanntes Navikulare-Quartett bzw. Skaphoidaufnahmen (Röntgenbilder in vier Ebenen). Nicht dislozierte Kahnbeinfrakturen oder Fissuren sind oft nur schwer erkennbar.

- Druckschmerz über der Fraktur
- Oft nur geringe Schwellung
- Röntgen: Handgelenk in 2 Ebenen, Navikulare-Quartett.

Evtl. verzögerte Frakturheilung durch frakturbedingt schlechte Durchblutung.

### Komplikationen

❶ Bei senkrechten Kahnbeinschrägfrakturen ist sehr oft die Blutversorgung des Kahnbeins geschädigt, sodass der Knochen nur unzureichend ernährt wird. Dadurch kommt es zur verzögerten Frakturheilung, die leicht in eine Pseudarthrose (☞ 3.3.3) übergehen kann.

V. a. Kahnbeinfraktur:
- Navikularegips
- Röntgenkontrolle nach 14 Tagen
- Bei gesichertem Befund Gips für 12 Wochen
- Andere Handwurzelknochen: 3 Wochen Unterarmgips.

OP-Indikation:
- Dislozierte oder offene Kahnbeinfrakturen
- Verzögerte Frakturheilung.

### Therapie

❷ Schon bei Verdacht auf eine Kahnbeinfraktur wird ein Unterarmgips angelegt, der das Daumengrundgelenk mit einschließt *(Navikularegips)*. Die Fraktur wird nach 14 Tagen erneut röntgenologisch kontrolliert und kann dann besser nachgewiesen werden, weil das Hämatom bereits resorbiert ist. Bestätigt sich die Fraktur, so wird der Navikularegips für insgesamt 12 Wochen belassen. Frakturen der Handwurzelknochen werden für insgesamt 3 Wochen im Unterarmgips ruhig gestellt.
Indikationen zur Operation sind weit dislozierte oder offene Kahnbeinfrakturen sowie eine verzögerte Frakturheilung.
Die Fragmente können durch eine spezielle Schraube (Navikulareschraube) oder durch einen Knochenspan, der zwischen die Fragmente gesetzt wird (MATTI-RUSSE-Plastik), fixiert werden.

- Schräge Basisfraktur Metakarpale I = BENETT-Fraktur
- Intraartikuläre Basisfraktur Metakarpale I = ROLANDO-Fraktur.

## Mittelhand- und Fingerfrakturen

Mittelhand- und Fingerknochen brechen normalerweise durch direkte Gewalteinwirkung (z. B. beim Boxen). Die Fraktur kann in die angrenzenden Gelenke verlaufen.
Die schräge Basisfraktur des ersten Mittelhandknochens (Daumen) wird als **BENETT-Fraktur** bezeichnet, die intraartikuläre Y-Basisfraktur als **ROLANDO-Fraktur.**

Es dürfen keine Achsen- und Rotationsfehler unbehoben bleiben.

### Klinik und Diagnostik

Bei Mittelhand- und besonders den Fingerfrakturen ist auf die genaue Achsenstellung der Finger zu achten: Abknickungen in der Längsachse und vor allem Drehfehler dürfen nicht übersehen werden.
Die Diagnose wird röntgenologisch gestellt: Die Mittelhand oder die Finger werden in 2 Ebenen geröntgt.

- Palmare Gipsschiene für 3 Wochen bei nicht verschobenen Frakturen
- Fingerschiene für 7 Tage bei Nagelkranzfrakturen

### Therapie

❸ Nicht dislozierte Frakturen werden konservativ behandelt: Eine palmare (an der Handinnenfläche liegende) Gipsschiene in Funktionsstellung (☞ 1.2.6) wird für mindestens 3 Wochen angelegt. Fingerendgliedfrakturen (Nagelkranzfrakturen) werden 7 Tage auf einer Fingerschiene ruhig gestellt. Hämatome unter dem Fingernagel können entfernt werden, indem der Nagel mit einer heißen Nadel durchbohrt wird.

Dislozierte, nicht reponierbare Frakturen, Gelenkfrakturen oder Frakturen, die zur Rotationsfehlstellung geführt haben, werden operiert. Die Osteosynthese wird mit KIRSCHNER-Drähten, Kleinfragment-Zugschrauben oder Miniplättchen durchgeführt.

- Osteosynthese bei verschobenen, nicht zu reponierenden Frakturen, Gelenkfrakturen, Rotationsfehlstellung.

## 3.5.13 Handsehnenverletzungen



Die Beuge- und Strecksehnen der Hand können durch Schnitte oder Stiche verletzt werden oder bei degenerativer Veränderung, z. B. durch Rheuma, schon bei geringen Bewegungen reißen.

### Klinik und Diagnostik

Je nach Art und Lokalisation kommt es zu unterschiedlichen Funktionsausfällen.

Funktionsausfälle abhängig von Art und Lokalisation der Verletzung.

- Verletzungen der tiefen Beugesehnen: Das Fingerendglied kann nicht aktiv gebeugt werden
- Verletzungen der oberflächlichen Sehnen: Die Beugung ist in allen Gelenken eingeschränkt
- Verletzungen der tiefen und oberflächlichen Beugesehnen: Beugung nur noch im Grundgelenk möglich
- Weit distal verletzte Strecksehnen: Das Fingerendglied hängt schlaff herunter und kann nicht mehr aktiv gestreckt werden
- Strecksehnenverletzungen über den Grundgelenken: Das mittlere Fingergelenk ist überstreckt und das Endgelenk gebeugt *(Schwanenhalsdeformität)*
- Strecksehnenverletzung über dem Mittelglied: Das Grundgelenk ist überstreckt, und die Mittelgelenke sind gebeugt. Die Strecksehnen gleiten neben die Gelenkfläche und bilden eine Vertiefung über dem Mittelgelenk *(Knopflochdeformität)*.

Um knöcherne Sehnenausrisse auszuschließen, wird die Hand bzw. der Finger in 2 Ebenen geröntgt.

### Therapie

Grundsätzlich sollten alle glatt durchtrennten Sehnen (auch Beugesehnen) sofort genäht werden. Nur bei ausgedehnten Quetschungen (Infektionsgefahr), stark verschmutzten Weichteilen oder zerstörten Knochen dürfen Sehnenverletzungen erst behandelt werden, nachdem die Wunde gereinigt und der Knochen stabilisiert wurde.

- Sofortige Sehnennaht aller glatt durchtrennten Sehnen
- Ausnahme: Schwere Weichteilschäden, knöcherne Verletzungen.

Die Sehnenstümpfe werden mit Nähten aneinander gefügt. Können die Stümpfe nicht spannungsfrei adaptiert werden, kann die Sehne durch ein Transplantat (z. B. Sehne des M. plantaris) ersetzt werden. Sog. *Ausziehnähte* verhindern, dass die genähten Sehnenbereiche unter Spannung kommen.

Postoperativ:
- Dynamische Gipsschiene nach Kleinert bei Beugesehnennaht
- Volare Gipsschiene bei Strecksehnennaht.

### Nachbehandlung

❹ **Dynamische Gipsschiene nach Kleinert:** Nach einer Beugesehnennaht an der Hand wird der Unterarm in eine dorsale Gipsschiene gelegt (Grundgelenke sind leicht gebeugt). Mit Gummizügeln werden die Finger am Gips über dem Handgelenk volarseitig (hohlhandseitig) befestigt. Dadurch sind die Beugesehnen entspannt (passive Beugung zur besseren Heilung) und können aktiv gegen den elastischen Widerstand gestreckt werden (verhindert Verwachsungen)

- **Volare Gipsschiene:** Bei Strecksehnennähten wird die Hand in Funktionstellung (Normalstellung) ruhig gestellt.

## 3.5.14 Karpaltunnel-Syndrom

Kompression des N. medianus im Verlauf durch den Karpaltunnel.

❺ Beim Karpaltunnel-Syndrom wird der Nervus medianus in seinem Verlauf durch den Karpaltunnel von dem darüberliegenden queren Handwurzelband (Lig. carpi transversum) eingeengt. Häufig ist das benachbarte Bindegewebe geschwollen und verdickt.

### Klinik und Diagnostik

Parästhesien, Schmerzen im I.–III. Finger, Atrophie der Daumenballenmuskulatur.

Diagnostik: Klinik, Elektromyographie.

Es treten Gefühlsstörungen (Parästhesien) und Schmerzen auf. Die Schmerzen betreffen den I. bis III. Finger und strahlen häufig in den Unterarm aus. Die Daumenballenmuskulatur schrumpft allmählich, weil der N. medianus, der diese Muskeln versorgt, durch den permanenten Druck geschädigt wird. Typisch sind nächtliche Beschwerden, die den Patienten wach werden lassen.

Die Diagnose wird klinisch anhand der Symptome gestellt und kann vom Neurologen bestätigt werden, indem die verminderte Nervenleitung (motorische und sensible Störungen) gemessen wird *(Elektromyographie)*. Die Erregungsleitung kann zunächst verlangsamt und später komplett unterbrochen sein.

### Therapie

- Schonung bzw. Ruhigstellung des Handgelenks, lokale Kortisoninjektion
- OP-Indikation: Starke Schmerzen, Daumenballenatrophie.

❻ Das Handgelenk wird tagsüber geschont und nachts in einer Schiene ruhig gestellt. Zur Abschwellung wird Kortison in den Karpaltunnel injiziert.

Operative Maßnahmen sind indiziert bei starken Schmerzen, im fortgeschrittenen Stadium (Schwäche der Daumenballenmuskulatur) und bei erfolgloser konservativer Behandlung. Die Beugefalten des Handgelenks werden eingeschnitten und das darunter liegende querverlaufende Handwurzelband gespalten. Dadurch wird der Nerv entlastet. Anschließend muss der Arm hochgelagert werden, um Weichteilschwellungen durch das Operationstrauma zu minimieren.

## 3.5.15 DUPUYTREN-Kontraktur

❼ Die DUPUYTREN-Kontraktur bezeichnet eine Beugekontraktur der Finger (besonders IV. und V.) in den Grund-, Mittel- und Endgelenken. Sie entsteht durch bindegewebigen Umbau der Hohlhand-Sehnenplatte (Palmar-Aponeurose). Durch Verminderung der elastischen Fasern verhärtet und schrumpft die Sehnenplatte und bildet derbe Stränge und Knoten. Die Ursache ist unklar. Diskutiert werden erbliche Faktoren sowie ein Zusammenhang mit rheumatischen Erkrankungen, Lebererkrankungen, Diabetes mellitus und Alkoholmissbrauch. Männer erkranken häufiger als Frauen.

Beugekontraktur der Finger, insbesondere IV und V, durch bindegewebige Veränderungen der Palmar-Aponeurose.

### Klinik und Diagnostik

Symptome sind schmerzlose derbe Stränge und knotige Verhärtungen in der Handinnenfläche und den Fingerbeugeseiten. Die Hohlhandsehne ist geschrumpft, sodass die Finger in gebeugter Stellung fixiert sind. Nach den Symptomen werden vier Schweregrade eingeteilt:

- *Stadium I:* Einzelner derber Strang, kleine Knötchen, noch keine Schrumpfung (Beugekontraktur)
- *Stadium II:* Mehrere derbe Stränge, beginnende Beugekontraktur, der Finger kann im Grundgelenk nicht mehr gestreckt werden
- *Stadium III:* Die Beugekontraktur nimmt zu, die Mittelgelenke können nicht mehr gestreckt werden
- *Stadium IV:* Maximale Beugekontraktur, die zu Überstreckung der Endgelenke führt.

Die Diagnose wird klinisch (Tastbefund) gestellt.

- Schmerzlose derbe Sehnenstränge und tastbare Knoten
- Vier Schweregrade.

### Therapie

❽ Eine Operation ist indiziert, wenn die Fingerbeweglichkeit eingeschränkt ist und damit die Greiffunktion behindert wird. Ziel der Operation ist es, die Fingerbeweglichkeit wieder herzustellen. Je nach Schweregrad des Befundes wird die Hohlhandsehne teilweise *(partielle Fasziektomie)* oder komplett *(totale Fasziektomie)* entfernt.
Weitere Verfahren sind die Strangdurchtrennung oder ein lokaler Einschnitt *(limited fasciectomy)* in die bindegewebige Verhärtung. Der intraoperativ angelegte Kompressionsverband wird am nächsten Tag gewechselt. Mit physiotherapeutischen Übungen wird ab dem 5. postoperativen Tag begonnen.

- Operation bei eingeschränkter Fingerfunktion: Resektion der Hohlhandsehne, Strangdurchtrennung, oder lokale Fasziektomie
- Physiotherapie ab 5. Tag postoperativ.

## ? Übungsfragen

❶ Welche Komplikationen sind bei Kahnbeinfrakturen möglich?

❷ Beschreiben Sie die Therapie bei Kahnbeinfrakturen!

❸ Wie werden Mittelhand- und Fingerfrakturen behandelt?
❹ Wann ist eine KLEINERT-Gipsschiene indiziert, wann eine volare Gipsschiene?
❺ Was versteht man unter einem Karpaltunnel-Syndrom?
❻ Wie wird das Karpaltunnel-Syndrom behandelt?
❼ Was versteht man unter einer DUPUYTREN-Kontraktur?
❽ Wie wird die DUPUYTREN-Kontraktur behandelt?

# 3.6 Becken und untere Extremitäten

## 3.6.1 Beckenfrakturen

### Beckenrandfrakturen

Bei Beckenrandfrakturen statische Funktion des Beckens nicht beeinträchtigt.

Beckenrandfrakturen entstehen durch direkte Gewalteinwirkung auf das Becken. Dabei kann entweder die Beckenschaufel brechen (☞ Abb. 3.14) oder es kommt zu Abrissfrakturen durch den muskulären Zug an Knochenansätzen, z. B. am Darmbeinstachel und am Sitzbeinhöcker. Begleitverletzungen sind bei Beckenrandfrakturen selten. Im Gegensatz zur Beckenringfraktur bleibt bei der Beckenrandfraktur die Kontinuität des Beckens und damit die statische Funktion erhalten.

- Druckschmerz und Hämatom über der Fraktur
- Evtl. Prellmarken.

#### Klinik und Diagnostik

Symptome sind Prellmarken, Schwellung, Hämatom und Druckschmerz über der Fraktur. Die Diagnose wird durch das Röntgenbild (Beckenübersichtsaufnahme, evtl. Steißbein seitlich) gesichert.

Bettruhe nach Beschwerdebild.

#### Therapie

Beckenrandfrakturen werden konservativ behandelt mit Analgetikagabe und Bettruhe in der ersten schmerzintensiven Phase, wobei frühzeitig mit physiotherapeutischen Übungen begonnen werden kann.

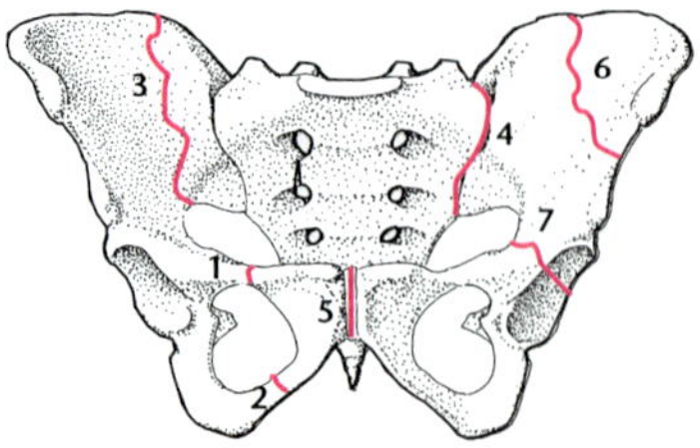


1 Obere Schambeinfraktur
2 Untere Schambeinfraktur
1 + 2 Vordere Beckenringfraktur
3 Hintere Beckenringfraktur
4 Ileosakralfugensprengung
5 Symphysensprengung
6 Beckenschaufelfraktur
7 Acetabulumfraktur

**Abb. 3.14** Beckenfrakturen. [A300-190]

## Beckenringfrakturen

❶ Beckenringfrakturen (☞ Abb. 3.14) entstehen durch erhebliche Gewalteinwirkung, z.B. durch Sturz aus größer Höhe. Meistens bestehen noch weitere Verletzungen im Rahmen eines Polytraumas (☞ 3.2.2). Bei Beckenringfrakturen ist die Kontinuität des Beckenrings unterbrochen. Zu den Beckenringfrakturen gehören die vordere Beckenringfraktur, die Symphysensprengung, die Ileosakralfugensprengung (ISG-Sprengung) und die hintere Beckenringfraktur.

Bei der Beckenringfraktur ist die Kontinuität des Beckens unterbrochen.

Besondere Frakturformen sind die:

- **Schmetterlingsfraktur,** eine Kombination aus vorderer Beckenringfraktur rechts *und* links
- MALGAIGNE-Fraktur (doppelte Ringfraktur), bei der eine vordere Beckenringfraktur oder Symphysensprengung *und* eine hintere Beckenringfraktur oder eine Ileosakralfugensprengung besteht.

Besondere Frakturformen:

- Schmetterlingsfraktur
- MALGAIGNE-Fraktur.



❷ Eine typische Begleitverletzung, besonders der doppelten Ringfrakturen, ist der Harnröhrenabriss.

Typische Begleitverletzung: Harnröhrenabriss.

### Klinik und Diagnostik

Bei der klinischen Untersuchung erscheint das Becken deformiert und instabil, das Bein der betroffenen Seite ist verkürzt. Meist bestehen starke Schmerzen, eine Bewegungseinschränkung sowie Hämatome über dem Frakturbereich und evtl. Prellmarken. Die Diagnose wird durch das Röntgenbild (Beckenübersicht) oder im CT gesichert.

- Klinisch instabiles Becken, Beinverkürzung, Schmerzen, Bewegungseinschränkung, Hämatome, Prellmarken
- Röntgenologische Diagnosestellung.

### Komplikationen

Ausgedehnte Beckenringfrakturen, meist im Rahmen eines Polytraumas, bluten oft sehr stark nach retroperitoneal, sodass ein Volumenmangelschock mit Blutdruckabfall und Tachykardie entstehen kann. Bei ausgedehnten Beckenfrakturen kann als Verletzungsfolge eine Beinlängendifferenz bestehen bleiben.

- Hoher Blutverlust → Volumenmangelschock
- Evtl. bleibende Beinverkürzung.

### Therapie

Ziel der Behandlung ist es, das instabile Becken wieder zu stabilisieren, die Hüftgelenke wieder auf die gleiche Höhe zu bringen und die Verformung des Beckenringes auszugleichen. Abgesehen von der speziellen Behandlung der Fraktur sind auch Begleitverletzungen sofort zu versorgen, z.B. erfordert ein Harnröhrenabriss eine Operation.

- *Konservative Maßnahmen:* Indiziert bei nicht oder nur geringfügig dislozierten Beckenringfrakturen; Bettruhe für die erste schmerzintensive Phase und Antiphlogistika, z.B. Voltaren®, zur Schmerzbehandlung, Vollbelastung spätestens nach 2 Wochen möglich

- Konservative Therapie bei stabilen Frakturen

- Operative Therapie bei dislozierten Frakturen.

- *Operative Maßnahmen:* Indiziert bei instabilen Frakturen. Die Stabilisierung erfolgt durch Plattenosteosynthesen oder einen Fixateur externe (☞ 3.2.4). Im Rahmen der Notfallstabilisierung beim Polytrauma kann eine Beckenzwinge oder ein Fixateur externe verwendet werden.

### Azetabulumfraktur

Fraktur der Hüftgelenkpfanne.

Frakturen der Hüftgelenkspfanne *(Azetabulumfrakturen)* entstehen durch direkte (z. B. seitlichen Schlag auf den Trochanter) oder indirekte Gewalteinwirkung auf das Hüftgelenk (☞ Abb. 3.14). Ein häufiger Verletzungsmechanismus mit indirekter Gewalteinwirkung ist die sog. **dashboard-injury** (Armaturenbrettverletzung) im Rahmen eines Verkehrsunfalls. Dabei prallt das Knie gegen das Armaturenbrett (engl. *dashboard*) und die Kraft wird über den Femur auf die Hüftgelenkpfanne fortgeleitet, die dann frakturiert.

#### Klinik und Diagnostik

Beinverkürzung, Bewegungseinschränkung, Schmerzen, Außenrotationsfehlstellung, evtl. Sensibilitäts- und Motorikstörungen an Unterschenkel und Fuß.

❸ Symptome sind Beinverkürzung, Bewegungseinschränkung, Stauchungsschmerz. Das Bein liegt nach außen gedreht (Außenrotationsfehlstellung). Bei zusätzlicher Verletzung des N. ischiadicus treten am Unterschenkel und Fuß Gefühlsstörungen auf. Die aktive Beugung und Streckung im oberen Sprunggelenk ist dann eingeschränkt.

Röntgen: Beckenübersicht, Ala- und Obturatoraufnahme.

Die Diagnose wird röntgenologisch anhand der Beckenübersicht-, Ala- (vorderer Pfannenrand beurteilbar) und Obturatoraufnahme (hinterer Pfannenrand beurteilbar) gestellt. Meistens wird zur genaueren Beurteilung und Planung der Therapie ein CT durchgeführt.

#### Therapie

- Konservativ bei unverschobenen, relativ stabilen Frakturen
- OP bei Gefäß-und Nervenschäden sowie instabilen Frakturen mit abgebrochenem hinteren Pfannenrand.

Als erste Maßnahme wird der luxierte Hüftkopf reponiert. Danach wird die Fraktur zunächst nur unter Längszug (suprakondyläre Extension) oder in Kombination mit einem Seitzug (trochantäre Extension) ruhig gestellt.

Ist der hintere Pfannenrand abgebrochen, kann das dorsale Fragment oft nicht ausreichend reponiert werden. Bei diesen instabilen Frakturen oder bei Gefäß- und Nervenverletzungen werden die Fragmente operativ reponiert und mit einer Platte stabilisiert. Das Bein kann in der Regel bereits nach 1 Woche teilbelastet werden (Auftreten mit 10 kg Körpergewicht) und ist nach rund 8 Wochen voll belastbar.

Eine konservative Therapie ist bei unverschobenen und relativ stabilen Frakturen indiziert. Eine Langzeit-Extensionsbehandlung über mindestens 6–8 Wochen wird wegen der langen Immobilisierung heute nur noch in Ausnahmenfällen angewandt.

## ? Übungsfragen

1. Welche Arten von Beckenringfrakturen werden unterschieden?
2. Welche Begleitverletzung ist typisch für Beckenringfrakturen?
3. Beschreiben Sie die Klinik und Diagnostik der Azetabulumfrakturen!



## 3.6.2 Hüftgelenksluxation

❶ Starke Kräfte, die das Bein stauchen und nach außen oder innen drehen, z.B. beim Anpralltrauma mit dem Knie gegen das Armaturenbrett des Autos, hebeln den Hüftkopf aus der Pfanne. Es werden vier Luxationsrichtungen unterschieden: nach hinten oben (häufigste Luxation), nach hinten unten, nach vorne oben sowie nach vorne unten.

Luxation nach:
- Hinten oben
- Hinten unten
- Vorne oben
- Vorne unten.

### Klinik und Diagnostik

Das luxierte Bein ist verkürzt und in der Bewegung schmerzhaft eingeschränkt. Zusätzlich kann das Bein gebeugt und nach innen gedreht (bei Verrenkungen nach hinten) oder abgespreizt und nach außen gedreht (bei Verrenkungen nach vorne) sein. Hüftgelenksluxationen gehen oft mit Azetabulumfrakturen einher (☞ 3.6.1). Begleitverletzungen von Nerven und Gefäßen sind möglich.
Die Diagnose wird anhand der Röntgenaufnahmen (Hüfte in 2 Ebenen) gestellt.

- Beinverkürzung, Rotationsfehlstellung, Bewegungseinschränkung
- Oft kombiniert mit Azetabulumfraktur
- Röntgenologische Diagnosestellung.

### Therapie

❷ Der Hüftkopf muss so schnell wie möglich in die Pfanne reponiert werden, da es sonst zu bleibenden Nervenschäden und auf Grund der Durchblutungsstörung z.B. zu einer Hüftkopfnekrose (☞ 3.6.3) kommen kann.
Die Reposition wird in Narkose bei entspannter Muskulatur (Muskelrelaxation) durchgeführt. Man fixiert das Becken mit einem Gurt und beugt das Bein im Hüftgelenk um 90°. Anschließend wird am Oberschenkel kräftig gezogen, bis der Hüftkopf in die Pfanne schnappt. Das Repositionsergebnis muss röntgenologisch gesichert werden. Das Becken wird dann für einige Tage ruhiggestellt, dann sollte für 2 Wochen Teilbelastung erfolgen. Bei nicht reponiblen Luxationen oder Begleitverletzungen (z.B. Schenkelhalsfraktur, Läsion des Nervus ischiadicus) sollte operativ vorgegangen werden.

Sofortige Reposition in Narkose, anschließend Röntgenkontrolle.

## 3.6.3 Hüftkopfnekrose

Typische Komplikation einer Hüftluxation und einer medialen Schenkelhalsfraktur.

❸ Durch eine mangelnde Durchblutung der Hüftkopfgefäße wird der Knochen nicht ausreichend ernährt (lokale Ischämie) und stirbt allmählich ab. Der Gelenkknorpel bleibt zunächst noch intakt. Die Hüftkopfnekrose ist eine typische Komplikation nach länger bestehender Hüftgelenksluxation (☞ 3.6.2) oder nach medialen Schenkelhalsfrakturen (☞ 3.6.5).

- Schmerzen
- Entlastungshinken
- Röntgenologisch typische Knochenstrukturveränderungen.

### Klinik und Diagnostik

Symptome treten vor allem bei Belastung auf. Der Patient klagt über ziehende Schmerzen im Hüftgelenk und belastet daher das Bein nicht voll *(Entlastungshinken)*. Im Röntgenbild zeigen sich typische Veränderungen der Knochenstruktur des Hüftkopfes.

- Umstellungsosteotomie bei jungen Patienten, Endoprothese bei älteren Patienten.

### Therapie

❹ Bei jüngeren Patienten wird der nekrotische Anteil des Hüftkopfes durch eine *Umstellungsosteotomie* aus der Belastungszone gedreht. Man trennt den Schenkelhals ab und fixiert ihn in der gewünschten Stellung neu. Bei älteren Patienten wird der abgestorbene Hüftkopf entfernt und durch eine Endoprothese ersetzt.

## 3.6.4 Koxarthrose

Degeneration des Gelenkknorpels.

Risikofaktoren:
- Angeborene oder traumatische Deformitäten
- Achsenfehlstellungen
- Hüftkopfnekrose
- Entzündliche Veränderungen.

Die Koxarthrose ist eine Degeneration des Gelenkknorpels durch übermäßige Beanspruchung des Gelenks. Die Veränderungen finden sich vorwiegend im höheren Alter.

❺ Die Entstehung der Koxarthrose wird begünstigt durch angeborene (z.B. Hüftdysplasie) oder traumatische Deformitäten (z.B. Azetabulumfrakturen), ungünstige Druckverteilung im Hüftgelenk (z.B. Achsenfehlstellungen), mangelnde Knochenernährung (z.B. Hüftkopfnekrose), Übergewicht sowie entzündliche Reizungen (z.B. Rheuma).

Frühsymptome:
- Belastungsschmerz
- Morgensteifigkeit
- Anlaufbeschwerden
- Röntgenologische Diagnosestellung.

### Klinik und Diagnostik

❻ Erste klinische Zeichen sind Belastungsschmerzen, Morgensteifigkeit und Anlaufbeschwerden. Ruheschmerzen und Bewegungseinschränkungen sind späte Symptome der Arthrose.

Die Diagnose wird röntgenologisch gestellt: Verschmälerter oder fehlender Gelenkspalt, Knochenrandwülste, deformierte Gelenkflächen.

### Therapie

Durch Entlastung des Gelenkes soll die Knorpelregeneration gefördert werden. Physikalische Maßnahmen fördern die Durchblutung und entspannen die Muskulatur, z.B. Fangopackungen,

Wärme, Massagen. Eine Schmerzbehandlung wird mit Antiphlogistika begonnen.
Bei jüngeren Patienten kann versucht werden, den Hüftkopf aus der Belastungszone zu drehen (Umstellungsosteotomie). Bei älteren Patienten (in der Regel älter als 60 Jahre) werden Hüftkopf und Pfanne durch eine Totalendoprothese (künstliches Hüftgelenk; kurz TEP) ersetzt.

Umstellungsosteotomie bei jungen Patienten, Prothese bei älteren Patienten.

## ? Übungsfragen

1. Wie entsteht eine Hüftgelenksluxation?
2. Warum ist die schnelle Reposition der Hüftgelenksluxation wichtig?
3. Wie bildet sich eine Hüftkopfnekrose?
4. Beschreiben Sie die Therapie der Hüftkopfnekrose
5. Nennen Sie die Ursachen der Koxarthrose!
6. Welche Symptome treten bei einer Koxarthrose auf?

## 3.6.5 Oberschenkelfrakturen

### Hüftkopffraktur

Hüftkopffrakturen (*Femurkopffrakturen*, ☞ Abb. 3.15) sind äußerst selten. Sie entstehen meist durch Abscher- oder Impressionskräfte bei Hüftluxationen und Pfannenfrakturen. Die knorpelige Gelenkfläche und der darunter liegende Knochen werden eingedrückt *(osteochondrale Impressionsfrakturen)* oder Knochensegmente werden vom Hüftkopf abgesprengt *(Abscherfrakturen)*.
Die Abscherfraktur wird nach PIPKIN eingeteilt:

- *PIPKIN I*: Die Fraktur verläuft unterhalb der Hüftkopfgrube (Fovea capitis femoris mit ernährendem Gefäß)
- *PIPKIN II*: Die Fraktur verläuft über die Hüftkopfgrube hinweg
- *PIPKIN III*: Typ I oder II kombiniert mit medialer Schenkelhalsfraktur
- *PIPKIN IV*: Typ I oder II kombiniert mit Pfannenfraktur.

Einteilung der Hüftkopffrakturen nach PIPKIN I bis IV.

### Klinik und Diagnostik

Die Symptome entsprechen der Luxation (☞ 3.6.2) und/oder der Pfannenfraktur (Azetabulumfraktur, ☞ 3.6.1). Um die Diagnose zu bestätigen, werden Röntgenaufnahmen der Hüfte in 2 Ebenen sowie bei Impressionsfrakturen ein CT angefertigt.
Relativ häufige Komplikationen sind eine Hüftkopfnekrose (☞ 3.6.3) oder eine posttraumatische Koxarthrose (☞ 3.6.4).

Komplikationen:
- Hüftkopfnekrose
- Koxarthrose.

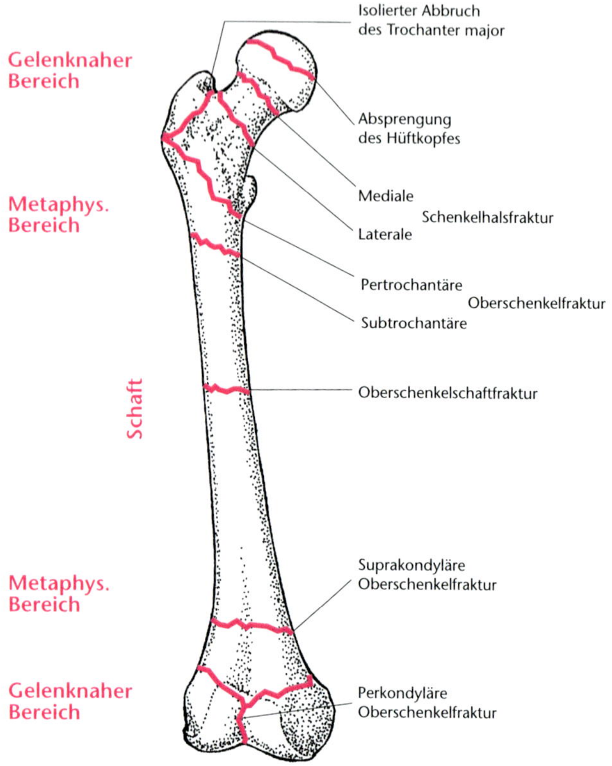


**Abb. 3.15** Oberschenkelfrakturen. [A300-190]

- Entlastung und Physiotherapie
- OP bei dislozierten Frakturen
- Später oft TEP erforderlich.

### Therapie

Nicht dislozierte Frakturen werden konservativ mit Entlastung des Beines und physiotherapeutischen Übungen behandelt. Nach 4–6 Wochen wird das Bein zunehmend belastet. Dislozierte und nicht reponible Fragmente werden operativ reponiert und verschraubt. Mittel- bis langfristig ist oftmals eine Hüft-TEP erforderlich.

## Schenkelhalsfrakturen

Typische Verletzung des alten Menschen.

❶ Die Schenkelhalsfraktur (☞ Abb. 3.15) ist die typische und häufige Verletzung älterer Frauen. Der Knochen hat durch den Knochenabbau im Alter an Festigkeit verloren und bricht innerhalb (**mediale Schenkelhalsfrakturen**) oder außerhalb der Gelenkkapsel (**laterale Schenkelhalsfrakturen**).
Ist das Bein während des Unfalls abgespreizt (**Abduktionsfraktur**), stauchen die Fragmente ineinander. Dadurch sind diese Frakturen meist stabil. Wesentlich häufiger ist das Bein jedoch an den Körper herangeführt (**Adduktionsfraktur**). Die Adduktionsfrakturen sind i. d. R. instabil.
Abhängig von der Größe des Winkels, der zwischen der Frakturlinie und der Horizontalen eingeschlossen wird, werden Schen-

kelhalsfrakturen nach Pauwels in drei Grade eingeteilt. Dabei ist **Pauwels I** ein flacher Winkel zwischen Frakturlinie und Horizontaler (< 30°), **Pauwels II** ein mittlerer (30–50°) und **Pauwels III** ein steiler Winkel (> 50°). Je größer der Winkel, desto instabiler ist die Fraktur.

Einteilung nach Pauwels I bis III.

### Klinik und Diagnostik

❷ Typisch sind Schmerzen in der Leiste, ein nach außen gedrehtes (Außenrotationsfehlstellung) und verkürztes Bein. Eine Belastung ist nicht möglich. Eingestauchte Frakturen verursachen in der Regel deutlich geringere Beschwerden.
Die Diagnose wird anhand der Röntgenaufnahmen gestellt: Beckenübersicht (wegen Begleitverletzungen), Hüfte in 2 Ebenen mit Oberschenkelschaft.

Schmerzen, Außenrotationsfehlstellung, Beinverkürzung.

Röntgen: Beckenübersicht, Femur in 2 Ebenen.

3

### Therapie

❸ Nur die seltenen eingestauchten Frakturen werden konservativ behandelt. Dabei wird eine frühzeitige Mobilisierung unter Vollbelastung angestrebt. Sollte sich die Fraktur verschieben, muss sie operiert werden.
Wann welche Operation durchgeführt wird, hängt von verschiedenen Faktoren ab:

- Bei jüngeren Patienten (bis 65 Jahre) mit medialer Schenkelhalsfraktur wird der Hüftkopf verschraubt, in der Hoffnung, ihn damit erhalten zu können. Diese Patienten müssen anschließend immer wieder kontrolliert werden, damit eine evtl. auftretende Hüftkopfnekrose rechtzeitig erkannt wird
- Bei älteren Patienten wird bei einer medialen Schenkelhalsfraktur wegen der Gefahr einer Hüftkopfnekrose (☞ 3.6.3) oder von Pseudarthrosen (☞ 3.3.3) das Gelenk durch eine Prothese ersetzt. Hierbei werden entweder Hüftkopf und Hüftpfanne ersetzt (Totalendoprothese, TEP) oder nur der Hüftkopf (Hemiprothese)
- Bei lateraler Schenkelhalsfraktur wird eine dynamische Hüftschraube (DHS, ☞ Abb. 3.6) verwendet. Die DHS verschraubt mit ihrem Gewinde den Femurkopf und gleitet mit ihrem Schaft in einer Hülse, die zusammen mit einer Platte am lateralen Oberschenkelknochen befestigt wird. Dadurch bewegt sich der Femurkopf bei Belastung zum Oberschenkelknochen hin, und die Fraktur wird eingestaucht.

Konservatives Vorgehen nur bei eingestauchten Frakturen, sonst Osteosynthese mit Schrauben, DHS oder Gelenkersatz.

### Pflege

Für die Mobilisation von Patienten nach Hüft-TEP-Einsatz hat die Luxationsprophylaxe erste Priorität. Es gilt, Bewegungen im Hüftgelenk zu vermeiden, die den Hüftkopf aus der Gelenkpfanne hebeln könnten. Das heißt: Keine Beugung im Gelenk über ca. 60° und keine Innen- bzw. Außenrotation des betroffenen Beines je nach operativem Zugang!

## Trochantäre Frakturen

Pertrochantäre und subtrochantäre Frakturen.

Starke Biege- und Drehbewegungen führen zu Frakturen im Trochanterbereich (☞ Abb. 3.15). Es werden **pertrochantäre Frakturen**, die durch den großen Rollhügel (Trochanter major) verlaufen, und **subtrochantäre Frakturen** unterhalb des Trochanter major unterschieden. Häufig ist der kleine Rollhügel (Trochanter minor) zusätzlich abgesprengt.

### Klinik und Diagnose

Gleiche Symptome und Diagnostik wie bei der Schenkelhalsfraktur (☞ 3.6.5).

### Therapie

Immer Osteosynthese: DHS oder Gamma-Nagel.

Trochantere Frakturen werden immer operativ behandelt. Verfahren sind:
- *Dynamische Hüftschraube* (DHS, ☞ Abb. 3.6)*:* Bei allen relativ stabilen pertrochantären Frakturen. Das Bein kann nach der OP meist sofort voll belastet werden (Frühmobilisation älterer Patienten). Durch die Belastung staucht die Fraktur ein und wird stabil
- *Gamma-Nagel:* Dabei handelt es sich um einen speziellen intramedullären Nagel (Marknagel), der zur Stabilisierung nahezu aller proximalen Femurfrakturen verwendet werden kann. Distal wird der Nagel mit zwei kleinen Verriegelungsschrauben am Femurschaft fixiert. Eine große, in den Schenkelhals eingedrehte Schraube kann im Marknagel gleiten. Dadurch werden die Fragmente bei Belastung eingestaucht. Wie bei allen Marknagelverfahren besteht der Vorteil im kleinen operativen Zugang und der geschlossen bleibenden Bruchzone.

## Oberschenkelschaftfrakturen

Häufig bei Polytrauma.

Schaftfrakturen (☞ Abb. 3.15) entstehen durch direkte Gewalteinwirkung, oft im Rahmen eines Polytraumas.

### Klinik und Diagnostik

Schmerzen, Oberschenkel verkürzt und verformt, oft Rotationsfehlstellung.

Der Oberschenkel ist verkürzt und verformt. Der Patient hat starke Schmerzen und kann das Bein nicht belasten. Oft besteht eine Rotationsfehlstellung. Die Diagnose wird anhand des Röntgenbildes (Oberschenkel mit Hüfte und Kniegelenk in 2 Ebenen) gestellt.

### Komplikationen

- Volumenmangelschock
- Gefäß- und Nervenverletzungen
- Hüft- und Kniegelenkverletzungen.

Oberschenkelschaftfrakturen gehen mit einem erheblichen Blutverlust einher und können zum Volumenmangelschock führen. Auf Gefäß- und Nervenverletzungen, insbesondere der A. femoralis, ist zu achten (periphere Pulskontrollen!). Zusätzlich muss man auf Verletzungen an den benachbarten Gelenken (Hüft- und Kniegelenk) achten.

### Therapie

❹ Konservative Maßnahmen (Becken-Bein-Gips) werden nur bei Kindern bis zu 4 Jahren durchgeführt.
Operative Verfahren sind:

- *Marknagelung:* Bei Querfrakturen oder kurzen Schrägfrakturen im mittleren Schaftdrittel. Bei Frakturen mit Biegungskeil, mehreren Fragmenten oder Rotationsinstabilität wird der Nagel durch Schrauben am oberen und unteren Nagelende im Knochen fixiert *(Verriegelungsnagel)*
- *Plattenosteosynthese:* Sie wird bei Gefäß- und Nervenverletzungen und bei Frakturen im oberen und unteren Schaftdrittel angewendet. Nachteilig ist die extrem große Wundfläche mit Eröffnung der Frakturzone
- *Fixateur externe:* Indiziert bei komplizierten offenen Frakturen mit ausgedehnten Weichteilschäden, infizierten Frakturen und im Rahmen eines Polytraumas.

- Konservatives Vorgehen nur bei kleinen Kindern
- Ansonsten Osteosynthese mit Marknagel, Platten oder Fixateur externe.

## Distale Oberschenkelfrakturen

❺ Distale Femurfrakturen entstehen durch direkte Gewalteinwirkung, z.B. Anpralltraumen. Nach dem Frakturlinienverlauf werden *suprakondyläre* (oberhalb der bauchigen Gelenkhöcker = Kondylen) und *perkondyläre* (durch die Kondylen verlaufende) Frakturen unterschieden (☞ Abb. 3.15).
Suprakondyläre Frakturen neigen wegen des muskulären Zuges (M. gastrocnemius) zu starken Verschiebungen. Mögliche Begleitverletzungen sind Tibiakopf- und Patellafrakturen sowie Gefäß- (A. poplitea) und Nervenverletzungen, Meniskus- und Bänderschäden.

Suprakondyläre und perkondyläre Femurfrakturen.

### Klinik und Diagnostik

Das Knie ist geschwollen und schmerzt. Oft bestehen begleitende Weichteilverletzungen. Der Patient kann das Knie nicht bewegen und nicht belasten. Distale Femurfrakturen gehen nicht selten mit einer Gefäßverletzung (A. und V. poplitea) einher. Daher muss die periphere Durchblutung kontrolliert werden. Perkondyläre Frakturen bluten in das Kniegelenk ein *(Hämarthros)*.
Die Diagnose wird mit Röntgenbildern (Oberschenkel mit Kniegelenk in 2 Ebenen) gestellt. Um knöcherne Begleitverletzungen im Becken auszuschließen, muss eine Beckenübersichtsaufnahme gemacht werden.

- Leitsymptom: Hämarthros bei perkondylären Frakturen
- Häufig begleitende Weichteilschäden
- Röntgen: Oberschenkel und Kniegelenk in 2 Ebenen, Beckenübersicht.

### Therapie

- **Operative Verfahren:** Sind indiziert bei allen Frakturen mit Gelenkbeteiligung. Um eine frühzeitige Arthrose zu verhindern, muss die Gelenkfläche so exakt wie möglich rekonstruiert werden. Als Osteosyntheseverfahren stehen die *dynamische Kondylenschraube* (DCS, Prinzip wie DHS, ☞ 3.6.5) oder

- OP bei Frakturen mit Gelenkbeteiligung und dislozierten Frakturen spezielle Platten (95° Kondylenplatte, Kondylenabstützplatte) zur Verfügung. Defekt- oder Trümmerzonen können mit körpereigener Spongiosa (aus dem Beckenkamm) aufgefüllt werden. Nach der Operation wird der Oberschenkel zunächst in einer Gipsschale ruhig gestellt, bis die Wunde abgeheilt ist. Danach wird ein Oberschenkelgips angelegt, bis die Fraktur knöchern überbrückt ist (ca. 12 Wochen)

- Konservative Therapie selten bei nicht dislozierten, suprakondylären Frakturen.

- **Konservative Behandlung:** Nicht dislozierte, suprakondyläre Frakturen können für 6–8 Wochen in seltenen Fällen im Oberschenkelgips ruhig gestellt werden. Eine Extensionsbehandlung wird heute nur noch in der Phase der Operationsvorbereitung vorgenommen.

### ? Übungsfragen

1. Worin unterscheiden sich mediale von lateralen Schenkelhalsfrakturen?
2. Welche Symptome entstehen bei einer Schenkelhalsfraktur?
3. Wie werden Schenkelhalsfrakturen behandelt?
4. Wie sieht die Therapie bei Oberschenkelschaftfrakturen aus?
5. Wie werden distale Oberschenkelfrakturen eingeteilt?

## 3.6.6 Kniegelenkverletzungen

### Bandverletzungen

- Ursache: Verdrehung, starke Flexion oder Extension des Kniegelenkes
- »Unhappy-triad« = Ruptur des
  - vorderen Kreuzbandes
  - medialen Seitenbandes
  - Innenmeniskus.

Zum Kapsel-Band-Apparat des Kniegelenks gehören die Kreuzbänder, die lateralen und medialen Seitenbänder, die Gelenkkapsel und im weiteren Sinne der Patellahalteapparat sowie Muskel- und Sehnenansätze in der direkten Umgebung des Knies. Bei Verdrehung, starker Beugung oder Überstreckung des Kniegelenks können alle diese Strukturen gedehnt werden (Kniegelenk bleibt stabil) oder reißen (Kniegelenk wird instabil). Nicht selten sind verschiedene Verletzungen kombiniert, was z. B. zum Begriff der »**unhappy-triad-Verletzung**« geführt hat (Kombinationsverletzung mit Riss des vorderen Kreuzbandes, des medialen Seitenbandes und des Innenmeniskus). Die genaue Beschreibung jeder einzelnen Verletzung ist solchen zusammenfassenden Begriffen aber immer vorzuziehen.

Schmerzen, Bewegungseinschränkung, Kniegelenkerguss.

### Klinik und Diagnostik

Frische Kapsel-Band-Verletzungen können sehr schmerzhaft sein, wodurch die Bewegung und die Belastung eingeschränkt sind. Häufig entsteht ein blutiger Gelenkerguss (Hämarthros).

❶ Die erste diagnostische Maßnahme bei deutlich geschwollenem Gelenk und Ergussbildung ist der Ausschluss knöcherner Verletzungen: Dazu werden Röntgenbilder in 2 Ebenen angefertigt. Dann wird das Gelenk punktiert. Ist der Kniegelenkerguss blutig, kann von einer Verletzung der Bänder und/oder der Gelenkkapsel ausgegangen werden.

Diagnostik: Kniegelenk in 2 Ebenen, nach Ausschluss knöcherner Verletzungen Ergusspunktion.

Die weiteren Untersuchungen der Kniegelenksstabilität sind manchmal weniger schmerzhaft, nachdem das Gelenk durch die Punktion entlastet wurde. Der Arzt untersucht das Knie auf:

- **Schubladenphänomen:** Der Patient liegt auf dem Rücken, das Kniegelenk ist 90° gebeugt. Der Arzt umfasst mit beiden Händen den Unterschenkel direkt unter dem Kniegelenk und versucht, den Unterschenkel gegenüber dem Oberschenkel vor- *(vordere Schublade)* bzw. zurückzuschieben *(hintere Schublade)*. Bei Läsionen des vorderen oder hinteren Kreuzbandes ist das Schubladenphänomen positiv. Wird eine vordere Schublade bei 30° gebeugtem Kniegelenk ausgeführt, nennt sich diese Untersuchung **Lachmann-Test.** Er ist häufig die einzige Untersuchung, die ohne starke Schmerzen möglich ist

Schubladenphänomen positiv bei Kreuzbandruptur.

- **Aufklappbarkeit:** Der Patient liegt auf dem Rücken, das Bein ist gestreckt. Der Arzt fixiert mit einer Hand den Oberschenkel, mit der anderen Hand drückt er den Unterschenkel nach innen, dann nach außen. Bei Seitenbandverletzungen lässt sich das Kniegelenk »aufklappen«. Der Test wird in 30° Beugestellung des Kniegelenks wiederholt.

Bei Seitenbandverletzung lässt sich das Kniegelenk »aufklappen«.

## Therapie

Eine eindeutige Instabilität oder ein blutiger Gelenkerguss sollten immer Grund zur Operation sein. Dabei wird das Knie zunächst arthroskopiert. Die **Arthroskopie** (Gelenkspiegelung) ermöglicht die exakte Diagnosestellung und gleichzeitig eine Therapie in beschränktem Umfang: Menisken können genäht, Knorpel geglättet und Blutkoagel ausgespült werden. Stark zerrissene Kreuzbänder werden entfernt und entweder sofort oder nach Ausheilung der anderen Verletzungen durch einen Teil der körpereigenen Semitendinosus- oder Patellarsehne ersetzt *(Kreuzbandplastik)*. Um aufgefaserte Seitenbänder nähen oder knöchern ausgerissene Bandansätze am Knochen wieder verschrauben zu können, muss das Knie jedoch operativ geöffnet werden (**Arthrotomie**).

Nach der Operation wird das Gelenk in einer Knieführungsschiene mit eingeschränktem Bewegungsausmaß für etwa 6 Wochen stabilisiert. In dieser Zeit und mehrere Wochen darüber hinaus muss eine intensive physiotherapeutische Behandlung durchgeführt werden.

Bei frischen Bänderzerrungen und Teilverletzungen der Bänder, die nur eine geringe Instabilität des Kniegelenkes verursachen, wird das Knie ausschließlich in einer Orthese stabilisiert und gleichzeitig mobilisiert.

- OP-Indikation: Blutiges Punktat, deutliche Instabilität
- Arthoskopie oder Arthrotomie zur Bandrekonstruktion
- Intensive Physiotherapie
- Konservative Therapie mit Ruhigstellung in Orthese bei Verletzung mit geringer Kniegelenksinstabilität.

## Meniskusläsionen

- Meist akute Läsion bei vorbestehender degenerativer Veränderung
- Innenmeniskus häufiger verletzt als Außenmeniskus.

❷ Die Menisken sind knorpelige Scheiben im Kniegelenk, die die Kontaktfläche zwischen Ober- und Unterschenkel vergrößern und den Druck mindern, der auf dem Knie lastet. Sie unterliegen einem Alterungsprozess, der zu kleinen Meniskuseinrissen führt. Nach einer Drehung des leicht gebeugten und belasteten Kniegelenkes oder beim Hochkommen aus der Hocke können sich diese Risse vergrößern und plötzlich Schmerzen verursachen.
Wesentlich seltener sind dagegen die traumatischen Risse der Menisken, wie sie bei jungen Sportlern oder im Rahmen der Kombinationsverletzungen entstehen. Dabei sind starke Drehungen des gebeugten und belasteten Kniegelenkes Ursache der Verletzung. Grundsätzlich sind Innenmeniskusschäden häufiger als Außenmeniskusschäden.

### Klinik und Diagnostik

- Schmerzen bei Belastung und Drehung
- Evtl. Erguss.

Diagnostik: Klinische Untersuchung, röntgenologisch Ausschluss knöcherner Verletzungen.

Patienten mit Meniskusläsionen klagen über Schmerzen bei Belastung und bei Drehbewegungen. Gelegentlich treten nach längerer oder sportlicher Belastung Gelenkergüsse auf. Klemmen Meniskusanteile im Knie ein, verstärkt sich plötzlich der Schmerz und das Knie kann nicht mehr bewegt werden.
Klinische Untersuchungsverfahren sind:

- Druck von außen lateral und medial auf den Gelenkspalt: Schmerzen deuten auf eine Meniskusverletzung hin
- Zeichen nach Steinmann: Am auf dem Rücken liegenden Patienten und bei gebeugtem Knie wird der Unterschenkel gedreht, wobei Druck auf den Meniskus erzeugt wird. Bei Läsionen verspürt der Patient einen Schmerz im Gelenkspalt (Zeichen nach Steinmann I), der nach hinten wandert, wenn das Kniegelenk zusätzlich gebeugt wird (Zeichen nach Steinmann II)
- Überstreckung und starke Beugung: Verletzungen der vorderen Menisken führen zu Schmerzen, wenn das Kniegelenk überstreckt wird, Verletzungen der hinteren Menisken schmerzen, wenn das Kniegelenk maximal gebeugt wird
- Zeichen nach Apley: Der Patient liegt auf dem Bauch, das Knie ist gebeugt und der Unterschenkel wird unter leichtem Druck gedreht. Bei Meniskusläsion schmerzt das Kniegelenk.

Das Kniegelenk wird in 2 Ebenen zum Ausschluss knöcherner Verletzungen geröntgt. Zusätzlich kann eine Ultraschalluntersuchung oder in unklaren Fällen eine Kernspintomographie sinnvoll sein.

### Therapie

❸ Bei kleineren Läsionen ist eine intensive Physiotherapie indiziert. Eine gut aufgebaute Muskulatur kann das Kniegelenk wesentlich entlasten und zur Linderung der Schmerzen führen.
Bei anhaltenden Beschwerden oder frischen Verletzungen, die zu Einklemmungen geführt haben, ist eine Arthroskopie indiziert. Dabei können die Menisken

- teilweise entfernt werden *(partielle Meniskektomie):* Nur der verletzte Anteil des Meniskus wird reseziert, der noch gesunde Meniskus übernimmt weiterhin seine Funktion
- vollständig entfernt werden *(totale Meniskektomie):* Komplette Meniskusentfernung bei großen Läsionen, basisnahen oder mehrfachen Einrissen
- refixiert werden *(Meniskusrefixation):* Menisken, die am Rand (Kapsel) ausgerissen und nicht weiter zerstört sind, können wieder an die Kapsel angenäht werden.

- Intensive Physiotherapie bei kleineren Einrissen
- Ansonsten Arthroskopie, ggf. mit Teil- oder Komplettentfernung des Meniskus sowie Refixation.

In der Nachbehandlung steht die Physiotherapie im Vordergrund: Das Knie wird gekühlt, die Muskulatur aufgebaut, evtl. ist eine Elektrotherapie sinnvoll. Das Bein kann normalerweise sofort belastet werden, es sei denn, der Meniskus wurde refixiert. Dann ist eine bis zu vierwöchige Entlastung notwendig.

Postoperativ intensive Physiotherapie.

## Patellafrakturen

Durch direkte Gewalteinwirkung, z.B. Anpralltrauma gegen das Armaturenbrett eines Autos oder Sturz auf das Knie, kann die Kniescheibe der Länge nach, schräg, quer, sternförmig oder in mehrere Fragmente brechen. Begleitend kann der Gelenkknorpel an den Femurkondylen verletzt sein.

### Klinik und Diagnostik

Das Knie ist geschwollen und schmerzt. Bei stark verschobenen Frakturen oder Querfrakturen kann das Bein nicht mehr gestreckt werden. Im Kniegelenk bildet sich ein blutiger Erguss *(Hämarthros).*

Schwellung, Schmerzen, aktive Streckung nicht möglich, Hämarthros.

Die Diagnose wird röntgenologisch gestellt: Kniegelenk in 2 Ebenen und Patellaaxialaufnahme. Bei zweifelhaftem Befund kann durch eine Arthroskopie die Diagnose gesichert und gleichzeitig das Hämatom aus dem Gelenk gespült werden.

Röntgen Kniegelenk, evtl. Arthroskopie.

### Therapie

❹ Nicht dislozierte Längsfrakturen können konservativ behandelt werden: Eine frühzeitige Mobilisierung und Physiotherapie ist notwendig, um die Beweglichkeit des Gelenkes zu erhalten. Gleichzeitig darf das Knie für etwa 4 Wochen nicht über 60° gebeugt werden, damit sich die Fraktur nicht verschiebt.

Konservative Maßnahmen bei stabilen, nicht dislozierten Frakturen.

OP bei dislozierten oder offenen Frakturen und allen Querfrakturen:
- Zuggurtung
- Verschraubung
- Drahtzerklage
- Wenn Rekonstruktion nicht möglich → Patellektomie.

Bei dislozierten und offenen Frakturen wird operiert: Dislozierte Querfrakturen werden mit einer Zuggurtungsosteosynthese (☞ Abb. 3.6) versorgt, Längs- und Schrägfrakturen sowie Kantenabrisse werden verschraubt. Stern- und Mehrfragmentbrüche werden anatomisch rekonstruiert und mit Schrauben oder Draht (um die Längsachse gewickelt) fixiert. Bei extremen Trümmerfrakturen, die nicht rekonstruiert werden können, wird die Kniescheibe teilweise oder komplett entfernt *(Patellektomie)*.

- Weichteilinfektionen
- Verzögerte Frakturheilung
- Pseudarthrose
- Refraktur
- Retropatellararthrose.

### Postoperative Komplikationen

Nicht seltene Komplikationen sind Weichteilinfektionen, eine verzögerte Frakturheilung, Pseudarthrose (☞ 3.3.3) oder ein erneuter Bruch der Patella (Refraktur). Spätkomplikation nach nicht exakt rekonstruierter Gelenkfläche (Kniescheibenhinterfläche) ist die Arthrose (**Retropatellararthrose**).

## Patellaluxationen

- Häufig bei angeborenen Fehlbildungen der Patella
- Meistens Luxation nach lateral mit spontaner Reposition.

Patellaluxationen werden selten durch ein direktes Trauma hervorgerufen, meist sind Patienten mit angeborenen Fehlbildungen der Patella betroffen (z. B. flache, kleine oder hoch stehende Kniescheibe, flacher Femurkondylus). Die Patella springt aus ihrem Gleitlager, wenn die Quadrizepsmuskulatur plötzlich angespannt wird und gleichzeitig der Unterschenkel nach außen gedreht ist. Die Kniescheibe luxiert immer nach lateral und reponiert sich in der Regel spontan. Es kommt zu Weichteilverletzungen medial der Patella und evtl. Knorpelabscherungen an der Rückfläche der Kniescheibe.

- Hämarthrose
- Schwellung
- Röntgen und arthroskopische Diagnosesicherung.

### Klinik und Diagnostik

Eine Patellaluxation ist oft schwer zu diagnostizieren, weil die Kniescheibe sich i. d. R. selbst reponiert. Ist dies nicht der Fall, ist das Kniegelenk sichtbar deformiert. In jedem Fall treten massive blutige Kniegelenkergüsse und Schwellungen des gesamten Gelenkbereiches auf.
Röntgenbilder des Kniegelenkes in 2 Ebenen und eine Patellaaxialaufnahme schließen knöcherne Verletzungen aus. Die Diagnose wird arthroskopisch bestätigt.

- Ggf. Reposition
- Physiotherapeutische Übungen zur Quadrizepsstärkung
- Bei rezidivierenden Luxationen OP zur Verlagerung der Patella nach medial.

### Therapie

Falls nicht bereits spontan geschehen wird die Kniescheibe reponiert (bei gestrecktem Bein). Wenn die Beschwerden nicht sehr ausgeprägt sind, kann auf eine Operation verzichtet werden. In vielen Fällen ist jedoch eine Arthroskopie sinnvoll, um das Gelenk zu spülen, evtl. den zerrissenen Bandapparat der Patella zu nähen und abgescherte kleine Knorpelstücke zu entfernen. Sind größere Knorpel-Knochen-Fragmente ausgebrochen, können diese wieder refixiert werden.

In jedem Fall muss die Muskulatur, besonders der M. vastus medialis, durch physiotherapeutische Übungen auftrainiert werden. Dadurch wird die Patella nach medial gezogen. Reicht dieses Muskeltraining nicht aus und kommt es wiederholt zu erneuten Luxationen, kann die Patella nach medial verlagert werden, z. B. indem man die äußeren Haltebänder *(laterales Retinakulum)* durchtrennt.

### ? Übungsfragen

❶ Wie ist das diagnostische Vorgehen bei V. a. Kapsel-Band-Verletzungen des Kniegelenkes?

❷ Wie entstehen Meniskusläsionen?

❸ Wie werden Meniskusläsionen therapiert?

❹ Wann werden Patellafrakturen operiert?



## 3.6.7 Unterschenkelverletzungen

### Tibiakopffraktur

❶ *Tibiakopffrakturen* (Schienbeinkopfbrüche) entstehen durch indirekte seitlich oder axial wirkende Gewalt, z. B. durch Sturz aus der Höhe. Die Fraktur kann durch einen Kondylus oder durch beide Kondylen verlaufen. Es sind einfache oder Trümmerfrakturen möglich. Die Unterschenkel-Gelenkfläche kann heruntergedrückt *(Depressionsfraktur)* oder das Tibiaplateau eingedrückt sein *(Impressionsfraktur)*.
Begleitverletzungen sind Knorpelläsionen, Meniskus- und Bandrupturen, knöcherne Abrisse (z. B. der Kreuzbandansätze), Fibulaköpfchenfrakturen oder Nervenläsionen (z. B. des N. peroneus).

- Depressionsfraktur = Gelenkfläche nach unten verlagert
- Impressionsfraktur = Gelenkfläche eingedrückt.

### Klinik und Diagnostik

Die Diagnose wird röntgenologisch bestätigt: Kniegelenk mit Ober- und Unterschenkel in 2 Ebenen plus evtl. Schrägaufnahmen in 45° Außen- und Innenrotation. Bei komplexen Frakturen ist ein CT zur genauen Gelenkflächendarstellung (Stufe?) erforderlich.

Röntgen: Kniegelenk mit Ober- und Unterschenkel, Schichtaufnahmen.

### Komplikationen

Bei ausgedehnten Weichteilverletzungen kann es zu einem Kompartment-Syndrom (☞ 3.3.1) kommen.
Bei Frakturen mit Gelenkbeteiligung droht eine frühzeitige Arthrose des Gelenks, insbesondere dann, wenn sich eine Gelenkstufe gebildet hat.

- Kompartment Syndrom
- Frühzeitige Arthrose.

- OP bei dislozierten oder offenen Frakturen, Begleitverletzungen
- Postoperativ 12 Wochen Entlastung, Physiotherapie
- Konservative Therapie bei nicht dislozierten Frakturen ohne Gelenkstufe
- Mindestens 8–12 Wochen Entlastung.

### Therapie

Operative Maßnahmen sind bei dislozierten und bei offenen Frakturen indiziert. Die Fragmente werden anatomisch rekonstruiert und mit Abstützplatten und Schrauben fixiert. Bei Impressions- und Depressionsfrakturen wird das Tibiaplateau angehoben und mit Spongiosa unterfüttert, damit wieder eine möglichst glatte Gelenkfläche entsteht. Begleitverletzungen werden ebenfalls versorgt, z.B. durch eine Refixation des Meniskus oder Kreuzbandnaht (☞ 3.6.6). Nach der Operation wird das Bein auf der Bewegungsschiene (CPM-Schiene) vorsichtig mobilisiert und muss für mindestens 12 Wochen entlastet werden.
Konservative Maßnahmen sind nur bei nicht dislozierten Frakturen ohne Gelenkstufe indiziert. Der Gelenkerguss wird punktiert und das Bein zur Abschwellung hochgelagert. Nach Abschwellen der Weichteile wird das Kniegelenk auf einer Bewegungsschiene und aktiv bewegt. Das Bein darf frühestens nach 8–12 Wochen voll belastet werden.

## Unterschenkelschaftfraktur

- Unterschenkelschaftfraktur = Kombination von Tibia- und Fibulafraktur
- Komplikation: Kompartment-Syndrom.

Unterschenkelschaftfrakturen (gleichzeitige Tibia- und Fibulaschaftfrakturen) entstehen wie die isolierten Tibia- oder Fibulafrakturen durch direkte und indirekte Gewalteinwirkung. Da die Tibiavorderkante mit wenig Haut bedeckt ist, sind Tibiafrakturen häufig offene Frakturen. Begleitende Weichteilverletzungen können zu Einblutungen in die Muskellogen und dann zu einem Kompartmentsyndrom (☞ 3.3.1) führen.

Röntgen: Unterschenkel mit Knie- und Sprunggelenk.

### Klinik und Diagnostik

Die Diagnose wird anhand der Röntgenaufnahmen gestellt: Unterschenkel mit Knie- und Sprunggelenk in 2 Ebenen.

Operative Versorgung durch Marknagel, Fixateur externe oder Plattenosteosynthese.

### Therapie

❷ Therapie der Wahl ist i.d.R. die Operation, da die Patienten dann wesentlich früher mobilisiert werden können (☞ Abb. 3.6).

- *Marknagelung:* Indiziert bei nahezu allen Tibiaschaftfrakturen. Durch unaufgebohrte Nägel (unaufgebohrter Tibianagel, kurz UTN) ist auch die Behandlung offener Frakturen möglich
- *Fixateur externe:* Indiziert bei komplizierten offenen Unterschenkelfrakturen mit ausgeprägten Weichteilschäden
- *Plattenosteosynthese:* Indiziert nur in Ausnahmefällen bei Frakturen im gelenknahen Tibia- und Fibulaschaft.

Das Bein wird postoperativ hochgelagert und soll frühestmöglich unter physiotherapeutischer Anleitung aktiv bewegt werden. Die Belastung des Beines muss individuell festgelegt werden und ist nach einer Marknagelung meist rasch möglich.
Bei nicht dislozierten und geschlossenen Frakturen kann ein Oberschenkelgips für ca. 8–12 Wochen angelegt werden. Dislo-

zierte Frakturen werden durch vorübergehenden Zug am Kalkaneus reponiert (Kalkaneusdrahtextension, ☞ 1.2.7) und im Oberschenkelgipsverband für 8–12 Wochen ruhig gestellt.

Konservative Behandlung mit Gipsruhigstellung und evtl. Extension. Nachteil: langfristige Immobilität.

## Distale Unterschenkelstauchungsfrakturen (Pilon tibial)

Es handelt sich um Frakturen des distalen Unterschenkeldrittels, die häufig mit einer Impression der Gelenkfläche des unteren Tibiaendes kombiniert sind. Sie entstehen durch axiale Gewalteinwirkung (z. B. Sturz aus großer Höhe, Verkehrsunfall), unter der sich das Sprungbein (Talus) in die Tibiagelenkfläche hineindrückt *(intraartikuläre Stauchungsfraktur)*. Meistens entstehen dabei Trümmerfrakturen mit Spongiosadefekt.

Pilon tibial-Frakturen sind meistens ausgedehnte Trümmerfrakturen, die durch das obere Sprunggelenk verlaufen.

### Klinik und Diagnostik

Das Sprunggelenk schwillt rasch an, schmerzt und kann nicht belastet werden. Evtl. ist eine Fehlstellung des Gelenks sichtbar. Die Diagnose wird durch Röntgenbilder des distalen Unterschenkels mit oberem Sprunggelenk (OSG) in 2 Ebenen bestätigt.

Röntgen: Distaler Unterschenkel mit OSG.

### Therapie

Die konservative Behandlung (geschlossene Reposition und Gipsruhigstellung für 7–8 Wochen) führt meistens zu schlechten Ergebnissen. Da die Gelenkfläche nicht zufrieden stellend rekonstruiert werden kann, entsteht oft eine frühzeitige Arthrose.

Ziel: Möglichst exakte Rekonstruktion der Gelenkfläche.

Operative Maßnahmen ermöglichen eine weitestgehende anatomische Rekonstruktion des oberen Sprunggelenkes. Zunächst wird die Fibula verplattet, um die Länge des gestauchten Unterschenkels wiederherzustellen. Danach werden die Fragmente der Tibia reponiert und mit abstützenden Platten fixiert. Defekte werden mit autologer Spongiosa (aus dem Beckenkamm) aufgefüllt. Postoperativ wird das Bein in einer Unterschenkel-Liegegipsschale ruhig gestellt und hochgelagert. Anschließend wird eine intensive Physiotherapie durchgeführt. Eine Vollbelastung des Beines ist für mindestens 10–12 Wochen untersagt.

OP-Technik:
- Fibulaverplattung
- Abstützplatten an der Tibia
- Spongiosaplastik.
- Evtl. Arthrodese.

Kann die Gelenkfläche nur unbefriedigend wiederhergestellt werden (z. B. bei schweren Trümmerfrakturen), ist evtl. eine Gelenkversteifung (**Arthrodese**) erforderlich.

Offene Frakturen werden wegen der Infektionsgefahr zunächst mit einem gelenküberbrückenden Fixateur externe ruhig gestellt und später (bei sauberen Weichteilen) verplattet.

Bei offenen Frakturen, zunächst Fixateur externe, später Verplattung.

## ? Übungsfragen

1. Wodurch entstehen Tibiakopffrakturen?
2. Welche therapeutischen Möglichkeiten stehen bei Unterschenkelschaftfrakturen zur Verfügung?

## 3.6.8 Sprunggelenkverletzungen

### Bandverletzungen

Bänderdehnung oder -ruptur durch Supinationstrauma (häufige Sportverletzung) oder Pronationstrauma (seltener).

❶ Beim Umknicken auf die äußere Fußkante (**Supinationstrauma**) kann der laterale Bandapparat überdehnt werden oder teilweise bzw. vollständig reißen *(Außenbandruptur)*. Beim selteneren Umknicktrauma auf die Fußinnenkante (**Pronationstrauma**) kommt es zur Dehnung oder zum Riss des Innenknöchelbandes *(Innenbandruptur)*. Pro- und Supinationstraumata können aber auch Sprunggelenkfrakturen, knöcherne Ausrisse am Bandapparat des Sprunggelenkes oder Mittelfußfrakturen (☞ 3.6.9) verursachen. Außenbandrupturen am Sprunggelenk sind außerordentlich häufige Verletzungen des Menschen. Sie kommen insbesondere bei Sportlern vor.

#### Klinik und Diagnostik

Schwellung, schmerzhafte Bewegungseinschränkung.

Röntgen: OSG in 2 Ebenen (Ausschluss knöcherner Verletzungen), gehaltene Aufnahmen (Nachweis der Bandschädigung).

Es entsteht eine mehr oder weniger deutliche Schwellung am lateralen oberen Sprunggelenk (OSG), die mit einer schmerzhaften Bewegungseinschränkung einhergeht. Soweit es die Schmerzen zulassen, kann die Stabilität des OSG manuell untersucht werden. Röntgenbilder des OSG und der Fußwurzelknochen in 2 Ebenen zeigen evtl. knöcherne Bandausrisse. Zusätzlich können **gehaltene Aufnahmen** des OSG angefertigt werden (☞ Abb. 3.7). Dazu wird das verletzte Bein in einen Halteapparat eingespannt und der Fuß dann mit einem vorgegebenen Gewicht gegenüber dem Unterschenkel in Supinationsstellung bzw. nach vorn geschoben. Damit ist eine Aussage über das Ausmaß der Bandschädigung möglich (☞ Abb. 3.5).

#### Therapie

- Primär konservative Behandlung
- Bandplastik bei chronischer Instabilität.

❷ Bandverletzungen am Sprunggelenk werden in der Regel konservativ behandelt. Das Sprunggelenk wird mit einer Orthese (z.B. Aircast®) oder einem Spezialschuh (z.B. Adimed stabil®) stabilisiert (der Fuß kann plantar und dorsal beugen, aber nicht supinieren und pronieren).

Nur bei jungen Sportlern mit ausgedehnten Bandverletzungen (eindeutige Aufklappbarkeit des Gelenks in den gehaltenen Aufnahmen) können die Bänder und Gelenkkapsel genäht werden. Das Sprunggelenk wird bis zur Wundheilung hochgelagert und ruhig gestellt. Danach wird für weitere 4–6 Wochen ein »Antisupinationsschuh« (z.B. Adimed stabil®) angepasst.

Bei chronisch instabilem Sprunggelenk kann eine Bandplastik (z.B. mit der Plantarissehne) indiziert sein.

### Sprunggelenkfrakturen

❸ Innen- und Außenknöchel bilden die sog. Sprunggelenkgabel, in der das Sprungbein (*Talus*) gleitet. Bereits isolierte Frakturen des Außenknöchels gefährden diese Führung und damit die Stabilität des Gelenkes. Dies gilt ganz besonders, wenn *Syndesmose* (bandartige Verbindung zwischen Tibia und Fibula in Höhe des Sprunggelenkspaltes) mitbetroffen ist. Es werden drei Typen der Außenknöchelfraktur unterschieden:

- Typ **Weber A:** Entsteht überwiegend durch Supination oder Adduktion. Der Außenknöchel (*Fibula*) bricht unterhalb der Syndesmose. Die Syndesmose ist intakt
- Typ **Weber B:** Entsteht überwiegend durch Pronation oder Abduktion. Die Fibula bricht in Höhe der Syndesmose. Die Syndesmose kann, muss aber nicht zerrissen sein
- Typ **Weber C:** Entsteht überwiegend durch Pronation und Außenrotation. Die Fibula bricht oberhalb der Syndesmose. Die Syndesmose ist immer zerrissen. Hohe Fibulafrakturen (unterhalb des Fibulaköpfchens) mit Zerstörung der Membrana interossea (Bindegewebe zwischen Tibia und Fibula oberhalb der Syndesmose) werden **Maisonneuve-Frakturen** genannt.

❹ Zusätzlich zur Fraktur des Außenknöchels kann der Innenknöchel oder können die Innenbänder durch die hohen Scherkräfte abreißen. Kombinierte Innen- und Außenknöchelfrakturen werden als **bimalleoläre Sprunggelenkfrakturen** (Malleolus = Knöchel) bezeichnet. Bricht auch noch die hintere Tibiakante ab (Volkmann-Dreieck), spricht man, nicht ganz korrekt, von einer **trimalleolären Sprunggelenkfraktur**. Die bimalleolären Frakturen verursachen manchmal eine Luxation des OSG, weil die Führung des OSG vollständig aufgehoben ist.

- Außenknöchelfrakturen werden nach Weber A bis C unterschieden
- Maisonneuve-Fraktur: Hohe Fibulafraktur mit Einriss der Membrana interossea
- Bimalleoläre Sprunggelenkfrakturen führen sowohl durch Innen- als auch Außenknöchel
- Trimalleoläre Sprunggelenkfraktur = kombinierte Innen- und Außenknöchelfraktur mit Abriss der hinteren Tibiakante.

## Klinik und Diagnostik

Das verletzte Sprunggelenk ist massiv geschwollen, die Fibula äußerst druckschmerzhaft. Normalerweise ist eine Belastung des Beines nicht mehr möglich. Bimalleoläre Sprunggelenkfrakturen sind manchmal luxiert, sodass das OSG sichtbar deformiert ist. Die Diagnose wird röntgenologisch gestellt (OSG in 2 Ebenen). Bei Verdacht auf eine Maisonneuve-Fraktur werden zusätzlich der gesamte Unterschenkel und das Kniegelenk in 2 Ebenen geröntgt.

- Schwellung, Schmerzen, Belastung nicht möglich, evtl. deformiertes Gelenk
- Diagnosestellung röntgenologisch: OSG, evtl. Unterschenkel mit Kniegelenk.

## Therapie

❺ Ist die Fraktur nicht disloziert und die Syndesmose unverletzt (Weber A oder B), wird der Unterschenkel für 6 Wochen im Unterschenkelgips ruhig gestellt.

Die meisten Sprunggelenkfrakturen werden operiert, indem die Fragmente in ihrer anatomisch korrekten Position verschraubt und verplattet werden. Kleine Fragmente (z.B. Innenknöchelabscherfrakturen) versorgt man mit einer Zuggurtung. Zerrissene Bänder, insbesondere die Syndesmose, werden genäht. Auch

- Konservatives Vorgehen bei nicht dislozierten Frakturen Typ Weber A oder B, sonst OP
- Osteosyntheseverfahren: Zuggurtung, Platten, Schrauben

- Syndesmosennaht
- Postoperative Gipsruhigstellung für 6 Wochen.

nach der Operation ist eine Gipsbehandlung für 6 Wochen erforderlich, bei bimalleolären OSG-Frakturen zusätzlich eine Teilbelastung oder vollständige Entlastung für 6–12 Wochen. Die Frakturheilung muss in regelmäßigen Abständen radiologisch kontrolliert werden.

**? Übungsfragen**

❶ Wie entstehen Bänderrisse am oberen Sprunggelenk?
❷ Beschreiben Sie die Therapie der Bandverletzungen des OSG!
❸ Welche Frakturtypen werden nach WEBER unterschieden?
❹ Was sind bimalleoläre OSG-Frakturen?
❺ Wie werden diese therapiert?

## 3.6.9 Verletzungen des Fußes

### Talusfrakturen

Oft mit OSG-Luxation kombiniert.

Frakturen des Sprungbeins *(Talusfrakturen)* sind selten. Sie entstehen durch Abscher- und Stauchungskräfte. Oft sind die Frakturen mit einer Luxation des oberen Sprunggelenkes kombiniert. Entsprechend der anatomischen Einteilung werden Taluskopf-, -hals- und -körperfrakturen unterschieden.

**Klinik und Diagnostik**

Röntgen: OSG und Fußwurzel, evtl. CT.

Das Sprunggelenk schmerzt, ist geschwollen und in seiner Beweglichkeit eingeschränkt. Die Diagnose wird anhand der Röntgenbilder (OSG und Fußwurzelknochen in 2 Ebenen) gestellt. Das genaue Ausmaß der Verletzung ist oft erst im CT erkennbar.

**Therapie**

- Nicht dislozierte Frakturen: Ruhigstellung im Gips für 3 Monate
- Dislozierte Frakturen: Operative Reposition und Osteosynthese.

Nicht dislozierte Frakturen werden im Unterschenkelgips ruhig gestellt. Das Bein darf 8 Wochen nicht belastet werden.
Bei dislozierten Talusfrakturen werden die Fragmente operativ reponiert und verschraubt. Ausgedehnte Trümmerfrakturen machen es manchmal erforderlich, dass der Talus entfernt und das obere Sprunggelenk versteift werden muss (*Arthrodese* zwischen Tibia und Kalkaneus).

### Kalkaneusfrakturen

❶ Das Fersenbein bricht durch axiale Gewalteinwirkung, z. B. durch Sturz aus großer Höhe. Je nach Verlauf der Frakturlinie werden Frakturen mit und ohne Gelenkbeteiligung sowie Trümmerfrakturen mit ausgedehnter Gelenkbeteiligung unterschieden.

### Klinik und Diagnostik

Der Fußrücken ist verformt und geschwollen, die Ferse äußerst schmerzempfindlich, eine Belastung nicht mehr möglich. Die Diagnose wird röntgenologisch (Kalkaneus in 2 Ebenen) gestellt. Auch diese Frakturen können bezüglich ihrer Gelenkbeteiligung und des genauen Frakturverlaufes am besten im CT beurteilt werden.

Röntgen: Kalkaneus, evtl. CT.

### Therapie

Bei undislozierten Frakturen und solchen, die nicht die Gelenkfläche betreffen, werden konservative Maßnahmen getroffen: 6–8 Wochen Ruhigstellung und Entlastung im Unterschenkelgips. Dislozierte Frakturen mit Deformierung des Fußgewölbes werden operativ behandelt: Man reponiert die Fragmente offen und fixiert sie mit Schrauben bzw. Platten. Das Sprunggelenk wird unter physiotherapeutischer Anleitung bewegt, darf jedoch für 8–12 Wochen nicht belastet werden.

- Unterschenkelgips für 6–8 Wochen bei unverschobenen Frakturen
- Offene Reposition und Verschraubung bei deformiertem Fußgewölbe
- Entlastung bis zu 12 Wochen.

### Postoperative Komplikationen

Im unteren Sprunggelenk kann eine Arthrose entstehen. Bei ungenügender Rekonstruktion des Fußgewölbes kann sich ein Platt- und/oder Knickfuß bilden, der orthopädische Schuhe erforderlich macht.

Komplikationen:
- Arthrose
- Platt-/Knickfuß.

## Fußwurzelknochenfrakturen

Die Fußwurzelknochen brechen durch direkte Gewalteinwirkung. Am häufigsten ist die Kahnbeinfraktur. Die Frakturen sind oft mit einer Luxation (Verrenkung) der Fußwurzelknochen kombiniert.

- Häufig: Kahnbeinfraktur
- Oft mit Luxation kombiniert.

### Klinik und Diagnose

Der Fußrücken ist geschwollen, oft bildet sich ein Hämatom. Evtl. sind auch eine Deformierung oder Fehlstellung zu sehen. Die Diagnose wird anhand der Röntgenbilder (Mittelfuß in 2 Ebenen) gestellt. Bei komplexeren Frakturen wird ein CT vorgenommen.

Röntgen: Mittelfuß in 2 Ebenen, CT.

### Therapie

Wenig dislozierte Frakturen werden für 6 Wochen im Unterschenkelgips ruhig gestellt.
Luxierte Fußwurzelknochen sowie stark verschobene Fragmente (mit oder ohne Bandrupturen) werden zunächst in Narkose reponiert. Bei stark verschobenen Frakturen oder erheblichen Fehlstellungen erfolgt eine operative Korrektur und Fixierung der Fraktur mit Schrauben oder Kirschner-Drähten. Postoperativ wird der Unterschenkel für mindestens 6 Wochen im Gips ruhig gestellt.

- Reposition
- Osteosynthese bei stark dislozierten Fragmenten
- Ruhigstellung für 6 Wochen im Unterschenkelgips.

## Mittelfußfrakturen

Ursache: Direkte Gewalteinwirkung.

❷ Frakturen der Mittelfußknochen entstehen durch direkte Gewalteinwirkung, z. B. durch einen schweren Gegenstand, der auf den Fußrücken fällt. Häufig kommen Querfrakturen oberhalb der Basis bzw. unterhalb des Köpfchens vor. Eine weitere typische Verletzung ist die Abrissfraktur an der Basis des V. Mittelfußknochens, die durch ein Supinationstrauma entsteht.

### Klinik und Diagnostik

- Belastung des Fußes kaum möglich
- Röntgen: Vorfuß.

Das Auftreten ist, wenn überhaupt noch möglich, stark schmerzhaft, der Mittelfuß ist geschwollen. Die Diagnose wird röntgenologisch (Vorfuß in 2 Ebenen) gestellt.

### Therapie

- Ruhigstellung für 6 Wochen im Unterschenkelgips
- OP bei starker Dislokation, postoperativ Unterschenkelgips.

Gering dislozierte Frakturen werden für 6–8 Wochen im Unterschenkelgehgips ruhig gestellt. Stark dislozierte Frakturen werden operativ reponiert und mit Kirschner-Drähten oder einer Platte in ihrer anatomischen Stellung fixiert. Eine Abrissfraktur des V. Mittelfußknochens wird mit einer Zuggurtung oder Schrauben versorgt. Anschließend wird der Fuß jeweils im Unterschenkelgehgips ruhig gestellt und darf im Gips belastet werden.

## Zehenbrüche

Begleitend meist starke Weichteilquetschung.

Zehenbrüche entstehen durch direkte Gewalteinwirkung. Meistens sind auch die Weichteile gequetscht. Es kann sich um Quer-, Dreh- oder Trümmerfrakturen handeln.

### Klinik und Diagnostik

- Schwellung, Druckschmerz
- Röntgen: Vorfuß.

Die Zehen sind massiv geschwollen und stark druckschmerzhaft. Die Diagnose wird anhand des Röntgenbildes (Vorfuß in 2 Ebenen) gestellt.

### Therapie

- Dachziegelverband
- Stark dislozierte bzw. Großzehenfrakturen → Operative Reposition und Ruhigstellung im Gehgips
- Bei Trümmerfrakturen ggf. Zehenamputation.

❸ In der Regel reicht ein Heftpflasterdachziegelverband aus, um die betroffene Zehe ruhig zu stellen (☞ 1.2.1). Stark dislozierte Frakturen und Frakturen der Großzehe werden jedoch reponiert und für 4 Wochen im Gehgips behandelt. Trümmerfrakturen mit Weichteilquetschungen erfordern unter Umständen eine Zehenamputation.

## ? Übungsfragen

❶ Wodurch entstehen Kalkaneusfrakturen?

❷ Wie entstehen Mittelfußfrakturen?

❸ Wie werden Zehenfrakturen behandelt?

## 3.6.10 Achillessehnenruptur

❶ Die Achillessehne reißt typischerweise bei Sportunfällen, wenn die Sehne bereits degenerativ verändert ist. Am häufigsten sind Männer im Alter von 30–50 Jahren betroffen.

Meist Sportunfall bei degenerativ veränderter Achillessehne.

### Klinik und Diagnostik

Der Riss der Sehne ist oft durch einen lauten Knall hörbar. Gleichzeitig empfindet der Patient einen »Schlag gegen die Sehne«. Es setzen stechende Schmerzen ein, der Fuß kann nicht mehr nach plantar (zur Fußsohle) gebeugt werden, der Einbein-Zehenspitzenstand ist nicht möglich.

❷ Der Arzt kann bei der klinischen Untersuchung eine Delle tasten, die Sehnenruptur kann in 90 % der Fälle durch Ultraschall nachgewiesen werden. Röntgenbilder (OSG in 2 Ebenen) werden zum Ausschluss von knöchernen Frakturen oder Ausrissen angefertigt.

- Lauter Knall hörbar
- Schlag spürbar
- Stechende Schmerzen
- Plantarflexion aufgehoben
- Einbein-Zehenspitzenstand unmöglich.

Diagnostik: Tastbare Delle, Sonographie, Röntgen.

### Therapie

❸ Komplette Achillessehnenrupturen mit im Ultraschall sichtbarem deutlichen Auseinanderweichen der Sehnenenden werden operativ versorgt: Die gerissene Achillessehne wird genäht oder geklebt. Ältere Rupturen erfordern eine Sehnenplastik, z.B. mit dem M. peroneus brevis. Eine am Kalkaneus ausgerissene Achillessehne wird wieder am Knochen verschraubt. Jede Operation an der Achillessehne hat ein relativ hohes Infektionsrisiko, da die Durchblutung in diesem Bereich vergleichsweise schlecht ist.

Nach der Operation wird der Unterschenkel für insgesamt 6–8 Wochen in einem Spezialschuh oder einem Unterschenkelgips behandelt. Zunächst erhält der Fuß eine Spitzfußstellung, um die Sehnennaht zu entlasten. Diese Plantarflexion wird mit der Zeit zunehmend verringert und das Bein langsam zunehmend belastet.

Ist die Achillessehne nur teilweise gerissen oder weichen die Sehnenenden nur wenig auseinander, kann auch konservativ nur mit dem Spezialschuh oder dem Gips behandelt werden.

- Komplette Achillessehnenrupturen werden operativ versorgt.
- Postoperative Ruhigstellung in Spitzfußstellung
- Bei inkompletten Rupturen konservative Spezialschuh- oder Gipstherapie möglich.

### ? Übungsfragen

❶ Wann reißt die Achillessehne?

❷ Wie wird die Achillessehnenruptur festgestellt?

❸ Welche therapeutischen Maßnahmen kennen Sie?

3

# 4 Thoraxchirurgie

## 4.1 Operationsverfahren

### 4.1.1 Lungenoperationen

OP-Indikationen:
- Tumoren
- Therapieresistente Entzündungen
- Verletzungen
- Vernarbungen
- Verwachsungen.

❶ Vor jeder Lungenoperation wird ein **Röntgen-Thorax in 2 Ebenen** (a.p. und seitlich) angefertigt. Hierbei werden grundlegende Aussagen über die Lungenstruktur, evtl. Raumforderungen und die Herzgröße, erhoben.
Zusätzlich erfolgt in der Regel präoperativ ein **CT des Thorax,** das genauere Aussagen über die Lage und Größe eines krankhaften Befundes liefert.
Eine **Bronchoskopie** (Spiegelung der Atemwege) wird bei V.a. auf einen Tumor vorgenommen. Bei zentralen Tumoren kann eine Biopsie zur histologischen Sicherung erfolgen.
Mittels einer **Lungenfunktionsprüfung** (kurz Lufu, *Spirometrie)* kann die Leistung der Lungen und Atemwege überprüft werden. Zeigt sich eine eingeschränkte Lungenfunktion und ist eine größere Lungenoperation geplant, wird zusätzlich ein **quantitatives Lungenszintigramm** durchgeführt. Anhand der Befunde werden die OP-Fähigkeit und evtl. postoperative Folgen abgeschätzt. Beispiel: Eine geplante Pneumektomie (Entfernung eines Lungenflügels) vermindert die Lungenfunktion um etwa die Hälfte. Ist die Atemfunktion vor der Operation bereits deutlich eingeschränkt, reicht die nach der Resektion verbleibende Lungenfunktion evtl. nicht aus, um den Organismus ausreichend zu versorgen. Dann ist eine Operation nicht möglich.
Indikationen für operative Verfahren sind:
- Tumoren, z.B. Bronchialkarzinom oder Lungenmetastasen
- Konservativ nicht beherrschbare Entzündungen (Lungenabszess, Pleuraempyem)
- Verletzungen, ausgedehnte Vernarbungen und Verwachsungen, z.B. nach Infektionen oder Traumen
- Emphysemblasen.

#### Lungenresektionsverfahren

OP-Verfahren:
- Atypische Resektion
- Segmentresektion
- Lobektomie
- Pneumektomie.

Das Operationsverfahren hängt davon ab, wie ausgedehnt der krankhafte Lungenbefund ist. Es wird immer angestrebt, so viel Lungengewebe wie möglich zu erhalten. Bei einem Bronchialkarzinom (☞ 4.13) muss jedoch ein ausreichender Sicherheitsabstand eingehalten und das Lymphgewebe im Lungenhilusbereich mitentfernt werden.
- Bei den **atypischen Lungenresektionen** wird – unabhängig von den anatomischen Grenzen (Lappen- oder Segment-

grenzen) – Lungengewebe meist keilförmig (Keilresektion) entfernt. Atypische Lungenresektionen sind indiziert zur Entnahme einer Biopsie bei unklaren Tumoren, Lungenmetastasen, Entzündungen oder Bronchiektasien. Außer bei zentral sitzenden Befunden oder massiven Lungenverklebungen können atypische Lungenresektionen im Rahmen einer **videoassistierten Thorakoskopie** (kurz VATS) durchgeführt werden. Bei dieser minimal-invasiven Methode werden beim Patienten nur wenige kleine Hautschnitte vorgenommen, über die eine Optik und verschiedene Arbeitsgeräte in den Thorax eingeführt werden. Im Vergleich zur operativen Eröffnung des Brustkorbs (Thorakotomie) ist die VATS ein schonendes Verfahren mit geringeren postoperativen Schmerzen und niedriger Komplikationsrate
- Die **Segmentresektion** (Entfernung eines Lungensegments, z.B. bei gutartigen Tumoren, Entzündungen oder Bronchiektasen) und die **Lobektomie** (Entfernung eines Lungenlappens, z.B. bei auf den Lungenlappen beschränktem Tumor) erfolgen entlang der anatomisch vorgegebenen Grenzen
- Bei der **Pneumektomie** (Entfernung eines Lungenflügels, z.B. bei Bronchialkarzinom) wird ein Lungenflügel komplett entfernt.

Segmentresektionen, Lobektomien oder Pneumektomien erfordern in der Regel eine *Thorakotomie*, d.h. eine große operative Eröffnung des Brustraums.

## Komplikationen

❷ Frühe postoperative Störungen sind Nachblutungen, Pneumonien, Lungenfisteln oder eine Bronchusstumpfinsuffizienz. Später können Bronchusfisteln, Schmerzen der Zwischenrippennerven durch Narbengeschwülste (Narbenneurinome) und eine eingeschränkte Schulterbeweglichkeit durch schmerzbedingte Schonhaltung auftreten.

- Nachblutungen
- Pneumonie
- Bronchusstumpfinsuffizienz
- Lungen- oder Bronchusfisteln
- Narbenneurinome
- »Schulter-Arm-Syndrom«.

## Pflege

❸ Neben den allgemeinen prä- und postoperativen Maßnahmen muss bei thoraxchirurgischen Patienten sowohl vor als auch nach dem Eingriff eine intensive Atemgymnastik und ggf. eine Inhalationstherapie zur Optimierung der Lungenfunktion und zur Pneumonieprophylaxe erfolgen. Wichtig ist, dass der Patient die Techniken bereits vor der OP sicher beherrscht.
Nach Lungenoperationen muss besonders auf die Atmung (Frequenz, Rhythmus, Tiefe) und Thoraxsaugdrainagen (Fördermenge, Sog, Sekret) geachtet werden. Schmerzüberwachung und angepasste Schmerzmittelgabe beugen einer schmerzbedingten Schonatmung vor. Beim Entfernen der Thoraxdrainagen (rechtzeitige Analgetikagabe!) wird die Austrittsstelle vom Arzt in der

Regel mit einem bereits vorgelegten Faden zugeknotet, damit keine Luft in den Pleuraspalt eindringen und zum Pneumothorax (☞ 4.4) führen kann. Vor und nach dem Entfernen einer Thoraxdrainage ist eine Röntgen-Thorax-Kontrolle erforderlich. Nach Drainagenzug kann sich wieder ein Pneumothorax bilden, deshalb ist weiterhin die Beobachtung der Atmung erforderlich.

## 4.1.2 Tracheostoma

- Tracheostoma = Künstliche Öffnung in der Luftröhre
- Hauptindikation: Langzeitbeatmung.

❹ Bei der **Tracheotomie** wird die Luftröhre durch einen Schnitt chirurgisch eröffnet *(konventionelle oder plastische Tracheotomie)* oder punktiert und danach mit verschieden großen Dilatatoren aufgedehnt *(perkutane Tracheotomie,* auch *Punktionstracheotomie oder Dilatationstracheotomie).* Die so entstandene Öffnung in der Luftröhre heißt **Tracheostoma**. Hauptindikation für die Tracheotomie ist die Langzeitbeatmung auf der Intensivstation, d.h. ein zunächst oral (über den Mund) intubierter Patient wird im weiteren Verlauf über eine in das Tracheostoma eingeführte *Trachealkanüle* beatmet. Dies erleichtert die Bronchialtoilette und die Pflege des Mund-Rachenraumes. Außerdem kann der tracheotomierte Patient essen, trinken und mit Hilfe eines speziellen, auf die Trachealkanüle aufgesetzten Ventils auch sprechen. Dies alles ist bei einer oralen Intubation nicht möglich. Weitere Indikationen für eine Tracheotomie sind schwer verletzte obere Luftwege, Fremdkörper vor dem Kehlkopf und nicht zu intubierende Patienten.

### Technik der konventionellen Tracheotomie

In Höhe des 4. Ringknorpels wird ein »Fenster« in die Luftröhre geschnitten, der knorpelige Trachea-Anteil wird nach außen umgeklappt und an die Haut genäht. Durch die Öffnung führt man eine Trachealkanüle in die Trachea ein und bläst deren Gummiballon *(Cuff)* auf. Die Trachealkanüle wird mit einem um den Hals gelegten Band befestigt.

### Pflege

Beatmete Patienten werden grundsätzlich auf der Intensivstation versorgt. Ist die Beatmung oder regelmäßiges Absaugen nicht mehr notwendig, wird die Trachealkanüle entfernt und das Tracheostoma verschlossen. Selten muss ein Tracheostoma dauerhaft angelegt werden, z.B. bei Laryngektomie (Kehlkopfentfernung). Dann werden i.d.R. zweiteilige, nicht blockbare Trachealkanülen aus Kunststoff oder Silber verwendet (Innen- und Außenkanüle), und die Betroffenen erlernen im Krankenhaus (meist in der HNO-Abteilung) den Umgang mit der Kanüle (Wechseln und Reinigen). Eine identische Ersatzkanüle sowie ein

Spreizer (Nasenspekulum) sollen für den Fall einer unbeabsichtigten Dekanülierung patientennah vorhanden sein.

## ? Übungsfragen

❶ Welche Maßnahmen werden vor einer Lungen-OP durchgeführt?

❷ Welche Komplikationen können auftreten?

❸ Welche pflegerischen Maßnahmen müssen nach der Operation beachtet werden?

❹ Was ist eine Tracheotomie?

# 4.2 Thoraxverletzungen allgemein



Stumpfe Gewalteinwirkungen auf den Thorax können zu Frakturen (Rippen-, Brustwirbel-, Sternumbrüche), Organprellungen und -quetschungen (Kontusionen) führen.

❶ Bleibt die äußere Haut unverletzt, spricht man von *geschlossenen Thoraxverletzungen*. Perforierende Verletzungen (z.B. Stich oder Schuss) dagegen durchtrennen Haut und Brustwand, man spricht von *offenen Thoraxverletzungen*. Von außen dringt Luft in die Brusthöhle ein und der Unterdruck im Pleuraspalt entweicht. Dadurch kollabieren die Lungenflügel (Pneumothorax, ☞ 4.4).

Bei jedem Thoraxtrauma können neben Pleura, Rippen und Lunge auch das Herz, die großen Gefäße und die Wirbelsäule verletzt werden. Besonders gefährlich sind die Verletzungen des Herzens und der großen Gefäße, weil es fast immer zu schweren Blutungen mit Volumenmangel und zum Schock kommt.

- Geschlossene Thoraxtraumen = Äußere Haut unverletzt
- Offene Thoraxtraumen = Offene Verbindung zwischen Brusthöhle und Außenwelt.

## Klinik

Typisch für Thoraxverletzungen sind folgende Symptome:

- **Dyspnoe** (Atemnot): Beschleunigte (Tachypnoe) und verkürzte (flache) Atemzüge führen der Lunge weniger Sauerstoff zu. Es kommt zu einem Erstickungsgefühl
- **Atemabhängige Schmerzen:** Beim Ein- und Ausatmen verursachen die Thoraxbewegungen stechende Schmerzen
- **Husten:** Reizungen der Atemwege oder der Pleura lösen reflektorisch Husten aus. Der Husten kann produktiv (Abhusten von Blut oder Schleim) oder unprokuktiv (trocken und ohne Auswurf) sein
- **Atemgeräusche** (Stridor): Bei verengten oder schleim- bzw. blutverlegten Luftwegen entstehen pfeifende Geräusche durch den erhöhten Widerstand in den Luftwegen beim Einatmen *(inspiratorischer Stridor)* und/oder Ausatmen *(exspiratorischer Stridor)*

- Atemnot
- Tachypnoe
- Atemabhängige Schmerzen
- Husten
- Stridor
- Brustwandflattern
- Paradoxe Atmung
- Kreislaufschock.

- ❷ **Brustwandflattern:** Ist der Thorax durch Rippenfrakturen instabil geworden, »flattert« die Brustwand beim Atmen, d.h. der verletzte Thoraxabschnitt fällt beim Einatmen in sich zusammen und dehnt sich beim Ausatmen aus *(paradoxe Atmung)*
- Zeichen des Kreislaufschocks: Tachykardie, Blutdruckabfall.

## Diagnostik

- Inspektion
- Auskultation
- Röntgen, CT
- Blutgasanalyse
- EKG
- Bronchoskopie
- Echokardiographie.

- *Inspektion* der Atembewegungen: Atemfrequenz, -tiefe und seitengleiche Brustkorbbeweglichkeit
- *Auskultieren* der Lungen mit dem Stethoskop: Beim Hämato- und Pneumothorax besteht ein abgeschwächtes oder fehlendes Atemgeräusch
- Im *Röntgen* (Thorax-Röntgen in 2 Ebenen, knöcherner Thorax) lassen sich Rippenfrakturen, Ergussbildung oder ein Pneumothorax darstellen. Bei unklaren Befunden bringt ein Thorax-CT weitere Informationen
- Bei der *Blutgasanalyse* werden aus arteriellem oder Kapillarblut (Ohrläppchen) Blut-pH, physikalisch gelöster Sauerstoff ($pO_2$) und Kohlendioxid ($pCO_2$) bestimmt. Niedriger Sauerstoffpartialdruck *(Hypoxämie)* und/oder erhöhter Kohlendioxidpartialdruck *(Hyperkapnie)* sprechen für eine Ateminsuffizienz
- *EKG:* Ausschluss von Rhythmusstörungen und Myokardinfarkt als Folge einer Herzkontusion
- Bei der *Bronchoskopie* (Spiegelung der oberen Luftwege) können Trachea- oder Bronchusverletzungen gesehen werden
- Einblutungen in den Herzbeutel (Perikardtamponade) und ein Pleuraerguss können mit der Ultraschalluntersuchung des Herzens *(Echokardiographie)* festgestellt werden.

## Pflege

Erstversorgung nach Thoraxtrauma:

- Vitalparameter kontrollieren, wenn möglich Sauerstoffsättigung messen ($SaO_2$%)
- Patienten mit erhöhtem Oberkörper lagern, bei Atemnot Sauerstoff verabreichen (Arztanordnung), Patienten nicht alleine lassen, ihn beruhigen
- Intravenösen Zugang und Infusion vorbereiten (Schockgefahr!)
- Materialien zur Pleuradrainage, Intubation und Beatmung richten.

## ? Übungsfragen

❶ Wie unterscheiden sich offene von geschlossenen Thoraxverletzungen?

❷ Was ist eine »paradoxe Atmung«?

## 4.3 Rippenfraktur

Rippenfrakturen sind die häufigsten Verletzungen des Brustkorbes. Sie entstehen durch direkte Gewalteinwirkung auf die Brustwand (Schlag, Stoß). Abgesehen von der einfachen, wenig verschobenen Fraktur kommen **Rippenserienfrakturen** vor, bei denen mehr als drei benachbarte Rippen gebrochen sind, und **Rippenstückfrakturen,** bei denen eine Rippe in mehrere Fragmente gebrochen ist.

- Rippenserienfraktur = Fraktur von mehr als drei benachbarten Rippen
- Rippenstückfraktur = Fraktur mit mehreren Fragmenten.

### Klinik und Diagnostik

Hauptsymptom ist der lokale Schmerz. Die Schmerzen verstärken sich beim Einatmen (atemabhängige Schmerzen) und beim Eindrücken des Brustkorbs von außen (Kompressionsschmerz). Hinzu kommen Atemnot und bei ausgedehnten Rippenserienfrakturen die paradoxe Atmung (☞ 4.2).

- Atemabhängige Schmerzen
- Kompressionsschmerz
- Atemnot
- Paradoxe Atmung.

### Therapie

❶ Meist reichen konservative Maßnahmen aus: Die ausreichende Schmerzmittelgabe und eine intensive Atemtherapie sind zur Pneumonieprophylaxe wichtig.

Atemtherapie, Schmerzmittel.

### Komplikationen

❷ Scharfe Frakturenden gebrochener Rippen können die Pleura durchstechen, sodass Luft oder Blut von der Lunge in die Pleurahöhle einströmen. Dann entsteht ein **Pneumo-, Hämato-** oder **Spannungspneumothorax** (☞ 4.4). Schmerzen beim Atmen führen zur Schonatmung (oberflächliche Atmung) und damit zu einer minderbelüfteten Lunge. Schleim und Blut sammeln sich und bieten einen »guten Nährboden« für Bakterien. So kann eine Pneumonie (Lungenentzündung) entstehen.

- Pneumothorax
- Hämatothorax
- Spannungspneumothorax
- Pneumonie.

### ? Übungsfragen

❶ Wie werden Rippenfrakturen behandelt?

❷ Nennen Sie Komplikationen, die bei Rippenfrakturen auftreten können!

## 4.4 Pneumothorax

❶ Bei einem Pneumothorax (»Pneu«) tritt Luft in den Pleuraraum ein. Der normalerweise dort herrschende Unterdruck entweicht und wird durch Luft ersetzt. Dadurch fällt die Lunge in sich zusammen. Drei Formen des Pneumothorax werden unterschieden:

Pneumothorax = Eindringen von Luft in den Pleuraspalt mit teilweisem oder völligem Kollaps des Lungenflügels.

- **Äußerer, offener Pneumothorax:** Luft strömt von außen durch die verletzte Brustwand in den Pleuraspalt ein (z. B. bei Messerstichverletzung)
- **Innerer, geschlossener Pneumothorax:** Bei Verletzungen der Atemwege oder des Lungengewebes (z. B. bei einer Rippenfraktur, bei der ein Bruchstück die Pleura durchspießt) strömt Luft aus der Lunge in den Pleuraraum
- **Spontanpneumothorax:** Dieser entsteht ohne äußere Gewalteinwirkung durch das Platzen eines Lungenbläschens *(Emphysemblase)*. Der Spontanpneumothorax ist die häufigste Form eines Pneumothorax.

Häufigste Form: Spontanpneumothorax.

❷ Ein Pneumothorax kann zu einem **Spannungspneumothorax** *(Ventilpneumothorax)* werden, wenn das Loch, durch das die Luft in den Pleuraspalt einströmt, wie ein Ventil funktioniert: Dann strömt während der Einatmung Luft in den Pleuraraum, während der Ausatmung verschließt sich die Öffnung, d. h. die Luft kann nicht entweichen. Setzt sich dieser Mechanismus auch nach dem völligen Kollabieren des Lungenflügels fort, kommt es zum Überdruck (»Spannung«) in der verletzten Thoraxhöhle und dadurch zur Verdrängung des Mediastinums (mit Herz und großen Gefäßen) zur gesunden Lunge hin *(Mediastinalverlagerung)*. Es kommt zu rasch zunehmender schwerster Atemnot und zum Kreislaufschock. Einzig wirksame Therapie ist die sofortige Druckentlastung mittels Einlegen einer Pleuradrainage, notfalls auch zunächst durch Punktion mit einer dicklumigen Kanüle. Dadurch wird der Spannungspneumothorax in einen einfachen Pneumothorax überführt.

### Klinik und Diagnostik

Atemnot, atemabhängige Schmerzen, verminderte oder fehlende Atemgeräusche.

Meist kommt es zur akut einsetzenden **Atemnot,** einseitigen atemabhängigen Schmerzen und Husten. Bei der Auskultation ist das Atemgeräusch auf der betroffenen Seite vermindert oder fehlt völlig, im Röntgenbild fällt eine fehlende Lungenzeichnung auf.

### Therapie

Thoraxsaugdrainage, ggf. Wundverschluss.

Der Unterdruck im Pleuraspalt muss wiederhergestellt werden, damit sich die Lunge entfalten kann.

- Durch eine Thoraxsaugdrainage (BÜLAU-Drainage, ☞ 1.5.3) wird Luft aus der Pleurahöhle abgesogen. Dadurch dehnt sich die Lunge wieder aus und das Loch in der Pleura verklebt langsam. Jede Thoraxdrainage muss radiologisch kontrolliert werden (Drainagenlage und Entfaltung der Lunge)
- Bei offenem Pneumothorax zusätzlich Wundverschluss
- Beim Spontanpneumothorax sollte nach Drainagenbehandlung und Entfaltung der Lunge ein CT zum Nachweis von Emphysemblasen durchgeführt werden. Zur Rezidivprophylaxe werden diese dann mittels einer atypischen thorakoskopischen Lungenresektion entfernt (☞ 4.1.1).

## ? Übungsfragen

❶ Welche Formen eines Pneumothorax werden unterschieden?

❷ Beschreiben Sie den Mechanismus bei einem Spannungspneumothorax!

# 4.5 Hämatothorax, Chylothorax

❶ Bei einem **Hämatothorax** sammelt sich Blut aus verletzten Brustwandgefäßen oder inneren Thoraxorganen zwischen den beiden Pleurablättern. Ursache sind meistens Rippenfrakturen (☞ 4.3). Ist gleichzeitig der Unterdruck entwichen und die Lunge kollabiert, spricht man von einem **Hämatopneumothorax**.

Hämatothorax = Blutansammlung im Pleuraspalt

❷ Ursache eines **Chylothorax** ist eine relativ seltene Verletzung des Milchbrustgangs (Ductus thoracicus) durch ein Trauma oder nach Operationen im Brustraum. Die milchig-trübe Lymphflüssigkeit aus den Darmgefäßen (Chylus) sammelt sich in der Pleurahöhle an.

Chylothorax = Ansammlung von Lymphflüssigkeit in der Pleurahöhle.

### Klinik und Diagnostik

Hauptsymptom des Hämatothorax ist die Atemnot. Atemabhängige Schmerzen sind Folge der Rippenfrakturen. Läuft viel Blut in die Pleurahöhle, kommt es zusätzlich zum Volumenmangel mit Blutdruckabfall und Pulsanstieg. Bei der Auskultation ist das Atemgeräusch abgeschwächt, der Klopfschall (Perkussion) gedämpft. Im Röntgenbild ist die Lunge verschattet (helle Darstellung der Flüssigkeitsansammlung wie beim Pleuraerguss).

Leitsymptome des Hämatothorax:
- Atemnot
- Schmerzen bei Rippenfraktur
- Evtl. Schocksymptome.

Der Chylothorax führt nur bei sehr ausgeprägtem Erguss zur Atemnot. Schmerzen treten in der Regel nicht auf. Wie beim Hämatothorax ist das Atemgeräusch abgeschwächt, der Klopfschall gedämpft und die Lunge röntgenologisch verschattet.

Leitsymptome des Chylothorax:
- Abgeschwächtes AG
- Gedämpfter Klopfschall
- Verschattete Lunge.

### Therapie des Hämatothorax:

- *Bülau-Drainage* (☞ 1.5.3): Das Blut wird aus der Pleurahöhle abgesaugt
- *Thorakotomie:* Wenn sich nach Anlage der Bülau-Drainage anhaltend viel Blut in den Sammelbehälter entleert oder der Patient kreislaufinstabil wird, ist eine operative Eröffnung des Brustkorbs (Thorakotomie) mit entsprechender Versorgung der Blutungsquelle erforderlich.

- Bülau-Drainage
- Thorakotomie.

### Therapie des Chylothorax:

- *Pleurapunktion:* Kleine Pleuraergüsse ohne klinische Zeichen sind nicht therapiebedürftig. Ausgedehnte Flüssigkeitsansammlungen im Pleuraspalt werden unter sterilen Bedingungen punktiert. Bei jeder Punktion kann das der Lunge an-

- Pleurapunktion
- Bülau-Drainage
- Thorakotomie.

4

liegende Brustfell (Pleura visceralis) verletzt werden. Dann strömt Luft aus der Lunge zwischen die Pleurablätter und die Lunge kollabiert (Pneumothorax). Zur Kontrolle muss daher nach jeder Punktion der Thorax geröntgt werden (Ausschluss eines Pneumothorax)

- *Bülau-Drainage:* Der Erguss wird über eine dicke Drainage abgelassen
- *Thorakotomie:* Chirurgische Eröffnung des Brustkorbs, wenn sich das Leck im Milchbrustgang nicht verschließt und immer wieder erneut Chylus nachläuft. Der Defekt kann mit Gewebekleber (z.B. Fibrin) verklebt, übernäht oder mit einem Pleuralappen gedeckt werden.

### ? Übungsfragen

1. Was versteht man unter einem Hämatothorax?
2. Wann entsteht ein Chylothorax?

## 4.6 Mediastinalemphysem

Mediastinalemphysem = Luft tritt aus dem Tracheobronchialsystem in das subkutane und mediastinale Weichteilgewebe.

Unfälle, Tumoren oder diagnostische Eingriffe, z.B. die Spiegelung der oberen Luftwege (Bronchoskopie) können die Funktionen von Trachea, Bronchien oder Speiseröhre beeinträchtigen. Luft tritt aus und dringt in das Weichteilgewebe des Mittelfellraums (**Mediastinalemphysem**) und des subkutanen Gewebes im Brust- und Halsbereich (**Hautemphysem**) ein.

- Hautknistern
- Weichteilschwellung
- Atemnot
- Halsvenenstauung.

### Klinik und Diagnostik

Das unter der Haut tastbare Emphysem knistert bei der Palpation. Die teils massiven Weichteilschwellungen können Schmerzen und ein unangenehmes Spannungsgefühl hervorrufen. Zudem können sie eine Stauung der Halsvenen und Atemnot verursachen. Verletzungen oder Tumoren lassen sich endoskopisch (Tracheobronchoskopie, Ösophagogastroskopie) oder radiologisch mit Kontrastmittel (CT mit oralem KM, Ösophagusbreischluck mit Gastrographin) darstellen.

### Therapie

Die Therapie richtet sich nach der Ursache des Emphysems. Es kann entweder die innere Schienung des Defekts (z.B. Trachealstent) oder eine Operation (z.B. Thorakotomie mit Naht eines abgerissenen Bronchus, mediastinale Drainage) erforderlich sein. Zur Verhinderung einer lebensbedrohlichen Mediastinitis (☞ 4.9) muss eine breitgefächerte Antibiose verabreicht werden.

# 4.7 Lungenverletzungen

## 4.7.1 Lungenkontusion

Die Lungenkontusion ist eine Quetschung des Lungengewebes. Sie kann zu Ödemen und zu Einblutungen in das Parenchym oder das Bronchialsystem führen. Durch eine stumpfe Gewalteinwirkung auf den Brustkorb, z.B. beim Aufprall des Körpers auf ein Autolenkrad, wird Lungengewebe zwischen Wirbelsäule und Rippen gequetscht. Meistens liegt ein Polytrauma vor (☞ 3.2.2) mit zusätzlichen Rippenfrakturen, Hämato- oder Pneumothorax und weiteren schweren Verletzungen.

Lungenkontusion = Quetschung des Lungengewebes.

### Klinik und Diagnostik

Hauptsymptom ist die hochgradige Atemnot. Im geschädigten Lungenareal ist der Gasaustausch in den Alveolen vermindert. Dadurch ist die Funktion der Lunge erheblich eingeschränkt. Die Luftnot führt zu Angst und Unruhe. Weitere Symptome sind Prellmarken, Hämatome, Husten mit gelegentlich blutigem Sputum und thorakale Schmerzen. Oftmals sind die polytraumatisierten Patienten bereits intubiert. Die Diagnose lässt sich anhand der folgenden Untersuchungen stellen:

- *Klinik:* Bei der Inspektion wird auf Prellmarken, bei der Auskultation auf ein vermindertes Atemgeräusch geachtet
- *Röntgen:* Die gequetschten Lungenareale stellen sich auf dem Thoraxbild als weißliche Flecken dar. Bei einem Pneumothorax ist die Lunge kollabiert, beim Hämatothorax ein Erguss-Spiegel sichtbar. Ein Thorax-CT sichert die Diagnose
- *Blutgasanalyse:* Abhängig vom Ausmaß der Schädigung kommt es zum mehr oder weniger starken Anstieg des Kohlendioxidgehalts sowie zum Abfall von Sauerstoffgehalt und pH-Wert (Zeichen der respiratorischen Insuffizienz).

- Atemnot
- Eingeschränkte Lungenfunktion
- Prellmarken, Hämatome
- Schmerzen
- Husten, evtl. blutiges Sputum.

Diagnostik: Auskultation, Röntgen, Thorax-CT, BGA.

### Komplikationen

❶ Im minderbelüfteten Lungengewebe sammeln sich Sekret und Blut. Das gequetschte Lungengewebe kann erweichen und einschmelzen. Auf diesem nährstoffreichen Boden wachsen Bakterien, die schwere Lungenentzündungen (Pneumonien) auslösen können. Letztlich kann es zur Entwicklung eines Lungenabszesses (☞ 4.10) oder Pleuraempyems (☞ 4.8) kommen. Aufgrund der oftmals massiven Begleitverletzungen ist die Prognose einer schweren Lungenkontusion schlecht.

- Pneumonie
- Lungenabszess
- Pleuraempyem.

### Therapie

- *Konservativ:* Leichte Lungenkontusionen werden mit Analgetika und physikalischer Atemtherapie behandelt
- *Maschinelle Beatmung:* Bei schwereren Lungenkontusionen mit Ateminsuffizienz, schlechten Blutgasen und instabilem

Thorax muss die Atmung unterstützt oder der Patient maschinell beatmet werden

- *BÜLAU-Drainage:* Indiziert bei begleitendem Erguss oder Pneumothorax
- *Thorakotomie:* Nur selten muss bei anhaltendem Blutverlust und massivem Hämatothorax der Brustkorb operativ eröffnet werden. Evtl. ist die Entfernung geschädigter Lungensegmente (Segmentresektion) oder Lungenlappen (Lobektomie) erforderlich.

## 4.7.2 Perforierende Lungenverletzung

Perforierende Lungenverletzungen führen zum Pneumothorax.

❷ Bei einer perforierenden Lungenverletzung, z.B. durch Stich, Schuss oder Pfählung, sind Haut und Brustwand durchtrennt und das Lungenparenchym verletzt. Man spricht von einer offenen Thoraxverletzung. Von außen dringt Luft in die Brusthöhle ein. Der Unterdruck entweicht und die Lungenflügel kollabieren, es entsteht ein Pneumo- und/oder Hämatothorax (☞ 4.4 und 4.5).

**Merke**

Fremdkörper (z.B. Messer) tamponieren die Verletzung oft selbst und dürfen daher erst im Krankenhaus aus dem Thorax entfernt werden!

### Klinik und Diagnostik

- Massive Atemnot
- Äußerlich sichtbare Verletzung.

Leitsymptom ist die massive **Atemnot.** In der Regel sind äußere Verletzungszeichen sichtbar. Ebenso kann eine obere Einflussstauung mit gestauten Halsvenen vorkommen.

Strahlendichte Fremdkörper und Frakturen (z.B. der Rippen) lassen sich im Röntgenbild darstellen. Bei einem Pneumothorax ist die Lunge kollabiert, beim Hämatothorax ein Erguss sichtbar. Einblutungen in das Lungengewebe stellen sich als helle Flecke dar.

### Therapie

BÜLAU-Drainage, ggf. Thorakotomie und Lungenteilresektion.

Beim Pneumo- und Hämatothorax wird zunächst immer eine BÜLAU-Drainage gelegt (☞ 1.5.3). Bei Hinweisen auf eine schwere Verletzung muss der Thorax eröffnet und die Verletzung entsprechend versorgt werden. Zerstörtes Lungengewebe, das sich nicht wieder erholen kann, wird entfernt (☞ 4.1.1, Segmentresektionen, Lobektomie).

### ? Übungsfragen

❶ Welche Komplikationen können nach einer Lungenkontusion auftreten?

❷ Wann spricht man von einer offenen Thoraxverletzung?

# 4.8 Pleuraempyem

❶ An verschiedenen Stellen der Pleurahöhle kann es zur Bildung und Ansammlung von Eiter (**Pleuraempyem**) kommen. Meist entsteht das Empyem infolge einer Lungenentzündung oder nach Thoraxoperationen. Seltener ist eine direkte Ausbreitung eines Bauchhöhlenabszesses oder eine Keimeinschwemmung mit dem Blut (hämatogene Streuung) Ursache des Empyems.

Pleuraempyem = Eiteransammlung in der Pleurahöhle.

## Klinik und Diagnostik

Fieber und der sehr schlechte Allgemeinzustand des Patienten sind Hauptsymptome des Pleuraempyems. Außerdem tritt Atemnot auf, die Zahl der Leukozyten (Leukozytose) und das CRP sind erhöht. Als wichtigstes bildgebendes Verfahren sichert ein Thorax-CT die Diagnose.

Atemnot, Fieber, Leukozytose, schlechter AZ.

## Therapie

❷ Es wird eine großlumige BÜLAU-Drainage eingelegt, über die der Eiter abgesaugt wird. Mit einer zweiten Drainage kann die Empyemhöhle auch gespült werden (Spül-Saug-Drainage). Nach einer Keimbestimmung erfolgt die gezielte Antibiotikatherapie. Ist mit dieser Behandlung keine Abheilung zu erreichen, spricht man von einem chronischen Empyem. In diesen Fällen muss die operative Ausräumung der dicken Pleuraschwarten und die Befreiung des gefesselten Lungengewebes mittels einer Thorakotomie erfolgen (sog. *Dekortikation*).

BÜLAU-Drainage, Antibiotika, ggf. OP.

## ? Übungsfragen

❶ Was ist ein Pleuraempyem?

❷ Beschreiben Sie das therapeutische Vorgehen!

# 4.9 Mediastinitis

❶ Die Mediastinitis ist eine Entzündung des Mittelfellraums und stellt eine lebensbedrohliche Erkrankung dar. Sie kann nach Verletzungen (z.B. Trachealruptur), als Komplikation nach operativen Eingriffen oder endoskopischen Maßnahmen, durch Tumoren (perforiertes Ösophaguskarzinom) oder auch spontan (spontane Ösophagusruptur = BOERHAAVE-Syndrom) entstehen (☞ 9.1).

Mediastinitis = Entzündung des Mittelfellraumes.

- Fieber
- Sehr schlechter AZ
- Retrosternaler Schmerz
- Dysphagie
- Kreislaufschock.

### Klinik und Diagnostik

Zu den Symptomen gehören ein stark verschlechterter Allgemeinzustand, Fieber, retrosternale Schmerzen, Schluckstörungen und Kreislaufschock. Die Diagnose wird klinisch (Symptome) und mittels CT (Gasbildung im Mediastinum, verbreitertes Mediastinum) gestellt.

- OP
- Drainagen
- Antibiotika.

### Therapie

❷ Soweit möglich sollte die ursächliche Verletzung oder Erkrankung operativ oder endoskopisch mit einer inneren Schienung versorgt werden (☞ 4.6). Außerdem wird der Mediastinalraum mit dicklumigen Schläuchen drainiert. Nicht immer gelingt eine ausreichende Drainage, da es sich beim Mittelfellraum nicht um eine gut abgegrenzte Höhle handelt. Zusätzlich müssen breitgefächerte Antibiotika intravenös gegeben und die Patienten intensivmedizinisch versorgt werden.

### ? Übungsfragen

❶ Was sind mögliche Ursachen einer Mediastinitis?

❷ Wie sieht das therapeutische Vorgehen aus?

## 4.10 Lungenabszess

Lungenabszess = Abgekapselter Eiterherd in der Lunge.

Ein Lungenabszess ist eine durch Einschmelzung von Gewebe in der Lunge entstandene Höhle, in der sich Eiter ansammelt. Lungenabszesse können direkt in der Lunge entstehen, z.B. bei einer Pneumonie, bei Lungenkontusionen oder durch verschleppte Keime aus dem Nasen-Rachenraum (Tonsillitis, Nasennebenhöhlen-Infektionen). Indirekt entstehen Lungenabszesse durch Keimverschleppung über den Blutweg (hämatogene Streuung) wie z.B. beim Zahnabszess, bei Gelenkentzündungen und Osteomyelitis oder lymphogen (z.B. Oberlippenfurunkel).

- Fieber
- Schmerzen
- Husten, übel riechender Auswurf

Diagnostik: Röntgen, CT, Bronchoskopie, Labor.

### Klinik und Diagnostik

Am Anfang treten Fieber, Schüttelfrost, Schmerzen im Brustkorb und Husten auf. Es kommt zu übel riechendem Auswurf, sobald der Abszess in das Bronchialsystem eingebrochen ist.

- *Röntgenbild:* Der Abszess stellt sich als unscharfe Verschattung in der Lunge dar, evtl. auch mit einem Flüssigkeitsspiegel (Eiter). Ein Thorax-CT sichert die Diagnose
- *Bronchoskopie:* Bei der Spiegelung der Bronchien kann der Entzündungsherd eventuell lokalisiert und Sekret zur bakteriologischen Untersuchung entnommen werden
- *Labor:* CRP-Erhöhung, Leukozytose.

### Therapie

Der Abszess wird im CT oder mit Ultraschall dargestellt und punktiert. In die Abszesshöhle wird eine Drainage eingelegt, über die dann auch gespült werden kann. Antibiotika werden nach einer Keimbestimmung intravenös gegeben. Bei ausgedehnten oder therapieresistenten Befunden muss der Thorax eröffnet und der Abszess ausgeräumt werden, wobei in der Regel eine Lungenteilresektion (z. B. Lobektomie ☞ 4.1.1) erforderlich ist.

Abszesspunktion und -drainage, Antibiotika, ggf. operative Ausräumung oder Lungenteilresektion.

## 4.11 Pleuramesotheliom

Das maligne Pleuramesotheliom ist eine sehr selten vorkommende, bösartige Geschwulst der Pleura (Lungenfell). Sie wächst mantelförmig um die Lungenflügel und ummauert diese, sodass sich die Lungen kaum noch ausdehnen können. Pleuramesotheliome treten gehäuft im Zusammenhang mit eingeatmetem Asbest auf und werden bei nachgewiesener beruflicher Exposition als Berufskrankheit anerkannt.

- Seltener, maligner Tumor der Pleura
- Gehäuftes Vorkommen bei Asbestexposition.



### Klinik und Diagnostik

Hauptsymptom sind starke Schmerzen im Brustkorb mit massiven, blutigen, immer wieder nachlaufenden **Pleuraergüssen** (Flüssigkeitsansammlungen in der Pleurahöhle). Außerdem treten Gewichtsverlust, Husten und erhöhte Körpertemperatur auf.
Die Diagnostik umfasst die:

- *Radiologie:* Das Röntgenbild zeigt typische Vorwölbungen der Pleura und den Erguss, das CT gibt Auskunft über Lokalisation und Ausdehnung des Tumors
- *Zytologie:* Untersuchung der Zellen aus dem Punktat des Pleuraergusses
- *Histologie:* Diagnosesicherung durch eine Gewebeprobe aus der verdickten Pleura. Diese kann entweder mittels CT- oder Ultraschall-gesteuerter Punktion oder mittels einer Thorakoskopie unter Sicht entnommen werden.

- Starke Schmerzen
- Blutige Pleuraergüsse
- Husten
- Fieber
- Gewichtsverlust.

Diagnostik: Röntgen, CT, Pleurapunktion, Pleurabiopsie.

### Therapie

Die radikale chirurgische Therapie hilft nur in wenigen Fällen, meist wird eine palliative Chemotherapie verabreicht. Die Prognose ist sehr schlecht mit 5-Jahres-Überlebenszeiten von deutlich unter 10 %.

OP nur selten möglich, palliative Chemotherapie.

## 4.12 Tumoren im Mediastinum

Mediastinaltumoren werden eingeteilt nach ihrer Dignität oder der anatomischen Lage im Mediastinum.

❶ Es gibt eine Vielzahl an Tumoren, die im Mediastinum entstehen können. Sie werden nach ihrer Herkunft und Dignität (Gut- oder Bösartigkeit) eingeteilt in:

- Benigne, echte Tumoren. Diese gehen vom Fettgewebe (Lipom), den Nerven (z.B. Neurinome, Neurofibrome), dem Herzbeutel (Perikardzyste), den Bronchien (bronchogene Zysten), der Speiseröhre (Ösophagusdivertikel), den Gefäßen (Hämangiome) oder der Thymusdrüse (Thymom) aus. Die Thymome sind häufig mit der neurologischen Symptomatik der Myasthenia gravis vergesellschaftet
- Maligne, echte Tumoren. Dazu gehören das Neurosarkom, das Ösophaguskarzinom, das Bronchialkarzinom und das maligne Lymphom
- Weitere Gewebsvergrößerungen sind vergrößerte Lymphknoten, die retrosternal vergrößerte Schilddrüse (Struma) und die Zwerchfellhernie.

Weiter lassen sich die Tumoren entsprechend ihrer anatomischen Lage einteilen in:

- Tumoren des vorderen Mediastinums: Struma, Thymom, Herztumoren, Lymphom, Zwerchfellhernie
- Tumoren des mittleren Mediastinums: Lymphome, bronchiale Tumoren
- Tumoren des hinteren Mediastinums: Alle von den Nerven ausgehende Tumoren, Ösophagusdivertikel, -karzinom.

### Klinik und Diagnostik

Erst spät Beschwerden, z.B.
- Schmerzen
- Dysphagie
- Gestaute Halsvenen
- Stridor
- Singultus
- HORNER-Syndrom
- Heiserkeit.

Diagnostik: Röntgen, CT.

Mediastinaltumoren werden meistens zufällig bei einer Röntgenthoraxuntersuchung festgestellt. Sie führen in der Regel erst sehr spät, wenn der Tumor auf benachbarte Strukturen drückt, zu Beschwerden, z.B. Schmerzen im Brustkorb und gestaute Halsvenen. Je nach Lage und Ausmaß der Geschwulst kommt es zu Schluckstörungen, Heiserkeit, pfeifenden Atemgeräuschen (Stridor), Schluckauf (Singultus) und dem so genannten **HORNER-Syndrom** (verengte Pupille, tief liegender Augapfel und herunterhängendes Oberlid).
Im Röntgenbild des Thorax stellt sich der Tumor als Verbreiterung des Mediastinums oder entsprechender Fleckschatten dar. Durch die CT oder MRT-Untersuchung lassen sich Lage und Größe des Tumors feststellen sowie der Bezug zu den benachbarten Organen.

### Therapie

Je nach Tumor: Operative Entfernung oder Biopsie, Bestrahlung, Chemotherapie.

Die Therapie richtet sich nach Art und Lage des mediastinalen Tumors. Retrosternale Strumen und Thymome werden vom Hals aus oder über eine Eröffnung des Brustbeins (Sternotomie) entfernt. Bei unklaren Befunden, insbesondere Lymphknotenvergrößerungen, sollte immer zunächst die Probeentnahme zur feingeweblichen Untersuchung (Histologie) erfolgen. Die Probeentnahme kann entweder CT-gesteuert, endoskopisch (z.B. transbronchiale PE) oder unter Sicht bei einer Mediastinoskopie (Spiegelung des Mediastinums) erfolgen. Je nach histologischem Befund werden Strahlen- bzw. Chemotherapie angewendet.

### ? Übungsfrage

❶ Nach welchen Kriterien werden die verschiedenen Tumoren des Mediastinums eingeteilt?



## 4.13 Bronchialkarzinom

Das Bronchialkarzinom ist eine bösartige Geschwulst der Lungen und Atemwege und gegenwärtig die häufigste Krebserkrankung in Deutschland. In den meisten Fällen besteht zum Zeitpunkt der Diagnosestellung ein bereits fortgeschrittenes Tumorleiden, sodass die Heilungsrate insgesamt nur bei ca. 30% liegt.

- **Gesicherte Risikofaktoren** (Risikofaktoren 1. Ordnung) für die Entstehung eines Bronchialkarzinoms sind: Rauchen, Inhalation von Asbest- und Uranstaub
- Risikofaktoren, die z.Zt. diskutiert werden: Nickel, Eisenoxide, Chromate.

Vom Bronchialepithel ausgehender bösartiger Tumor.

Entscheidend für Behandlung und Prognose ist die feingewebliche Klassifizierung. Man unterscheidet zwischen 5 histologischen Typen. Wichtig für die Behandlungsstrategie ist vor allem die Unterscheidung zwischen kleinzelligen und nicht-kleinzelligen Bronchialkarzinomen. Bei den nicht-kleinzelligen Karzinomen stellen das Plattenepithel- und das Adenokarzinom die Hauptgruppen dar.

### Klinik und Diagnostik

❶ Das Bronchialkarzinom führt erst im fortgeschrittenen Stadium zu Beschwerden. Erste Symptome sind langanhaltender Husten mit Auswurf, der blutig sein kann (Hämoptoe), Atemnot, häufige Lungeninfektionen, Fieber. Später kommen Schmerzen, Heiserkeit und Gewichtsverlust (Leistungsknick) hinzu. Das Bronchialkarzinom metastasiert bevorzugt ins Gehirn oder in die Knochen. Dann können z.B. Kopfschmerzen, Rückenschmerzen oder neurologische Ausfälle auftreten.

❷ Die Diagnostik umfasst:

- *Röntgen:* Verschattung (so genannter *Rundherd*) im Thoraxbild. Die Lymphknoten am Lungenhilus können vergrößert

Symptome erst im Spätstadium:

- Husten
- Blutiger Auswurf
- Atemnot
- Häufige Infekte
- Fieber
- Heiserkeit
- Gewichtsverlust.

Diagnostik:
- Röntgen
- CT
- Bronchoskopie
- Histologie
- Lungenfunktion
- Lungenszintigraphie
- Staging-Untersuchungen.

und das Mediastinum verbreitert sein. Manchmal findet sich ein Pleuraerguss

- *CT:* Zur genauen Lokalisation des Tumors und Bestimmung der Tumorausdehnung *(Staging),* z. B. Befall mediastinaler Lymphknoten
- *Bronchoskopie:* Bei der Spiegelung wird versucht, eine Gewebeprobe aus dem Tumor zur histologischen Untersuchung zu entnehmen
- *Histologie:* Mit der feingeweblichen Untersuchung kann die Diagnose gesichert werden. Die weitere Therapie richtet sich nach dem Zelltyp
- *Lungenfunktion:* Ist die Funktion der Lungen stark eingeschränkt, kann der Tumor nicht operativ (Lungenresektion) entfernt werden, ohne den Patienten zu gefährden
- *Quantitatives Lungenszintigramm:* Wichtig zum präoperativen Entscheid über die Möglichkeit einer Lungenresektion bei eingeschränkter Lungenfunktion
- *Staging* (Ausbreitung): Suche nach Metastasen, z. B. in den Knochen (Skelettszintigraphie), in den inneren Organen (Ultraschall der Leber, Nebennieren), im Gehirn (Schädel-CT).

- Tumorblutung
- Retentionspneumonie.

## Komplikationen

Komplikationen des Bronchialkarzinoms sind Blutungen aus dem Tumorbereich oder der Verschluss eines Bronchus durch den Tumor mit Entzündung in den nachgeschalteten Lungenabschnitten *(Retentionspneumonie).*

## Therapie

OP.

- *Chirurgische Therapie* beim Plattenepithel- und Adenokarzinom: Je nach Lage des Tumors wird innerhalb der anatomischen Grenzen die Lungenresektion durchgeführt. Bei peripher gelegenen Karzinomen wird eine Lappenresektion *(Lobektomie)* durchgeführt, bei zentral gelegenen Tumoren muss der gesamte Lungenflügel entfernt werden *(Pneumektomie).* Prinzipiell werden die Lymphknoten im Lungenhilusbereich immer mitentfernt. Ist der Tumor bereits in benachbarte Strukturen eingebrochen, z. B. Herzbeutel oder Thoraxwand, wird entsprechend weiträumiger reseziert

Strahlentherapie.

- *Strahlentherapie:* Bei lokal fortgeschrittenen inoperablen Tumoren kann eine palliative Strahlentherapie erfolgen. Vor allem Plattenepithelkarzinome sprechen gut auf eine Bestrahlung an. Ebenso kann zur Tumorverkleinerung vor der Operation das Tumorgebiet bestrahlt werden (sog. neoadjuvante Strahlentherapie)

Chemotherapie.

- *Chemotherapie:* Beim kleinzelligen Bronchialkarzinom wird meistens eine Chemotherapie durchgeführt, da eine chirurgische Tumorentfernung nur in sehr frühen Stadien sinnvoll ist

- *Palliative Maßnahmen* sind z.B. die bronchoskopische Laserkoagulation oder die Stenteinlage bei durch den Tumor verengten Atemwegen.

## ? Übungsfragen

1. Wodurch macht sich das Bronchialkarzinom klinisch bemerkbar?
2. Nennen Sie diagnostische Maßnahmen beim Bronchialkarzinom!

# 5 Herzchirurgie

## 5.1 Operationsverfahren

### 5.1.1 Herz-Lungen-Maschine (HLM)

HLM übernimmt die Funktion von Herz und Lunge, während diese stillstehen.

Das Herz muss während vieler Herz-Operationen (z. B. Bypassoperation oder Herzklappenersatz) stillstehen und blutleer sein. Deshalb wird der Kreislauf maschinell außerhalb des Körpers aufrechterhalten (*extrakorporale Zirkulation* = EKZ). Auch die Funktion der Lunge muss durch ein künstliches System übernommen werden, da sie während des Eingriffs kollabiert ist und ebenfalls stillsteht.

Bestandteile der HLM:
- Externe Pumpe
- Oxygenatoren
- Wärmeaustauscher.

❶ Die Herz-Lungen-Maschine besteht aus einer Pumpe, einem Oxygenator (Gasaustauscher) für die Lungenfunktion und einem Wärmeaustauscher, der die Bluttemperatur reguliert (wichtig für Operationen in Unterkühlung = Hypothermie). Sauerstoffarmes Blut wird durch Kanülen, die in der oberen und unteren Hohlvene bzw. dem rechten Vorhof liegen, in die HLM geleitet. Dort wird das Blut mit Sauerstoff angereichert und durch eine Kanüle, die meist im Aortenbogen liegt, zurück in den Körper gepumpt.
Je länger die HLM die Aufgaben von Herz und Lunge übernimmt, desto schwieriger ist die Wiederanpassung des Herzens und desto höher die Komplikations- und Sterberate.

### 5.1.2 Transplantation

Für eine Herztransplantation müssen alle anderen Organe gesund sein.

❷ Bei schwerer Schädigung des Herzens, die weder medikamentös noch chirurgisch behandelbar ist, wird eine **Herztransplantation** (Austausch des kranken Herzens gegen ein Spenderherz, ☞ *Transplantationen* 1.4) erwogen. Voraussetzung für eine Herztransplantation ist, dass alle anderen Organe gesund sind und der Lungenkreislauf normal funktioniert (keine Lungenstauung).
Bis ein geeignetes Spenderherz zur Verfügung steht, kann sich der klinische Zustand des Patienten stark verschlechtern. Dann müssen überbrückende Maßnahmen zur Unterstützung der eingeschränkten Herzleistung eingeleitet werden. Folgende Verfahren stehen je nach Diagnose zur Verfügung:

Überbrückende Maßnahmen bis zur Transplantation:
- Intraaortale Ballonpumpe
- Kammerunterstützungs-Systeme.

- Implantation einer **intraaortalen Ballonpumpe** (IABP): Über die Femoralarterie wird ein Ballonkatheter in die Aorta descendens vorgeschoben, dessen äußeres Ende mit einem Gerät (Pumpe) verbunden ist. Die Pumpe bläst den Ballon jeweils während der Diastole auf und lässt die Luft während der Systole ab. Dadurch entsteht während der Diastole ein erhöhter

Druck in der Aorta descendens, durch den die Herzkranzgefäße (und damit der Herzmuskel) stärker durchblutet werden
- **Kammerunterstützungssysteme** *(Kunstherzen).* Unterschieden wird zwischen Einkammersystemen, die nur das linke Herz unterstützen, und Zweikammersystemen, die beide Ventrikel (Herzkammern) unterstützen. Das aus den Hohlvenen bzw. der Lunge kommende Blut wird über dicklumige Schläuche abgeleitet und zu einem pneumatischen System außerhalb des Körpers geführt. Dieses System presst während der Systole das Blut über Schläuche in die Lungenarterien bzw. die Aorta. *Implantierbare Kunstherzen* werden anstelle des kranken Herzens oder zusätzlich eingesetzt und von außen über ein pneumatisches System angetrieben. Damit entfällt die Umleitung des Blutes in eine außerhalb des Körpers gelegene Pumpe.

Die Verfahren können lediglich ein kurzes Intervall überbrücken, sodass so schnell wie möglich ein Herz transplantiert werden muss.



## 5.1.3 Herzschrittmacherimplantation

Ein Herzschrittmacher registriert die Eigenfrequenz des Herzens und gibt bei Bedarf Impulse ab.

Bei bestimmten bradykarden (langsamen) und wenigen tachykarden (schnellen) Herzrhythmusstörungen besteht die Indikation zur Implantation eines **Herzschrittmachers.** Dabei entscheidet der Kardiologe, zu welchem Zeitpunkt die Implantation erfolgt und welcher Schrittmachertyp eingesetzt wird, wogegen der Chirurg für das operative Einsetzen des Gerätes verantwortlich ist.
Herzschrittmacher *(pacemaker)* sind batteriebetriebene Aggregate, die über Elektroden mit dem Vorhof und/oder der Kammer verbunden sind. Über diese Elektroden registriert der Schrittmacher die Kontraktionen des Herzens *(sensing).* Sobald das Herz eine zuvor am Schrittmacher eingestellte Frequenz unterschreitet, gibt er elektrische Impulse ab, die den Herzmuskel stimulieren *(pacing).*

Schrittmacher-Code = Angaben über Arbeitsweise des Schrittmachers.

Auf Grund der vielen verschiedenen Schrittmachertypen hat man sich auf einen fünfstelligen Schrittmacher-Code geeinigt, der über die Arbeitsweisen des Schrittmachers informiert:
- 1. Buchstabe: Ort der Stimulation
- 2. Buchstabe: Ort der Signalaufnahme
- 3. Buchstabe: Betriebsart
- 4. Buchstabe: Programmierbarkeit
- 5. Buchstabe: Antitachykardiefunktion.

Intraoperativ wird das Schrittmacheraggregat (Batterie und Steuerungsgerät) in Lokalanästhesie unter den Brustmuskel eingesetzt und die Elektroden durch die obere Hohlvene ins Herz vorgeschoben, wo sie dann unter Röntgen- und EKG-Kontrolle richtig platziert werden.

? **Übungsfragen**

❶ Welche Aufgaben erfüllt die Herz-Lungen-Maschine?

❷ Wann ist eine Herztransplantation indiziert?

## 5.2 Angeborene Herzfehler (Vitien)

Die sog. angeborenen Herzfehler sind fast nie vererbt, sondern Folge von Alkoholkonsum, radioaktiven Strahlen oder Virusinfektionen (z. B. Röteln) in der frühen Schwangerschaft.

❶ Angeborene Herzfehler werden eingeteilt in Vitien ohne und mit **Shunt.** Der Shunt ist eine normalerweise nicht vorhandene Verbindung zwischen rechtem und linkem Herzen, die zur Durchmischung von sauerstoffarmem und sauerstoffreichem Blut führt.

### 5.2.1 Fehlbildungen ohne Shunt

Angeborene Herzfehler ohne Shunt:
- Aortenisthmusstenose
- Pulmonalstenose.

Die häufigsten Fehlbildungen ohne Shunt sind die Aortenisthmusstenose und die Pulmonalstenose.

#### Aortenisthmusstenose

Bei der Aortenisthmusstenose ist die Aorta unmittelbar nach dem Abgang der Kopf- und Armgefäße hochgradig eingeengt.

- Kopfschmerzen
- RR erhöht in den Armen
- RR erniedrigt in den Beinen.

Diagnostik:
- Auskultation
- Röntgen
- Farbdoppler-Echo
- Linksherzkatheter.

**Klinik und Diagnostik**

❷ Die Symptome der Aortenisthmusstenose sind einerseits durch den erhöhten Druck vor der Engstelle bedingt: Nasenbluten, Kopfschmerzen und Blutdruckerhöhung in den Armen. Anderseits führt der erniedrigte Druck hinter der Stenose zu schwachen Leisten-, Knie- und Fußpulsen und einem Blutdruckabfall in den Beinen. Die Diagnostik umfasst:

- *Klinik:* Über dem Herzen kann mit dem Stethoskop ein Strömungsgeräusch gehört werden, die Leisten- und Fußpulse sind auf beiden Seiten nicht zu tasten
- *Röntgen:* Das Thoraxbild zeigt eine veränderte Herzsilhouette. Die durch die verengte Aorta bedingte vermehrte Durchblutung der Zwischenrippenarterien (Interkostalarterien) stellt sich röntgenologisch als sog. Rippenusuren (»Annagungen«, also Schädigungen von Rippen durch den pulsierenden Druck) dar

- *Farbdoppler-Ultraschall* des Herzens: Herzwandveränderungen und Strömungsverhältnisse im Herzen können dargestellt werden
- *Linksherzkatheter:* Über die Femoralarterie wird ein Katheter retrograd in die linke Herzkammer vorgeschoben. Über den Katheter wird Kontrastmittel injiziert und die linke Ausflussbahn unter Durchleuchtung dargestellt. Gleichzeitig kann der Druck vor und hinter der Stenose gemessen werden.

#### Therapie

Die Engstelle muss operativ erweitert werden. Dazu wird sie entweder längs eröffnet und durch Einnähen eines Flickens *(Patch)* erweitert, oder der verengte Gefäßabschnitt wird entfernt und durch eine Kunststoff-Gefäßprothese *(Interponat)* ersetzt. Die Operation kann meist ohne HLM durchgeführt werden.

Patch, Interponat.

### Pulmonalstenose

Eine Pulmonalstenose ist eine hochgradige Einengung der Ausflussbahn des rechten Ventrikels. Sie kann an der Pulmonalklappe oder im Bereich der Pulmonalarterie lokalisiert sein.

5

#### Klinik und Diagnostik

Nachdem die Patienten lange Zeit beschwerdefrei waren, tritt allmählich eine zunehmende Atemnot auf. Die Haut verfärbt sich bei Belastungen bläulich (Zyanose), die Halsvenen sind gestaut. Über der Pulmonalklappe ist ein Herzgeräusch auskultierbar. Das Thoraxröntgenbild zeigt eine veränderte Herzsilhouette und eine verminderte Gefäßzeichnung des Lungengewebes (Rechtsherzinsuffizienz).

Die genaue Diagnose liefern die Ultraschall-Echokardiographie und die *Rechtsherzkatheter-Untersuchung:* Dazu wird meist über die V. jugularis interna ein Katheter in die rechte Herzkammer vorgeschoben, Kontrastmittel injiziert und die rechte Ausflussbahn (in die Lunge) unter Durchleuchtung dargestellt. Außerdem ermöglicht der Rechtsherzkatheter Druckmessungen vor und hinter der Stenose.

- Atemnot
- Zyanose
- Gestaute Halsvenen.

Diagnostik:
- Auskultation
- Röntgen
- Farbdoppler-Echo
- Rechtsherzkatheter.

#### Therapie

Eine verengte Pulmonalklappe wird aufgesprengt *(Kommissurotomie)* und die Ausflussbahn erweitert, z. B. mit einem Kunststoffpatch.

Kommissurotomie, Patcherweiterungsplastik.

## 5.2.2 Fehlbildungen mit Shunt

### Septumdefekte

- Septumdefekt = Loch in der Herzscheidewand
- Zwischen Vorhöfen = ASD; zwischen Ventrikeln = VSD.

❸ Das Septum (Herzscheidewand) trennt die beiden Vorhöfe bzw. Kammern voneinander. Verbleibt nach der Geburt ein »Loch« in dieser Herzscheidewand, spricht man von einem **Septumdefekt.** Diese Fehlbildung ist als *Vorhofseptumdefekt* (atrialer Septumdefekt = **ASD**) oder *Ventrikelseptumdefekt* (**VSD**) möglich.

#### Klinik und Diagnostik

Links-Rechts-Shunt, Zeichen der Rechtsherzüberlastung.

Der Shunt führt dazu, dass Blut aus dem linken in das rechte Herz gepumpt wird *(Links-Rechts-Shunt)*. Das vermehrte Blutvolumen im Lungenkreislauf belastet das rechte Herz (Herzrhythmusstörungen, gestaute Halsvenen bei Rechtsherzschwäche, Rechtsherzvergrößerung) und langfristig auch die Lunge. Dann kommt es zu Atemnot, der Tendenz zu Lungenentzündungen und Bronchitiden. Beim VSD ist während der Systole ein heftiges Strömungsgeräusch über dem Herzen nicht zu überhören.

Diagnostik:
- Sonographie
- Herzkatheter.

Das Shuntvolumen, also die Menge des Blutes, die aus dem linken in das rechte Herz gepumpt wird, kann mit Ultraschall und Herzkatheterdiagnostik bestimmt werden.

#### Komplikationen

Shunt-Umkehr.

Durch das vermehrte Blutvolumen in der Lunge steigt der Druck im Lungenkreislauf langsam an. Übersteigt er, oft erst nach Jahren, den Druck des Körperkreislaufs, kommt es zur sog. Shunt-Umkehr (Eisenmenger-Reaktion). Das Blut fließt dann nicht mehr vom linken ins rechte Herz, sondern umgekehrt. In diesem Stadium ist eine korrigierende Operation nicht mehr ratsam.

#### Therapie

Naht oder Patchplastik.

Der Defekt in der Herzscheidewand wird direkt genäht oder »geflickt«. Der Flicken *(Patch)* besteht aus Kunststoff oder Herzbeutelgewebe. Die Operation wird mit HLM durchgeführt, da das Herz blutleer sein muss.

### Fallotsche Tetralogie

Fallotsche Tetralogie =
- VSD
- Pulmonalstenose
- Rechtsherzhypertrophie
- »Reitende Aorta«.

❹ Die Fallotsche Tetralogie ist eine Kombination aus Ventrikelseptumdefekt (VSD), Pulmonalstenose, Rechtsherzvergrößerung (Rechtsherzhypertrophie) und nach rechts verlagerter und damit über dem Ventrikelseptumdefekt **»reitender« Aorta** (die Aorta sitzt wie ein Reiter über dem VSD). Ursachen und Folgen sind dabei unter dem Begriff der Tetralogie (*tetra* = vier, vierfach) zusammengefasst. Das Blut fließt bei dieser Fehlbildung aus dem rechten durch den VSD in das linke Herz (Rechts-Links-Shunt).

### Klinik und Diagnostik

Es befindet sich nur wenig Sauerstoff im Körperkreislauf (Hypoxie), die Haut erscheint dadurch bläulich (Zyanose), die Fingernägel sind groß und gewölbt (Uhrglasnägel) und die Fingerendglieder breit und aufgetrieben (Trommelschlegelfinger). Die körperliche Leistung ist deutlich vermindert. Da das rechte Herz gegen eine verengte Ausflussbahn anpumpen muss, führt eine Rechtsherzschwäche nach durchschnittlich 20 Jahren zum Tod, wenn die Patienten nicht rechtzeitig behandelt werden.

- Zyanose
- Uhrglasnägel
- Trommelschlegelfinger
- Leistungsminderung.

### Therapie

Die Fallotsche Tetralogie wird frühzeitig (1./2.Lebensjahr) operiert: Nachdem der Kreislauf an die Herz-Lungen-Maschine angeschlossen wurde, werden die verengte Pulmonalarterie und die rechte Ausflussbahn erweitert sowie das Loch in der Herzkammerscheidewand (VSD) verschlossen *(Totalkorrektur)*.

Operative Totalkorrektur.

## Transposition der großen Gefäße (TGA)

Bei der TGA sind Aorta und Pulmonalarterie vertauscht, d.h. die Aorta führt sauerstoffarmes Blut aus der rechten Herzkammer in den Körperkreislauf und wieder zurück zum rechten Herzen. Die Pulmonalarterie führt sauerstoffreiches Blut aus der linken Herzkammer in die Lunge und wieder zurück zum linken Herzen. Diese Fehlanlage kann nur dann überlebt werden, wenn zusätzlich eine Verbindung (Rechts-Links-Shunt) zwischen rechtem und linkem Herzen besteht, durch den sauerstoffreiches Blut in den Körperkreislauf gelangen kann.

Transposition der großen Gefäße:
- Aorta entspringt aus der rechten Kammer,
- Pulmonalarterie aus der linken Kammer.

### Klinik und Diagnostik

Sofort nach der Geburt zeigen sich Zyanose, massive Atemnot und Zeichen der Herzinsuffizienz.

- Atemnot
- Zyanose
- Herzinsuffizienz.

### Therapie

Die TGA muss unmittelbar nach der Geburt operiert werden: Zwischen rechtem und linkem Herzen wird eine Verbindung geschaffen oder ein bestehender Septumdefekt erweitert. Zu einem späteren Zeitpunkt werden die anatomischen Verhältnisse normalisiert, indem die Aorta mit der Pulmonalarterie oberhalb der Taschenklappen ausgetauscht wird *(Switch-Operation)*.

Shunt schaffen bzw. vergrößern, später Switch-OP.

## ? Übungsfragen

1. Was ist ein Shunt?
2. Welche Symptome treten bei der Aortenisthmusstenose auf?
3. Worin unterscheiden sich ASD und VSD?
4. Welche Kombination von Symptomen bezeichnet man als Fallotsche Tetralogie?

5

# 5.3 Herzklappenfehler

Bei den Herzklappen unterscheidet man zwischen Segel- und Taschenklappen. Die Segelklappen trennen am rechten und linken Herzen den Vorhof von der Kammer (Mitral- und Trikuspidalklappe). Die Taschenklappen liegen am Übergang vom Ventrikel zur Pulmonalarterie bzw. Aorta. Gesunde Klappen lassen das Blut nur in einer Richtung durch das Herz fließen (Ventilmechanismus). Durch chronische oder akute Infektionen sowie durch rheumatische Erkrankungen können sie so geschädigt werden, dass sie nicht mehr richtig »funktionieren«.

- Klappeninsuffizienz = Vollständiger Klappenschluss
- Klappenstenose = Verengte Klappenöffnung.

❶ Unterschieden wird die **Klappeninsuffizienz,** bei der die Klappe nicht vollständig schließt und Blut teilweise durch die Klappe zurückströmt, von der **Klappenstenose,** bei der die Öffnung der Klappe verengt ist. Beide Veränderungen können auch kombiniert auftreten. Am häufigsten treten die Fehler an den Klappen des linken Herzens auf (Aorten- und Mitralklappe).

## Klinik

### Aortenklappenfehler

- Volumenbelastung bei der Insuffizienz
- Druckbelastung bei der Stenose
- Gemeinsame Endstrecke: Herzinsuffizienz.

Die **Insuffizienz** führt durch die Volumenbelastung auf Dauer zur Herzerweiterung (Dilatation), Blutrückstau und schließlich zur Herzinsuffizienz. Bei einer **Stenose** kann sich das Herz der Druckbelastung zunächst anpassen, indem es Muskelgewebe vermehrt (Hypertrophie). Später staut sich immer mehr Blut vor der verengten Klappe und das Herz kann die »Mehrarbeit« nicht mehr leisten (Herzinsuffizienz). Zusätzlich können Herzrhythmusstörungen auftreten.

### Mitralklappenfehler

- Kurzatmigkeit
- Dyspnoe.

Eine **Insuffizienz** führt dazu, dass bei jeder Kontraktion Blut zurück in die Lunge gepumpt wird. Es kommt zur Kurzatmigkeit und Luftnot bei Belastung. Bei einer **Mitralstenose** kann das Blut schlecht aus der Lunge abfließen. Es kommt ebenfalls zur Luftnot bis hin zum Lungenödem.

## Therapie

- Klappenersatz
- Segelraffung
- Lebenslang Marcumar bei künstlichen Herzklappen.

- ❷ Bei einer Aortenklappenstenose oder -insuffizienz und der Mitralklappenstenose wird die verengte (verkalkte) oder schlussunfähige Klappe operativ entfernt und durch eine *künstliche Herzklappe* (aus Metall oder Kunststoff) oder eine *Bioklappe* (Klappe aus einem Schweineherz) ersetzt (Aortenklappenersatz = AKE, Mitralklappenersatz = MKE). Die Operation findet unter Einsatz der Herz-Lungen-Maschine (☞ 5.1.1) statt. Patienten mit einer künstlichen Herzklappe müssen lebenslang gerinnungshemmende Medikamente (Marcumar®) einnehmen

- Bei einer Mitral- oder Trikuspidalklappeninsuffizienz wird unter Einsatz der Herz-Lungen-Maschine das Herz eröffnet und die »ausgeleierten« Klappensegel werden mit mehreren Nähten zusammengezogen *(Klappenraffung)*. Zusätzlich kann ein halb offener Ring, der um die Klappensegel gelegt und festgenäht wird, die Klappenebene verstärken. Können die Klappensegel nicht gerafft werden, z.B. weil das umgebende Gewebe nicht fest genug ist, muss die Klappe durch eine Prothese ersetzt werden.

### Pflege

Auf Grund des umfangreichen Eingriffes am Herzen erfolgt die postoperative Überwachung stets auf der Intensivstation, bis sich die Herz-, Kreislauf-, Lungen- und Nierenfunktionen stabilisiert haben.

### ? Übungsfragen

❶ Welche Klappenfehler werden unterschieden?

❷ Welche chirurgischen Behandlungsmaßnahmen sind möglich?

5

## 5.4 Erkrankungen der Herzkranzgefäße

Die Herzkranzgefäße (Koronararterien) versorgen den Herzmuskel mit sauerstoffreichem Blut. Sind sie durch Kalkablagerungen (Arteriosklerose) verengt *(koronare Herzkrankheit)*, entsteht ein Sauerstoffmangel in der Arbeitsmuskulatur des Herzens. Ein plötzlicher Verschluss einer Koronararterie führt zum *Herzinfarkt*: Das nicht mehr mit Sauerstoff versorgte Gewebe stirbt ab.

Verengung der Koronararterien → Sauerstoffmangel der Herzmuskulatur.

### Klinik und Diagnostik

Durch den Sauerstoffmangel entstehen ein Gefühl der »Brustenge« (Angina pectoris), Schmerzen, die in den linken Arm oder den Unterkiefer ausstrahlen und typische EKG-Veränderungen. Mit der im Rahmen einer Herzkatheteruntersuchung durchgeführten *Koronarangiographie* können die Stenosen genau lokalisiert werden.

- Angina pectoris, EKG-Veränderungen
- Koronarangiographie.

### Therapie

❶ Verschiedene Verfahren stehen zur Verfügung:

- **Lyse** (Auflösung): Frische Blutpfropfen (Thromben), die ein Herzkranzgefäß verschlossen haben, können medikamentös (Streptokinase, Urokinase) aufgelöst werden
- Perkutane transluminale coronare Angioplastie (**PTCA**): Über die Femoralarterie wird ein Ballonkatheter transluminal

- Lyse
- PTCA
- Aortokoronarer Bypass.

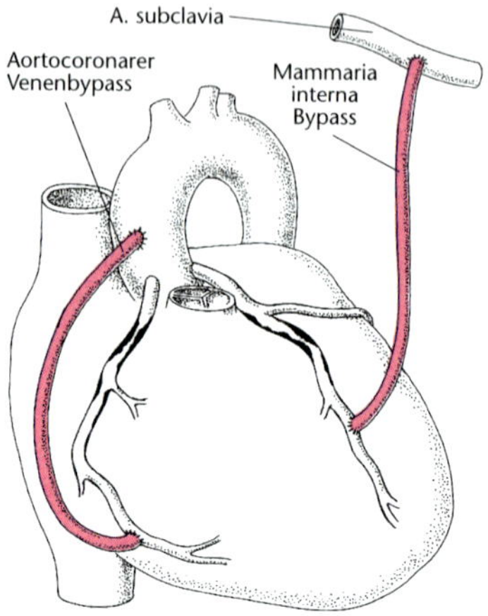


**Abb. 5.1** Aortocoronarer Venenbypass und Mammaria interna Bypass. [A300-190]

(im Gefäß) bis in die Koronararterien vorgeschoben. Dort wird der Ballon an der Katheterspitze in der Stenose platziert und entfaltet (dilatiert). Dadurch wird die Stenose aufgeweitet (Angioplastie)

- Aortocoronarer **Bypass** = **ACB:** Spricht weder eine Lyse noch eine PTCA für eine erfolgreiche Behandlung, sind Bypassoperationen (Umgehungsplastiken) indiziert. Hierbei wird die verengte Strecke umgangen, indem ein Stück der V. saphena magna (Beinvene) eingesetzt (Aortocoronarer Venenbypass = ACVB) oder die A. mammaria (Brustwandarterie) als Überbrückung verwendet wird (Mammaria interna Bypass, ☞ Abb. 5.1). Die Vene wird proximal an der Aorta (»aorto-«) und distal der Stenose an das Herzkranzgefäß (»-coronar«) angeschlossen. Die Operation erfolgt unter Einsatz der Herz-Lungen-Maschine. Meist sind wegen vielfacher Koronarstenosen mehrere Bypässe notwendig, am häufigsten werden drei Bypässe angelegt *(3-fach ACB).*

## ? Übungsfrage

❶ Welche invasiven therapeutischen Maßnahmen stehen bei Erkrankungen der Herzkranzgefäße zur Verfügung?

# 5.5 Herzwandaneurysma

Aussackung der Herzwand.

❶ Ein Herzwandaneurysma ist eine Aussackung der Herzwand. Es entsteht meistens innerhalb eines halben Jahres nach einem Herzinfarkt, seltener traumatisch (Thoraxtrauma) und findet sich sehr häufig (85 %) an der Spitze und der Vorderwand der linken Kammer. In der Systole wird das Blut aus dem kontraktionsfähigen Teil des Ventrikels sowohl in die Aorta als auch in den Aneurysmasack ausgeworfen, wodurch sich das eigentliche Schlagvolumen vermindert.

### Klinik und Diagnostik

Leitsymptome sind Herzrhythmusstörungen und Zeichen der Herzinsuffizienz. Die Aussackung stellt sich im Thorax-Röntgenbild dar. Weitere diagnostische Verfahren sind die Echokardiographie und die Herzkatheteruntersuchung.

Herzrhythmusstörungen, Herzinsuffizienz.

### Komplikationen

❷ Im Aneurysma können sich Thromben bilden und in die Blutbahn ausgeschwemmt werden (Thromboembolie). So kann beispielsweise ein akuter arterieller Verschluss (☞ 6.2) entstehen. Außerdem besteht die Gefahr der Aneurysmaruptur mit lebensbedrohlicher Herzbeuteltamponade, insbesondere bei jüngeren Aneurysmen.

Thromboembolie.

### Therapie

Symptomlose Aneurysmen werden nicht behandelt. Indikationen zur Operation sind Komplikationen durch Blutgerinnsel, Kammertachykardie, Rupturgefahr und eine Linksherzinsuffizienz. Bei der Operation werden unter Anwendung der HLM das Aneurysma und evtl. darin befindliche Thromben entfernt.

Operative Entfernung bei symptomatischen Aneurysmen.

### ? Übungsfragen

❶ Wann und wo entstehen Herzwandaneurysmen?

❷ Welche Komplikationen sind möglich?

# 5.6 Perikarderkrankungen

## 5.6.1 Perikardtamponade

❶ Im Herzbeutel sammelt sich vermehrt Flüssigkeit (z. B. Blut) an. Das Herz kann sich nicht mehr vollständig füllen bzw. entspannen und ist bei seiner »Arbeit« behindert. Ursachen können Herzbeutelentzündungen sein, die durch eine Schädigung der Gefäßwände zum Austritt von Flüssigkeit aus Blut- und Lymphgefäßen führen. Bei traumatisch bedingten Brustkorbverletzungen bluten verletzte Gefäße in den Herzbeutel.

Flüssigkeitsansammlung im Herzbeutel, die die Herzarbeit behindert.

### Klinik und Diagnostik

Es kommt zu Rhythmusstörungen und Schocksymptomen (Blutdrucksenkung, Pulserhöhung, Atemnot) sowie zum erheblichen Anstieg des Venendruckes in Folge einer Einflussstauung.

Rhythmusstörungen, Schocksymptome

Diagnostik:
- EKG
- Rechtsherzkatheter
- Röntgen
- Echokardiographie.

EKG und Rechtsherzkatheteruntersuchung bestätigen die Diagnose. Zur weiteren Diagnostik (wenn es der klinische Zustand erlaubt) kann der Brustkorb geröntgt (Mediastinum verbreitert) und das Herz geschallt werden (transthorakale Echokardiographie zeigt Flüssigkeit im Herzbeutel).

- Perikardpunktion
- Ggf. Thorakotomie und operative Blutstillung.

### Therapie

Bei schwerer Schocksymptomatik muss sofort eine Perikardpunktion zur Entlastung des Herzens erfolgen. Bei starker Blutung (hämorrhagische Perikardtamponade) muss der Brustkorb eröffnet (Thorakotomie) und die Verletzung versorgt werden (z. B. Gefäßnaht, Herzwandnaht). Dies ist i. d. R. ohne Herz-Lungen-Maschine möglich.

## 5.6.2 Konstriktive Perikarditis (»Panzerherz«)

Verklebung der beiden Herzblätter.

❷ Ein Panzerherz entsteht, wenn die beiden Blätter des Herzbeutels (Perikard und Epikard) miteinander verkleben, z. B. durch chronische Entzündungen, Reizungen oder nach Herzoperationen. Es bildet sich eine Narbe, die wie ein Panzer das Herz von außen umklammert (Konstriktion). Das Herz kann nicht mehr normal arbeiten.

- Vermindertes Schlagvolumen
- Atemnot
- Cholestase
- Ikterus.

### Klinik und Diagnostik

Infolge der Einengung können die Herzkammern nur noch wenig Blut aufnehmen und daher auch nur wenig Blut auswerfen. Das Schlagvolumen sinkt, es kommt zur zunehmenden Herzinsuffizienz. Das Blut staut sich in der Lunge (Atemnot) und in der Leber. Die sog. Stauungsleber führt ihrerseits zum Gallestau (Cholestase) und Ikterus (Gelbsucht). Die Diagnostik umfasst EKG (typische Veränderungen), Thoraxröntgen (verkalkter Herzbeutel) und die Messung des ZVD (ZVD erhöht) sowie eine Echokardiographie.

Perikardresektion.

### Therapie

Der Herzbeutel wird entfernt (Perikardresektion). Die Operation kann ohne Herz-Lungen-Maschine durchführt werden.

### ? Übungsfragen

❶ Was versteht man unter einer Perikardtamponade?

❷ Was ist ein »Panzerherz«?

# 5.7 Tumoren

Gutartige Tumoren können am Herzbeutel (Perikard), der Herzmuskulatur (Myome) oder am Bindegewebe (Myxome) vorkommen, sind jedoch selten. Auch primäre (d.h. vom Herz ausgehende) bösartige Tumoren sind selten. Häufiger treten Metastasen bösartiger Lungen- oder Brusttumoren auf.

- Gutartige und primäre bösartige Herztumoren sind selten
- Häufiger sind Metastasen aus Brustkorborganen.

## Klinik und Diagnostik

❶ Insbesondere Metastasen am Herzen verursachen i.d.R. kaum Beschwerden. Es können Herzrhythmusstörungen oder Symptome eines Herzklappenfehlers (☞ 5.3) auftreten, wenn z.B. der Tumor den Klappeneingang verengt.

❷ Neben den allgemeinen Untersuchungsverfahren werden Tumormarker (z.B. CEA) im Blut bestimmt, die Hinweise auf den Primärtumor geben können.

Der genauen Bestimmung von Lage und Ausdehnung des Tumors dienen CT bzw. MRT und die **transösophageale Echokardiographie** *(TEE* = engl. *trans-esophageal-echocardiography).* Dazu wird eine Ultraschallsonde in die Speiseröhre eingeführt und das Herz von dort aus geschallt. Vorteil gegenüber der transthorakalen Echokardiographie ist die Möglichkeit der präziseren Beurteilung bestimmter Herzabschnitte, z.B. der Herzhinterwand.

- Tumormarker
- CT, MRT
- Transösophageale Echokardiographie.

## Therapie

Der Tumor wird, wenn möglich, komplett operativ entfernt. Dies ist jedoch nur selten der Fall.

## ? Übungsfragen

❶ Nennen Sie die klinischen Zeichen der Herztumoren!

❷ Mit Hilfe welcher Untersuchungen kann der Tumor diagnostiziert werden?

# 6 Gefäßchirurgie

## 6.1 Operationsverfahren bei arteriellen Erkrankungen

Folgende Operationsverfahren sind bei verschlossenen oder verengten Gefäßen möglich:

- ❶ **Embolektomie:** Ein Blutgerinnsel (Embolus) wird mit Hilfe eines speziellen Ballonkatheters (FOGARTY-Katheter, ☞ Abb. 6.1) aus der Arterie entfernt. Dazu schneidet man die verstopfte Arterie zentral vom Embolus ein und schiebt den FOGARTY-Katheter durch die Arterie nach peripher bis über das Blutgerinnsel hinweg vor. Hinter dem Embolus wird der Ballon aufgeblasen und der Katheter langsam zurückgezogen. Der Ballon zieht so das Blutgerinnsel durch den Schnitt in der Arterienwand heraus
- **Thrombektomie:** Ein Thrombus wird aus einer Arterie entfernt. Vorgehen wie bei der Embolektomie, das Gefäß wird jedoch direkt im Verschlussbereich eröffnet
- ❷ **Thrombendarteriektomie (TEA):** Arteriosklerotische Ablagerungen und die Gefäßinnenwand (Intima) werden mit Spezialinstrumenten, z. B. Ringstripper, entfernt (☞ Abb. 6.2). Am häufigsten wird das Verfahren an der Halsschlagader (A. carotis) oder der Becken- und Beinarterie durchgeführt (A. femoralis). Durch Aufnähen eines Flickens *(Patchplastik)* beim Verschließen der Arterie wird das Gefäßlumen erweitert
- **Laserangioplastie:** Arteriosklerotische Ablagerungen werden mit Laserenergie über eine Sonde entfernt
- ❸ **Perkutane transluminale Angioplastie (PTA):** Ein verengtes Gefäß wird mit Hilfe eines speziellen Ballonkatheters aufgedehnt (PTCA, ☞ 5.4)
- **Bypass:** Ein verengtes Gefäß wird durch ein neuangelegtes, parallel verlaufendes Gefäß (Bypass) überbrückt. Der Bypass kann aus körpereigenem Material (z. B. Vena saphena magna) oder aus Kunststoff (z. B. Dacron) bestehen

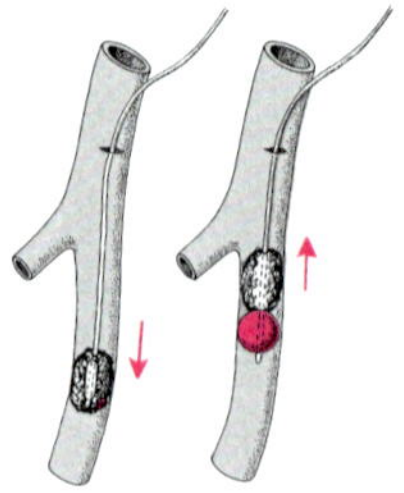

**Abb. 6.1** Embolektomie mit FOGARTY-Katheter. [A300-190]

- **Interponat:** Ein verschlossener Gefäßabschnitt wird entfernt und durch ein künstliches Zwischenstück (Interponat) ersetzt
- ❹ **Stentimplantation:** Ein Stent ist ein Metallgitterröhrchen mit einer netzartigen Wand. Liegt das Gitter fest aneinander, hat der Stent einen sehr kleinen Durchmesser. Er wird auf einen Katheter aufgefädelt, in den verengten Gefäßbereich vorgeschoben und dort aufgedehnt (das Metallgitternetz spannt sich im Gefäßlumen auf). So kann z. B. eine Ablösung der Gefäßinnenhaut (Dissektion) behandelt werden. Nach einer Ballondilatation (PTA) können Stents eingesetzt werden, um einen erneuten Verschluss des Gefäßes zu verhindern. Anwendungsgebiete sind vor allem Aortenaneurysmen und Verengungen der großen Beinarterien
- **Sympathektomie:** Der Sympathikus (Grenzstrang) verengt die Gefäße und führt so zu einer verminderten Durchblutung. Durchtrennt man den Nerven z. B. in Höhe des 2. bzw. 4. Lendenwirbelkörpers, kann dadurch die Durchblutung der Beinarterien verbessert werden. Das Verfahren ist jedoch wenig effektiv und wird immer seltener angewandt
- **Amputation:** Bei komplett verschlossener Arterie an den Extremitäten wird der nicht mehr durchblutete Körperteil abgetrennt, wenn kein anderes gefäßchirurgisches Operationsverfahren (z. B. Bypass, Embolektomie) die Situation verbessern kann.

## ? Übungsfragen

❶ Was versteht man unter einer Embolektomie?

❷ Erklären Sie die Thrombendarteriektomie!

❸ Was ist eine PTA?

❹ Wann wird ein Stent implantiert?

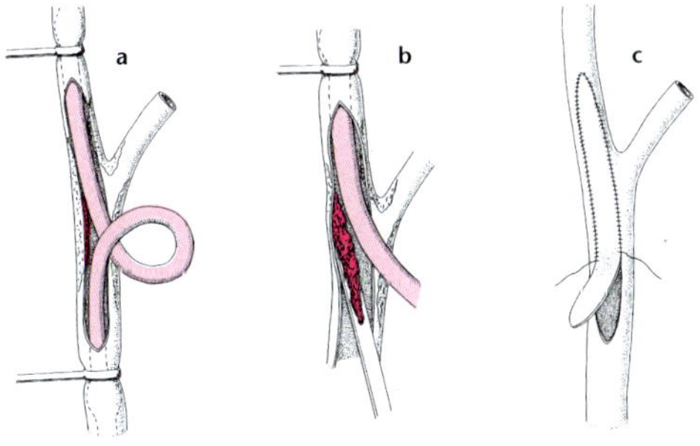


Ausschälplastik:
a Einlage eines verschlussüberbrückenden Shunts
b Ausschälen stenosierenden Materials
c Erweiterungsplastik durch Patch

**Abb. 6.2** Thrombendarteriektomie (TEA). [A300-190]

6

# 6.2 Akuter arterieller Verschluss

Embolie = Gefäßverschluss durch ein eingeschwemmtes Teilchen (Embolus), meist Blutgerinnsel (Thrombus).

❶ Die **Embolie** ist die häufigste Ursache des akuten Gefäßverschlusses. Bei einer Embolie wird ein Gefäß durch ein Teilchen verschlossen, das ins Blut eingeschwemmt worden ist und dort nicht gelöst werden kann (ein Embolus). Meist ist der Embolus ein Blutgerinnsel (Thrombus), das sich von der Gefäßinnenwand gelöst hat (Thromboembolie). Außer Thromben können z. B. Bakterien bei einer Sepsis (bakterielle Embolie), Luft (Luftembolie), Fett (Fettembolie) oder Fremdkörper (Fremdkörperembolie) die Gefäße verschließen.

Bei Patienten mit arteriosklerotisch veränderten Gefäßen kann sich an Ort und Stelle ein Blutgerinnsel bilden (Thrombose), das zum akuten arteriellen Verschluss führt.

## 6.2.1 Beinarterienverschluss

LERICHE-Syndrom = Akuter Verschluss der Bauchaorta in Höhe der Bifurkation.

Am häufigsten tritt der akute Verschluss an den Beinarterien (z. B. A. femoralis) auf. Wird die Aortengabel (Bifurkation) im Beckenbereich akut verschlossen (LERICHE-Syndrom), ist die gesamte untere Körperhälfte minderdurchblutet (ischämisch).

### Klinik und Diagnostik

Leitsymptome:
- Schmerz
- Pulslosigkeit
- Hautblässe
- Auskühlung
- Sensibilitätsverlust
- Bewegungsverlust
- Schock.

❷ Leitsymptom ist die kalte, blasse (weiße) und schmerzhafte Extremität. Es gibt aber insgesamt sechs typische Symptome, die zur Merkregel der »**6P**« zusammengefasst werden: **P**ain (Schmerz), **P**ulselessness (Pulslosigkeit), **P**aleness (Blässe/Kälte der Haut), **P**arästhesie (Sensibilitätsverlust), **P**aralyse (Bewegungsverlust) und **P**rostration (Schock). Zur Lokalisation des Verschlusses werden die peripheren Pulse getastet und die Durchblutung mittels Farbdoppler-Sonographie dargestellt. Bei vorbestehender Arteriosklerose oder unklaren Befunden führt man eine Angiographie durch.

### Therapie

Extremität tieflagern, Heparingabe, OP möglichst innerhalb der ersten 6 Std.

Zur besseren Durchblutung wird die betroffene Extremität tief gelagert und in Watte gewickelt, damit keine Wärme verloren geht. Mit einer i.v. Heparinisierung wird sofort begonnen, um eine weitere Vergrößerung des Embolus zu verhindern.

Die Operation mit Wiederherstellung der Durchblutung (Revaskularisierung), z. B. durch Embolektomie oder TEA (☞ 6.1), sollte innerhalb von 6 Stunden nach dem Verschluss erfolgen. Bei frischen Embolien ist evtl. eine Absaugung des Embolus im Rahmen der Angiographie möglich. Ist bereits eine irreversible Schädigung durch die fehlende Durchblutung aufgetreten, muss später eine Amputation der betroffenen Extremität vorgenommen werden.

## 6.2.2 Mesenterialinfarkt

Zu einem Mesenterialinfarkt (akuter Verschluss der Eingeweidearterie) kommt es meist durch ein verschlepptes Blutgerinnsel (Embolus), z.B. aus dem Herzen oder der Aorta; seltener durch einen Thrombus bei Arteriosklerose (»Gefäßverkalkung«).

Akuter Verschluss der A. mesenterica superior durch Embolie oder Thrombose.

### Klinik und Diagnostik

❸ Es kommt zu plötzlich einsetzenden, meist heftigen Bauchschmerzen und häufig zu blutigen, wässrigen Durchfällen. Nach einigen Stunden bessern sich die Beschwerden zunächst (»Fauler Friede«). Dann nehmen die Schmerzen jedoch wieder zu (Akutes Abdomen, ☞ 9.6.1) und der Dünndarm wird gelähmt (paralytischer Ileus). Es tritt eine Peritonitis (Bauchfellentzündung, ☞ 9.6.4) auf, da Keime aus dem absterbenden Darm in die Bauchhöhle wandern *(Durchwanderungsperitonitis)*. Es kommt zu einem schweren Schock. Wird der Mesenterialinfarkt nicht rechtzeitig erkannt und behandelt, verläuft die Erkrankung tödlich.
Der klinische Verlauf (Symptome) ist entscheidend. Das Röntgen des Abdomens im Stehen oder in Seitenlage zeigt Flüssigkeitsspiegel (Zeichen des Ileus, ☞ 9.6.5). Eine selektive Angiographie (Kontrastmitteldarstellung der Mesenterialgefäße) ist selten möglich, da die Patienten meistens in einem sehr schlechten Allgemeinzustand sind.

- Akute, heftige Bauchschmerzen
- Blutig-wässrige Durchfälle
- Akutes Abdomen
- Ileus
- Peritonitis
- Schock.

### Therapie

Beim Verdacht auf einen Mesenterialinfarkt ist die notfallmäßige Eröffnung des Bauchraums (Laparotomie) erforderlich. Bei fehlenden arteriosklerotischen Zeichen und erholungsfähigem Darm sollte eine Embolektomie (☞ 6.1) der Mesenterialarterie erfolgen. Bei kritischem Zustand großer Darmanteile kann am Tag nach der Erstoperation eine zweite OP durchgeführt werden, um zu sehen, wo Darm abgestorben ist und wo er sich erholt hat *(second-look-Operation)*. Darmabschnitte, die durch die Minderdurchblutung bereits irreversibel geschädigt sind, müssen entfernt werden. Oftmals ist das Ausmaß der Darmgangrän so groß, dass keine chirurgische Maßnahme mehr durchgeführt werden kann.

- Notfallmäßige Laparotomie, wenn möglich Embolektomie
- Resektion irreversibel geschädigter Darmteile
- Oft keine OP mehr möglich.

6

## ? Übungsfragen

❶ Welche Ursachen kommen bei einer Thrombose und bei einer Embolie in Betracht?

❷ Nennen Sie die Symptome bei einem akuten Beinarterienverschluss!

❸ Beschreiben Sie die Klinik und Diagnostik beim Mesenterialinfarkt!

## 6.3 Chronisch-arterielle Verschlusskrankheit (AVK)

Häufigste Ursache der arteriellen Verschlusskrankheit ist die Arteriosklerose.

Die arterielle Verschlusskrankheit (AVK) entwickelt sich langsam über Jahre. Sie ist eine weit verbreitete Erkrankung, die oft alle arteriellen Gefäße betrifft. Durch Verengung der Arterien werden die nachfolgenden Gebiete minderdurchblutet und nur noch schlecht mit Sauerstoff versorgt (Ischämie).

❶ Häufigste Ursache der AVK ist die **Arteriosklerose:** Mit zunehmendem Alter treten Veränderungen an den Gefäßwänden auf (Bildung arteriosklerotischer Plaques), die die Arterien verengen (stenosieren) oder ganz verschließen. Am häufigsten betroffen sind die Herzkranzgefäße (KHK und Myokardinfarkt), Becken- und Oberschenkelarterien (pAVK, »Raucherbein«), Halsschlagadern (Karotisstenose), Bauchschlagader oder Darmarterien (Mesenterialinfarkt). Bestimmte Risikofaktoren können diesen »Alterungsprozess« beschleunigen und verschlimmern:

Risikofaktoren 1. Ordnung:
- Rauchen
- Hypercholesterinämie
- Hypertonie
- Diabetes mellitus.

- *Risikofaktoren 1. Ordnung* (hohe Bedeutung): Rauchen, erhöhte Blutfette (Hypercholesterinämie), Hypertonie (Bluthochdruck), Diabetes mellitus
- *Risikofaktoren 2. Ordnung* (geringere Bedeutung): Übergewicht, Bewegungsmangel, erhöhte Harnsäurewerte.

### Klinik und Diagnostik

❷ Die AVK wird an den Beinen (pAVK) in vier Stadien eingeteilt:

- Stadium I: Keine Beschwerden, Zufallsbefund

- *Stadium I:* Meist Zufallsbefund. Die Patienten haben keine Beschwerden. Da sich die Gefäße langsam verengen, können Blutgefäße, die die gleiche Region wie die Hauptgefäße versorgen, für eine ausreichende Durchblutung sorgen (Umgehungsgefäße = Kollateralen)

- Stadium II: Belastungsschmerzen; Stadium IIa = Gehstrecke > 200 m; Stadium IIb = Gehstrecke < 200 m

- *Stadium II:* Die Kollateralen können bei Belastung das Gewebe nicht ausreichend mit Blut versorgen (Sauerstoffmangel). Nach einer gewissen »Gehstrecke« muss der Patient deshalb schmerzbedingt stehen bleiben. So kommt es zur typischen **Claudicatio intermittens** (intermittierendes Hinken, auch *Schaufensterkrankheit*). Abhängig von der Gehstrecke, die schmerzfrei bewältigt werden kann, wird Stadium II weiter unterteilt in Stadium IIa (Gehstrecke über 200 m) und Stadium IIb (Gehstrecke unter 200 m)

- Stadium III: Ruheschmerz
- Stadium IV: Gangrän.

- *Stadium III:* Die Schmerzen treten nicht nur beim Gehen, sondern auch in Ruhe auf
- *Stadium IV* (Endstadium): Das Gewebe ist distal der Verengung so mangelhaft durchblutet, dass es abstirbt (Nekrose = Gangrän). Die Gangrän kann bakteriell infiziert (feuchte Gangrän, Stadium IVb) oder nicht infiziert (trockene Gangrän, Stadium IVa) sein.

Zur klinischen Diagnostik gehören die Anamnese, das Ermitteln der Gehstrecke und das Tasten der peripheren Pulse. Die Befunde können radiologisch (Angiographie) und durch Ultraschall (Gefäßdoppler, Farbdoppler-Sonographie) objektiviert werden.

Diagnostik:
- Gefäßanamnese
- Gehstrecke ermitteln
- Farbdoppler-Sonographie
- Angiographie.

### Therapie

- *Stadium I:* Keine speziellen Maßnahmen. Dringend sollten jedoch die Risikofaktoren gemieden werden
- *Stadium II:* Durchblutungsfördernde Medikamente und Gehtraining können die Gehstrecke meist verbessern. Reichen diese Maßnahmen nicht aus, sollten operative Verfahren in Erwägung gezogen werden (☞ 6.1), z. B. die Aufdehnung durch einen Ballon (PTA), eine Bypass-Operation oder die Implantation eines Stents (innere Gefäßstütze)
- *Stadium III* und *IV:* Im Stadium III wird dringlich eine operative Verbesserung der Durchblutungssituation angestrebt (Verfahren siehe Stadium II). Im Stadium IV muss wegen der irreversiblen ischämischen Schädigung meistens eine Amputation durchgeführt werden. Um die Amputationshöhe möglichst weit peripher halten und eine gute Wundheilung gewährleisten zu können, sollte zuvor die Durchblutungssituation mittels gefäßchirurgischer Eingriffe verbessert werden. Im Stadium IVb muss man infizierte Nekrosen behandeln (Antibiotika, Wundausschneidung, ☞ 2.1.4).

- Behandlung stadienabhängig
- Gefäßchirurgische OP ab Stadium II.

### Pflege

Um die Durchblutungssituation nicht zusätzlich zu verschlechtern, werden bei Patienten mit pAVK die Beine nicht hoch gelagert und nicht gewickelt (keinen Kompressionsverband). Im Stadium III und IV werden auch keine Antithrombosestrümpfe anlegt.

### ? Übungsfragen

❶ Nennen Sie die Ursachen der AVK!

❷ Beschreiben Sie die Stadieneinteilung der pAVK!

## 6.4 Aneurysma

Ein Aneurysma ist eine lokale Erweiterung (Aussackung) einer Arterie und entsteht durch angeborene oder erworbene Veränderungen der Gefäßwand.

❶ Das »echte« Aneurysma *(Aneurysma verum)* bildet sich aus allen 3 Wandschichten (Intima, Media, Adventitia, ☞ Abb. 6.3). Das »falsche« Aneurysma *(Aneurysma spurium)* wird von einer

Aneurysma = Gefäßwandaussackung:
- Aneurysma verum
- Aneurysma spurium
- Aneurysma dissecans.

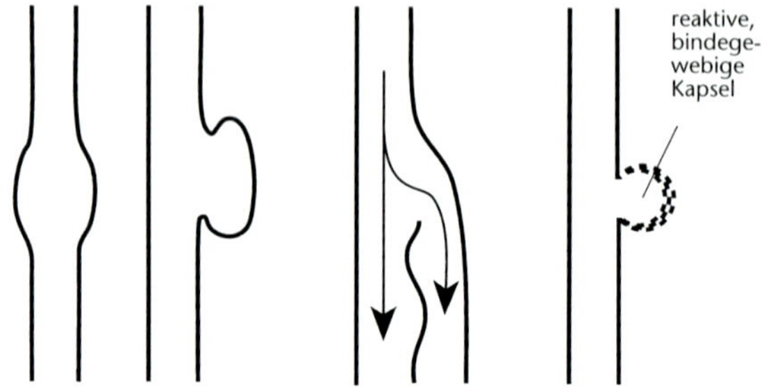


**Abb. 6.3** Gefäßaneurysmen. [A300-190]

bindegewebigen Kapsel gebildet (☞ Abb. 6.3): Ursache ist eine Verletzung des Gefäßes, aus der Blut austritt (z. B. nach Punktion der Leistenarterie). Das Hämatom baut sich später zu Bindewebe um (»organisierter« Bluterguss) und bildet eine Membran. Beim disseziierenden Aneurysma *(Aneurysma dissecans)* reißt nur die innere Gefäßhaut (Intima) ein, die äußere Gefäßhülle (Adventitia) bleibt intakt (☞ Abb. 6.3). Das Blut verschafft sich eine neue Strombahn innerhalb der Arterienwand und trennt dabei die Wandschichten (Dissektion).

## 6.4.1 Bauchaortenaneurysma (BAA)

Meist infrarenale Erweiterung der Bauchaorta.

Beim Bauchaortenaneurysma (BAA) ist die Bauchaorta meistens unterhalb des Abganges der Nierenarterien (infrarenal) ausgeweitet. Das Bauchaortenaneurysma ist sehr viel häufiger als das thorakale Aortenaneurysma und wie dieses meist arteriosklerotisch bedingt. Es ist ein »echtes« Aneurysma.

### Klinik und Diagnostik

- Kleine BAA meist symptomlos, bei großen BAA evtl. Rückenschmerzen
- Diagnostik: Sonographie, CT, Aortographie.

❷ Kleine Bauchaortenaneurysmen machen meist keine Beschwerden und werden zufällig entdeckt. Große Bauchaortenaneurysmen können zu Rückenschmerzen führen. Das Aneurysma kann nicht immer palpiert werden, manchmal können Stenosegeräusche im Abdomen gehört werden. Mit Ultraschall, CT und Kontrastmittelröntgen (Aortographie) kann man das Aneurysma darstellen.

### Komplikationen

- Ruptur, meist gedeckt
- Kaum Überlebenschancen bei freier Ruptur.

Das Bauchaortenaneurysma kann platzen (Ruptur). Meist handelt es sich um eine gedeckte Ruptur, d. h. Eingeweide decken das Leck (teilweise) ab. Dann muss eine Not-Laparotomie zur Blutstillung erfolgen. Bei der freien Ruptur fließt das Blut ungehindert in die Bauchhöhle, der Patient verblutet innerhalb kürzester Zeit.

### Therapie

Bauchaortenaneursymen sollten operativ versorgt werden, da immer die Gefahr einer lebensbedrohlichen Ruptur besteht. Über eine Laparotomie wird – je nach Lokalisation des Aneurysmas – eine Kunststoffrohr- oder Bifurkationsprothese eingesetzt. Alternativ kann ein zuvor anhand der Röntgenbilder ausgemessener Stent von der Leistenarterie aus nach oben vorgeschoben und im Bereich des Aneurysmas verankert werden. So wird das Aneurysma von innen her aus dem Blutstrom »ausgeschaltet«.

- Rohr- oder Bifurkationsprothese
- Stentimplantation.

### Pflege

Sorgfältige Blutdruckmessung und -dokumentation, um rechtzeitig eine perforationsbegünstigende Hypertonie zu erkennen.

**Merke**

Zunehmende Bauch- oder Rückenschmerzen bei Patienten mit (V.a.) Bauchaortenaneurysma können auf eine drohende oder bereits erfolgte Ruptur hinweisen! In diesem Fall umgehend den Arzt benachrichtigen und Patienten Bettruhe einhalten lassen!

## 6.4.2 Aneurysma dissecans der Aorta

Häufige Ursache der eingerissenen Gefäßinnenhaut (Intimariss) beim disseziierenden Aortenaneurysma ist die Arteriosklerose. Sehr viel seltener sind die vererbte Bindegewebsschwäche (Marfan-Syndrom) und die Syphilis (Lues). Zu 95% reißt die Intima in der Aorta ascendens oder im Aortenbogen ein (Typ A). Die Spaltung der Aortenwand kann sich dann bis zur Gabelung der Bauchaorta (Bifurkation) herunterziehen. Manchmal kommt es zu einem zweiten spontanen Einriss der Intima am unteren Ende der Dissektion *(Reentry)*. Dann bekommt das Blut wieder Anschluss (Rekanalisierung) an die richtige Strombahn. Befindet sich der Intimariss distal des Aortenbogens, spricht man vom Typ B.

Ursache meist Arteriosklerose.



### Klinik und Diagnostik

Meist treten im Brustkorb akute heftige Schmerzen auf. Auch Bauchschmerzen sind möglich. Der Allgemeinzustand der Patienten wird zunehmend schlechter.

An Untersuchungsverfahren stehen die klinische Befunderhebung (Symptome), die Röntgen-Übersichtsaufnahme des Brustkorbs (verbreitertes Mediastinum), die transösophageale Echokardiographie und die Computertomographie zur genauen Darstellung der Dissektion zur Verfügung.

- Akute heftige Brust- und/oder Rückenschmerzen; zunehmende Verschlechterung des Allgemeinzustands
- Diagnostik: Röntgen, TEE, CT.

- Abquetschen von Aortenästen
- Komplette Ruptur.

### Komplikationen

Das Blut in der »falschen« Strombahn kann die Aortenäste abquetschen. Dadurch verringert sich die Durchblutung der nachgeschalteten Organe drastisch, es kommt beispielsweise zum Schlaganfall, zum akuten Nierenversagen oder zum Mesenterialinfarkt (☞ 6.2.2). Das Aneurysma kann auch komplett reißen und zu einem akuten, massiven Blutverlust sowie zur Herzbeuteltamponade führen. Dann sind die Überlebenschancen sehr gering.

- Interponat
- Stentimplantation.

### Therapie

Der eingerissene Gefäßabschnitt wird durch ein Zwischenstück (☞ 6.1) ersetzt. Müssen die A. ascendens (aufsteigende Aorta) oder der Aortenbogen ersetzt werden, ist zur OP eine Herz-Lungen-Maschine erforderlich. Befindet sich der Intimariss distal des Aortenbogens, kann alternativ auch eine innere Schienung mit einem Stent oder eine konservative Behandlung erfolgen.

### ? Übungsfragen

❶ Welche Formen von Aneurysmen werden unterschieden?

❷ Beschreiben Sie Klinik und Diagnostik beim Bauchaortenaneurysma!

## 6.5 Krampfadern (Varizen)

Varizen = Erweiterte geschlängelte oberflächliche Venen infolge Insuffizienz der Venenklappen.

An den Extremitäten unterscheidet man zwischen einem oberflächlichen und einem tiefen Venensystem. Die Venenklappen sorgen dafür, dass das Blut nicht in den Beinen versackt, sondern zum Herzen zurückfließt. Schließen die bindegewebigen Klappen der oberflächlichen Venen nur unvollständig (insuffiziente Klappen), staut sich das Blut in den Beinvenen (V. saphena magna, V. saphena parva), die sich schließlich schlängeln und erweitern (**Varizen**). Bei ausgedehnten Varizen der Beine spricht man von einer **Varikosis** (Krampfaderleiden).

Risikofaktoren:
- Bewegungsmangel
- Schwangerschaft
- Adipositas.

❶ Ursache der Klappeninsuffizienz ist eine angeborene Bindegewebsschwäche. Risikofaktoren, die eine Venenklappenschwäche begünstigen, sind mangelnde Bewegung (fehlende Muskelpumpe) sowie Schwangerschaft und Fettsucht (Adipositas).

- Schweregefühl der Beine
- Wadenkrämpfe

### Klinik und Diagnostik

❷ Beschwerden sind ein Schweregefühl in den Beinen durch Ödeme sowie Wadenkrämpfe. Die gestauten Venen können am stehenden Patienten unter der Haut getastet und gesehen werden. Sind kleine Venen erweitert, spricht man von »**Besenreisern**«. Die Durchgängigkeit der tiefen Beinvenen und der Verbindungsvenen zwischen oberflächlichem und tiefem Venensystem kann mit verschiedenen Tests geprüft werden (Perthes-Test und Trendelenburg-Test). Mittels einer Farbdoppler-Sonographie und einer Phlebographie (Kontrastmittel-Darstellung der Venen) können die Varizen genau lokalisiert werden.

- Diagnostik:
  - Funktionstests
  - Farbdoppler-Sonographie
  - Phlebographie.

### Komplikationen

Wichtigste Komplikationen sind das **Ulcus cruris** (*Unterschenkelgeschwür*, umgangssprachlich auch »Offenes Bein«), das durch die gestörte Durchblutung und falsche Ernährung entsteht sowie Thrombosen. Es ist meistens direkt oberhalb des Innenknöchels lokalisiert.

Ulcus cruris (»Offenes Bein«).

### Therapie

- ❸ **Konservative Behandlung:** Die Venen werden von außen durch Bandagen oder Kompressionsstrümpfe komprimiert. Medikamentös können so genannte »Venentonika« gegeben werden, die die Mikrozirkulation verbessern und das Ödem ausschwemmen. Wiederkehrende Varizen oder Besenreiser können verödet (verklebt) werden
- **Varizenstripping = Babcock-Operation:** Durch die erweiterte oberflächliche Beinvene wird eine Sonde geführt und dann gemeinsam mit der Vene aus dem Unterhautfettgewebe herausgezogen.

Konservativ oder chirurgische Entfernung der Krampfader.

### Pflege

Faustregel für Varizenpatienten (auch postoperativ): **L** wie laufen und liegen ist gut, **S** wie stehen und sitzen ist schlecht.

### ? Übungsfragen

❶ Welche Ursachen und Risikofaktoren sind für die Entstehung von Krampfadern verantwortlich?

❷ Beschreiben Sie die Klinik und Diagnostik der Varikosis!

❸ Wie werden Varizen behandelt?

## 6.6 Oberflächliche Venenthrombose (Thrombophlebitis)

❶ Die Thrombophlebitis ist eine örtliche Entzündung mit thrombotischem Verschluss der oberflächlichen (subkutanen) Venen. Bei intakter Haut kann das Blutgerinnsel (Thrombus) die Venenwand reizen (abakterielle Thrombophlebitis). Bakterien können von außen z. B. über liegende Venenverweilkatheter in die Vene eindringen (bakterielle Thrombophlebitis).

Lokale Entzündung der oberflächlichen Venen mit thrombotischem Verschluss.

6

- Schmerz
- Rötung
- Derber Gefäßstrang tastbar
- Lokale Schwellung.

### Klinik und Diagnostik

❷ Die entzündete Vene ist gerötet, schmerzhaft und als derber Strang tastbar. Evtl. tritt eine lokale Schwellung auf. Die Diagnose wird klinisch gestellt.

Salbenkompressionsverband, keine Ruhigstellung.

### Therapie

❸ Bei der Thrombophlebitis am Bein wird ein Salben-Kompressionsverband angelegt. Die Patienten sollten sich viel bewegen, um eine weitere Thrombosierung zu vermeiden.

### Übungsfragen

❶ Was ist eine Thrombophlebitis?

❷ Welche Symptome treten auf und wie verläuft die Diagnostik?

❸ Wie wird die Thrombophlebitis behandelt?

## 6.7 Tiefe Venenthrombose (Phlebothrombose)

Verschluss einer tiefen Vene.

❶ Von einer Phlebothrombose spricht man, wenn ein Thrombus eine tiefe Vene verschlossen hat (fast immer sind Becken- und Beinvenen betroffen). Insbesondere nach Operationen, besonders am Becken und den unteren Extremitäten, bei längerer Bettruhe und durch ruhig stellende Verbände können Thrombosen entstehen. Rauchen, Fettsucht, Schwangerschaft, Herzinsuffizienz, Krampfadern und Ovulationshemmer (Pille) erhöhen das Risiko einer Thrombose.

- Einseitige Schwellung
- Schmerzen
- Zyanose.

### Klinik und Diagnostik

❷ Die betroffene Extremität ist im Vergleich zur Gegenseite geschwollen (seitendifferenter Umfang), schmerzt und ist leicht blau gefärbt (zyanotisch). Die Wade ist bei passiver Beugung des Sprunggelenkes schmerzhaft (**Homans-Test**). Bei Verdacht auf eine Phlebothrombose sollte eine Kontrastmitteldarstellung der tiefen Venen (Phlebographie) oder ein Doppler-Ultraschall durchgeführt werden.

- Lungenembolie
- Postthrombotisches Syndrom.

### Komplikationen

❸ Im frühen Verlauf kann sich der Thrombus von der Venenwand lösen und mit dem Blutstrom in die Lunge gelangen (**Lungenembolie**). Im späteren Verlauf kann die chronische Stauung, die einhergeht mit der Zerstörung der Venenklappen, zu einem *postthrombotischen Syndrom* mit Varikosis (☞ 6.5), Hautveränderungen und Ulcus cruris (Unterschenkelgeschwür) führen.

### Therapie

❹ Eine Phlebothrombose im Unterschenkel wird immer konservativ mit Kompressionsstrumpf, Antikoagulation und Frühmobilisation behandelt.

Je nach Lokalisation und Alter des Thrombus sowie Zustand des Patienten.

Bei einer Phlebothrombose im Oberschenkel- und Beckenbereich sollte bei jüngeren Patienten oder sonographisch nachgewiesenem *flottierendem* (d.h. sich hin- und herbewegendem) Thrombus die operative Thrombektomie (☞ 6.1) vorgenommen werden. Ist der Thrombus nicht älter als 1 Woche, kann er auch durch Streptokinase oder Urokinase aufgelöst werden (Lyse).
Während der Schwangerschaft, bei Unterbauchtumoren oder bei älteren Patienten wird konservativ behandelt:

- Bettruhe, bis sich der Thrombus fest an der Gefäßwand anheftet (nach ca. 14 Tagen)
- Extremität hochlagern (zur Abschwellung) und wickeln (Kompressionsverband)
- Medikamentöse Gerinnungshemmung (Heparin, Marcumar®).

### ? Übungsfragen

❶ Was ist eine Phlebothrombose?
❷ Beschreiben Sie Klinik und Diagnostik!
❸ Welche Komplikationen können auftreten?
❹ Wie wird die Phlebothrombose behandelt?



## 6.8 Sonderformen der Venenthrombose

### Paget-von-Schroetter-Syndrom

❶ Der Verschluss einer tiefen Armvene (Paget-von-Schroetter-Syndrom) ist viel seltener und komplikationsloser als die tiefe Beinvenenthrombose: Nur selten kommt es zur Lungenembolie und es entwickelt sich kein postthrombotisches Syndrom. Ursachen sind chronische Schädigungen der Armvenen (V. subclavia und V. axillaris), z.B. durch sportliche Überanstrengung des Armes (Tennis), durch ein Aneurysma oder durch eine Halsrippe, also eine zusätzliche, anomale Rippe im Bereich des 4. bis 7. Halswirbels.

Verschluss einer tiefen Armvene durch chronische Schädigung.

Klinik und Diagnostik entsprechen der bei tiefer Beinvenenthrombose. Therapeutisch sind konservative Maßnahmen (Ruhigstellung, Hochlagerung und Antikoagulantien), eine Lyse oder eine Thrombektomie möglich.

### Phlegmasia coerulea

Akuter Verschluss aller Beinvenen, reflektorische Verengung der Arterien.

❷ Bei der Phlegmasia coerulea sind alle Beinvenen akut durch Thrombosen verschlossen. Durch die massive Beinschwellung und eine reflektorische Einengung der Arterien kommt es zur Ischämie des Beines. Die Betroffenen hatten zuvor öfter eine Thrombophlebitis.
Symptome sind eine sehr schmerzhafte, stark geschwollene und tief blau verfärbte Extremität ohne tastbare Pulse sowie Schocksymptome (Hypotonie, Tachykardie, kalter Schweiß). Eine Amputation kann nur verhindert werden, wenn die Thromben innerhalb von 6 Stunden operativ (Thrombektomie) oder durch Lyse (mit Streptokinase oder Urokinase) entfernt werden.

### ? Übungsfragen

❶ Beschreiben Sie das Paget-von-Schroetter-Syndrom!

❷ Was versteht man unter einer Phlegmasia coerulea?

## 6.9 Lymphgefäße

- Schwellung durch gestörten Lymphabfluss
- Meist Extremitäten betroffen.

❶ Beim **Lymphödem** kommt es meist im Bereich der Extremitäten zu einer chronischen Schwellung infolge eines behinderten Lymphabflusses. Ursachen sind eine angeborene Abflussstörung, z.B. durch fehlgebildete Lymphgefäße (primäre Lymphödeme) oder eine erworbene Abflussstörung (sekundäre Lymphödeme), z.B. durch Entzündungen (z.B. nach Strahlentherapie) oder Operationen (z.B. nach einer Axilladissektion, der kompletten Entfernung aller Achsellymphknoten). Die Schwellung lässt sich nur teilweise eindrücken, die Haut der betroffenen Körperregion ist blass.
Die Therapie besteht in einer Förderung des Lymphabflusses: Hochlagern der Extremität und Kompressionsverbände, evtl. Lymphdrainage. Eine operative Behandlung (z.B. Lymphdrainage in die Muskelschichten) ist nur bei schwerem Lymphödem angezeigt.

Therapie:
- Hochlagerung
- Kompressionsverbände
- Lymphdrainage
- Evtl. OP.

### ? Übungsfrage

❶ Nennen Sie die Ursachen des Lymphödems!

# 7 Neurochirurgie

❶ Gehirn und Rückenmark liegen gut geschützt in einer knöchernen Hülle (Schädel und Wirbel). Sie sind von den Hirnhäuten umgeben und »schwimmen« im Liquor. Eine Volumenzunahme (z. B. durch Blutungen, Ödeme, Tumoren) führt auf Grund der knöchernen Umhüllung sehr rasch zu einem Druckanstieg innerhalb des Schädels bzw. des Wirbelkanals.

- **Hirndruckzeichen:** Ein Druckanstieg im Schädel führt zu den typischen Hirndruckzeichen Kopfschmerz, Übelkeit, Erbrechen, Wesensveränderung, Bewusstseinstrübung, Krampfanfälle, Seh-, Hör- und Sprachstörungen, einseitige Pupillenerweiterungen. Wird der Hirnstamm eingeklemmt, können Atemlähmungen und Herz-Kreislauf-Versagen eintreten
- Eine **Raumforderung** (langsame oder plötzliche Volumenzunahme) im Wirbelkanal (Entzündungen, Fehlbildungen, Tumoren, Bandscheibenvorfall und knöchern veränderte Wirbelkörper) führt zur Verdrängung des Nervengewebes und zu Ausfallserscheinungen der Nervenfunktion: Dabei können die vegetativen Funktionen (z. B. Schweißsekretion), die Sensibilität (z. B. Taubheitsgefühl) und die Motorik (z. B. Lähmungen) bis hin zur **Querschnittssymptomatik** betroffen sein.

Volumenzunahme (Raumforderung) im Schädel führt zu Hirndruckzeichen, Volumenzunahme im Spinalkanal zu neurologischen Ausfallerscheinungen.

## 7.1 Schädel-Hirn-Trauma (SHT)

❷ Schädel- und Gehirnverletzungen wurden lange gemäß dem Schweregrad der Verletzung eingeteilt in *Commotio* (Gehirnerschütterung), *Contusio* (Gehirnprellung) und *Compressio* (Gehirnquetschung). Diese Einteilung hat den Nachteil, dass die einzelnen Formen ohne genaue Untersuchungen nur schlecht voneinander abzugrenzen sind. Daher ist die Einteilung des SHT anhand der klinischen Symptomatik besser zu handhaben. Der momentane neurologische Befund wird meistens anhand des **Glasgow Coma Scale (GCS,** ☞ Tab. 7.1) bestimmt:

Der Schweregrad nach einem Schädel-Hirn-Trauma wird eingeteilt in:

- *Leichtes SHT:* Bewusstlosigkeit < 5 Minuten, GCS >13
- *Mittleres SHT:* Bewusstlosigkeit > 5 Minuten, GCS 9–13
- *Schweres SHT:* Anhaltende Bewusstlosigkeit, GCS < 9

Schädel-Hirn-Trauma = Schädelverletzung mit Gehirnbeteiligung.

**Tab. 7.1** Glasgow Coma Scale. Die Summe der Punkte ergibt den *Coma-Score* und ermöglicht eine standardisierte Einschätzung des Schweregrades einer Bewusstseinsstörung.

| Neurologische Funktion | Reaktion des Patienten | Bewertung [Punkte] |
|---|---|---|
| **Augen öffnen** | Spontanes Öffnen | 4 |
| | Öffnen auf Ansprechen | 3 |
| | Öffnen auf Schmerzreiz | 2 |
| | Kein Öffnen der Augen | 1 |
| **Verbale Reaktion** | Orientiertes Antworten | 5 |
| | Verwirrt, desorientiert | 4 |
| | Unzusammenhängende Worte | 3 |
| | Unverständliche Laute | 2 |
| | Keine verbale Reaktion | 1 |
| **Motorische Reaktion/ Reaktion auf Schmerzreize** | Befolgen von Aufforderungen | 6 |
| | Gezielte Schmerzabwehr | 5 |
| | Massenbewegungen (ungezielte Schmerzabwehr) | 4 |
| | Beugesynergien (Beugehaltung) | 3 |
| | Strecksynergien (Streckhaltung) | 2 |
| | Keine motorische Reaktion | 1 |

Leitsymptome:
- Bewusstlosigkeit
- Amnesie
- Erbrechen
- Evtl. Hirndruckzeichen.

Diagnostik:
- Röntgen
- CCT
- Evtl. EEG.

## Klinik und Diagnostik

Symptome eines SHT sind die Bewusstlosigkeit unmittelbar nach dem Trauma, die Gedächtnislücke für die Zeit kurz vor dem Unfall, die **retrograde Amnesie,** und/oder nach dem Unfall, die **anterograde Amnesie** sowie Erbrechen. In schweren Fällen zeigt der Patient die typischen Hirndruckzeichen. Kommt ein Verletzter mit SHT III° wieder zu Bewusstsein, ist er oft in seinen Bewegungen verlangsamt, desorientiert, unruhig und ängstlich.

Zum Ausschluss knöcherner Verletzungen sollte der Schädel immer in 2 Ebenen geröntgt werden; bei einseitiger Pupillenvergrößerung, anhaltender Bewusstlosigkeit oder in unklaren Fällen muss eine Computertomographie des Schädels durchgeführt werden (CCT). Die Gehirnfunktion kann mit Hilfe eines EEG (Messung der Hirnströme) überprüft werden.

- Leichtes SHT: Vitalfunktionen überwachen, Pupillenkontrolle, Bettruhe mit Oberkörperhochlagerung, Flüssigkeitsbilanz

## Therapie

Die therapeutischen Maßnahmen hängen von der Schwere des SHT und möglicher Begleitverletzungen ab. Bei ansprechbaren Patienten werden die Herz-Kreislauf-Funktionen, die Atmung, die Bewusstseinslage und die neurologischen Funktionen (Pupillen, Reflexe) überwacht. Der Oberkörper wird hochgelagert, um die Hirnabschwellung bei bestehendem Hirnödem zu unterstützen. Es sollte eine strenge Bettruhe eingehalten werden. Flüssigkeitseinfuhr und -ausfuhr werden bilanziert (intravenöse Infusionen, Blasenkatheter).

Bewusstlose Patienten sind intensivpflichtig. Bei unzureichender Atmung (Blutgasanalyse) werden sie maschinell beatmet. Zur Überwachung des zentralen Venendrucks (Kreislauffunktion) wird ein zentraler Venenkatheter (ZVK) gelegt. Die Kreislaufparameter werden kontinuierlich überwacht (über Monitor), Bewusstseinslage, Pupillenreaktion und Reflexe engmaschig überprüft und die Flüssigkeitseinfuhr und -ausfuhr bilanziert. Zur Hirnödemprophylaxe wird Kortison (z. B. Dexamethason®) intravenös gegeben. Ein massives Hirnödem kann mit Sorbit® oder Mannit® entwässert werden (nur unter Kontrolle des ZVD). Um die Mikrozirkulation zu verbessern, werden kristalloide Lösungen (Dextrane) infundiert. Durch Barbituratgabe kann die Krampfschwelle heraufgesetzt werden.

- Mittleres/schweres SHT: Intensivbehandlung, ggf. maschinelle Beatmung, medikamentöse Hirnödemprophylaxe bzw. -behandlung, evtl. Barbiturate.

### Komplikationen

Mögliche **frühe Komplikationen** sind eine epidurale, subdurale oder intrazerebrale Blutung (☞ 7.2).

**Spätkomplikationen** sind:

- Das chronische subdurale Hämatom durch anhaltende geringe Blutung
- Infektionen (z. B. Meningitis)
- Krampfanfälle
- Hydrozephalus (☞ 7.5) infolge gestörter Liquorzirkulation.

- Intrakranielle Blutungen
- Infektionen
- Krampfanfälle
- Hydrozephalus.

### Pflege

Zusätzlich zu den allgemeinen postoperativen Überwachungsmaßnahmen müssen Schädel-Hirn-Verletzte auf Zeichen einer Hirndruckerhöhung überwacht werden, z. B. zunehmende Bewusstseinseintrübung, einseitige Pupillenerweiterung, Krampfanfälle und rasche Kreislaufveränderungen.

Auf Hirndruckzeichen achten.

7

### ? Übungsfragen

❶ Nennen Sie einige Hirndruckzeichen und ihre Entstehung!

❷ Was ist der Glasgow Coma Scale?

## 7.2 Intrakranielle Blutungen

Intrakranielle Blutungen sind Blutungen innerhalb des knöchernen Schädels, die auf das Hirngewebe drücken und es dadurch verlagern können. Eine Einteilung erfolgt nach dem Ort der Blutung (☞ Abb. 7.1).

**Abb. 7.2**
Intrakranielle Blutung.
[A300-190]

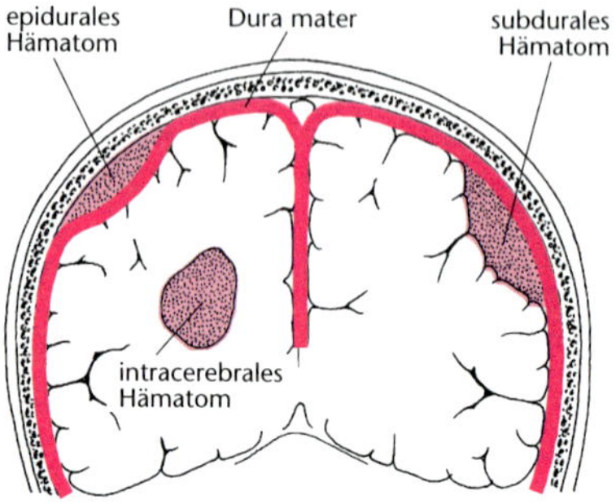


## 7.2.1 Epidurale Blutungen

Epidurale Blutungen = Blutung zwischen Schädelknochen und Dura mater, meist arteriell.

Blutungen zwischen dem Schädelknochen und der harten Hirnhaut (Dura mater) werden als **epidurale Blutungen** bezeichnet. Es handelt sich um arterielle Blutungen aus der A. meningea media, die meist Folge einer Schädelfraktur (☞ 3.4.1) bei jungen Patienten sind. Sehr schnell bilden sich große, zumeist temporal gelegene Hämatome.

- Hirndruckzeichen
- Diagnostik: CCT.

### Klinik und Diagnostik

Alle Hirndruckzeichen können auftreten (☞ 7), eine zunehmende Bewusstlosigkeit ist typisch. Die Pupillen sind unterschiedlich groß (Seitendifferenz auf Grund einseitiger Kompression des Gehirns). Die Diagnose wird durch ein Schädel-CT (CCT) gesichert.

Trepanation, Hämatomausräumung, Blutstillung.

### Therapie

❷ Das Hämatom muss sofort ausgeräumt werden, um bleibende Schäden zu verhindern. Über dem Hämatom wird der Schädel eröffnet (**Trepanation**), das Hämatom abgesaugt und die Blutung gestillt. Bei frühzeitiger Operation ist die Prognose gut.

## 7.2.2 Subdurale Blutungen

Subdurale Blutungen = Blutungen zwischen Dura mater und Gehirn.

Akute Blutungen zwischen Dura mater und Hirngewebe (**subdurale Blutungen**), durch abgerissene kleine Venen und Arterien, führen ebenfalls zum Bewusstseinsverlust. Die Blutung breitet sich relativ langsam und großflächig aus und schädigt mehr Hirngewebe als die epidurale Blutung.
Beim **chronischen Subduralhämatom** liegt das Unfallereignis oft schon mehrere Wochen zurück und der Patient kann sich manchmal gar nicht mehr daran erinnern.

Hirndruckzeichen, oft primäre Bewusstlosigkeit.

### Klinik und Diagnostik

Die Symptome entsprechen denen einer epiduralen Blutung. Allerdings sind die Patienten häufig bereits durch ein schweres

Unfallereignis bewusstlos. Beim chronischen Subduralhämatom werden die Patienten durch Kopfschmerzen, Seh- oder Sprachstörungen, etc. auffällig.

**Therapie**
Trepanation mit Hämatomausräumung.

Trepanation.

### 7.2.3 Intrazerebrale Blutungen

Bei intrazerebralen Blutungen kommt es zu Einblutungen in das Hirngewebe oder das Kammersystem (Ventrikel), meist im Rahmen schwerer Schädel-Hirn-Traumen. Meist sind die Patienten wegen der schweren Verletzung primär bewusstlos und zeigen Symptome eines erhöhten Hirndrucks. Das Hämatom wird, wenn möglich, im Rahmen einer Trepanation abgesaugt, bei ausgedehnten Blutungen oder ungünstiger Lokalisation ist dies jedoch evtl. nicht möglich. Insgesamt ist die Prognose intrazerebraler Blutungen ungünstig.

Intrazerebrale Blutung = Einblutung ins Hirngewebe oder die Ventrikel.

**? Übungsfragen**

❶ Welche intrakraniellen Blutungen kennen Sie?

❷ Was versteht man unter einer Trepanation?

## 7.3 Verletzung peripherer Nerven

❶ Periphere Nerven sind alle Nervenbahnen, die außerhalb von Gehirn und Rückenmark verlaufen. Sie können durch Druck, Weichteilschwellungen und Hämatome geschädigt werden. Auch offene (z.B. Schnitt, Stich) oder geschlossene (z.B. Quetschung) Verletzungen sind häufige Ursachen von Nervenschäden.

**Klinik und Diagnostik**
Die Beschwerden hängen vom Schweregrad der Verletzung ab. Es kommt zu Schmerzen, Gefühlsstörungen, Taubheit und Lähmungen. Das Ausmaß der Nervenschädigung kann bestimmt werden durch *Elektromyographie* (messen der Aktionsströme im Muskelgewebe nach elektrischer Provokation) bzw. *Elektroneurographie* (messen der Nervenleitgeschwindigkeit).

- Schmerzen, sensible und motorische Ausfälle
- Diagnostik:
  - Elektromyelographie
  - Elektroneurographie.

**Therapie**
Werden durchtrennte Nerven genäht, wachsen sie langsam zusammen und können ihre ursprüngliche Funktion wieder aufnehmen. Stark gequetschte Nerven können aus der Umgebung gelöst werden *(Neurolyse)*, z.B. beim Karpaltunnelsyndrom

- Nervennaht
- Neurolyse mit postoperativer Elektrostimulation

- Nerventransplantate.

(☞ 3.5.14), und postoperativ durch Elektrotherapie stimuliert werden. In den meisten Fällen erholt sich der Nerv nach einiger Zeit wieder. Bei Nervendefekten kann ein körpereigener Nerv (z. B. N. suralis) transplantiert werden.

### ? Übungsfrage

❶ Nennen Sie die Ursachen für Verletzungen von peripheren Nerven!

## 7.4 Fehlbildungen

Spina bifida = Angeborene Spaltbildung der Wirbelsäule.

❶ **Spina bifida:** Die Wirbelbögen haben sich nur unvollständig oder gar nicht geschlossen, es kommt zu Spaltbildungen der hinteren Wirbelsäule (Spina bifida) mit sackförmigen Ausstülpungen:

- **Meningozele:** Vorwölbung der Hirnhäute (Meningen) durch den Wirbelsäulenspalt
- **Meningo-Myelozele:** Vorwölbung von Hirnhäuten und Rückenmark durch den Wirbelsäulenspalt.

Oft geht eine Rückenmarksmissbildung mit anderen Fehlbildungen einher, z. B. Klumpfüßen oder Hüftluxationen.

Neurologische Ausfälle.

### Klinik und Diagnostik

Je nach Lokalisation der Fehlbildung können ausgeprägte neurologische Ausfälle (motorisch, sensibel, vegetativ) auftreten. Bei offenen Rückenmarksvorfällen (freiliegendes Rückenmark) drohen Infektionen.

Chirurgischer Verschluss der Lücke.

### Therapie

Der Defekt wird operativ verschlossen: Der Bruchsack wird umschnitten, das umgebende Hüllgewebe entfernt und das Nervengewebe in den Spinalkanal gelegt. Man verschließt den Spinalkanal durch Muskellappen und deckt den Hautdefekt mit einer Rotationsplastik ab.

### ? Übungsfrage

❶ Nennen Sie angeborene Fehlbildungen der Wirbelsäule und des Rückenmarks!

## 7.5 Hydrozephalus

❶ Ein **Hydrozephalus** kann in jedem Alter entstehen. Normalerweise wird der in den Hirnkammern (Ventrikeln) gebildete

Liquor im Rückenmarkskanal in die Blutbahn aufgenommen (resorbiert), sodass ein Gleichgewicht zwischen Produktion und Resorption besteht. Wird zu viel Liquor produziert, zu wenig in die Blutbahn aufgenommen oder kann der Liquor nicht ins Rückenmark abfließen, sammelt sich der Liquor an und der Flüssigkeitsdruck im Schädel steigt. Kindliche Schädelknochen geben durch die offenen Fontanellen dem Flüssigkeitsdruck nach und der Kopf wird überdimensional groß (sog. »Wasserkopf«). Im Erwachsenenalter führt ein Hydrozephalus zum erhöhten Hirndruck, weil die Schädelknochen dem Druck nicht mehr ausweichen können. Beim frühkindlichen Hydrozephalus liegt meistens eine Fehlbildung zugrunde, beim Erwachsenen eine Hirnblutung, eine Meningitis, ein Schädel-Hirn-Trauma oder Tumoren.

- Hydrozephalus = zu viel Liquor innerhalb des Schädels
- Führt im Kindesalter zum sog. »Wasserkopf«, im Erwachsenenalter zu Hirndruckzeichen.

### Klinik und Diagnostik

Symptome beim Erwachsenen sind alle klinischen Zeichen des Hirndrucks (☞ 7). Die Diagnose wird durch eine Computertomographie des Schädels (CCT) oder eine Kernspintomographie (MRT) gestellt. Im Rahmen einer Lumbalpunktion wird der Liquordruck gemessen. Beim Säugling kann durch die offenen Fontanellen eine Ultraschalldiagnostik vorgenommen werden.

CCT/MRT, Sonographie bei Säugling.

### Therapie

Da die Ursache der erhöhten Liquormenge oftmals nicht beseitigt werden kann, muss der Liquor abgeleitet werden, um den erhöhten Hirndruck zu senken und dauerhaft niedrig zu halten. Hierzu dient eine innere Drainage von den Hirnkammern in den rechten Vorhof des Herzens oder den Peritonealraum (*ventrikulo-atrialer* bzw. *ventrikulo-peritonealer Shunt*) (☞ Abb. 7.3).

- Ventrikulo-atrialer Shunt
- Ventrikulo-peritonealer Shunt.

## ? Übungsfrage

❶ Wodurch entsteht ein Hydrozephalus?

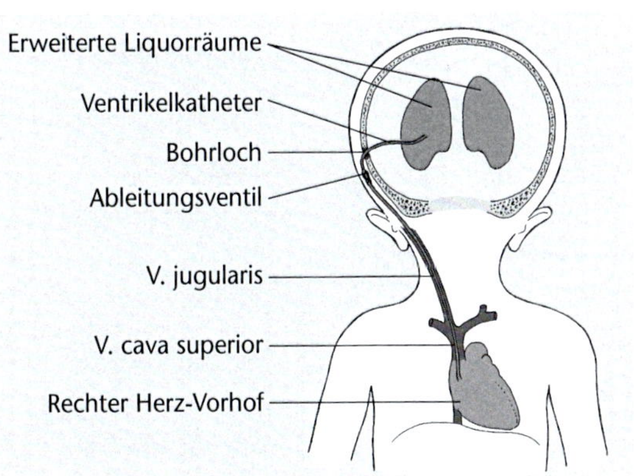


**Abb. 7.3** Ventrikulo-atrialer Shunt. Der überschüssige Liquor fließt über den Katheter in den rechten Vorhof und damit in den Blutkreislauf ab. [A400-190]

# 7.6 Hirntumoren

- Primäre Hirntumoren gehen vom Hirngewebe aus
- Sekundäre Hirntumoren sind Fernmetastasen.

Geschwülste, die vom Gehirngewebe ausgehen, werden als **primäre Hirntumoren** bezeichnet. **Sekundäre Hirntumoren** sind *Metastasen* (abgesiedelte Tumorzellen) von Tumoren außerhalb des Gehirn (z.B. Bronchialkarzinom). Die Hirntumoren werden nach Herkunft und Lokalisation sowie in gutartige (benigne) und bösartige (maligne) Geschwülste eingeteilt.

Gutartige Tumoren: Meningiome, Akustikusneurinome.

❶ Beispiele für gutartige Tumoren sind:

- **Meningiome:** Sie gehen von den Hirnhäuten aus; die Zellen wachsen nicht in das Hirngewebe ein, sondern verdrängen es nur
- **Akustikusneurinome:** Sie gehen vom Hörnerven (N. vestibulocochlearis) aus und führen zu einem Hörverlust.

Bösartige Tumoren: Glioblastome, Medulloblastome.

Zu den bösartigen Tumoren gehören:

- **Glioblastome:** Sie sind besonders bösartig und haben eine schlechte Prognose. Gleichzeitig sind sie die häufigsten Tumoren des Gehirns
- **Medulloblastome:** Sie kommen im Kindes- und Jugendalter vor und wachsen im Kleinhirn.

## Klinik und Diagnostik

- Mit zunehmender Tumorgröße entstehen Hirndruckzeichen
- CCT, NMR, evtl. Karotisangiographie.

❷ Da Hirntumoren irgendwann einmal raumfordernd werden, zeigen alle gemeinsam klinische Zeichen des Hirndrucks (☞ 7). Diagnostische Verfahren sind die neurologische Untersuchung, bildgebende Verfahren zur genauen Lokalisation des Tumors (CCT, Kernspintomographie) und evtl. eine Darstellung der inneren Schädelgefäße mit Kontrastmittel *(Karotisangiographie)*.

## Therapie

OP, postoperative Bestrahlung.

Hirntumoren werden nach Möglichkeit operativ entfernt. Der knöcherne Schädel wird eröffnet und das tumoröse Gewebe so weitgehend wie möglich entfernt. Gleichzeitig wird die Hirnschwellung medikamentös reduziert. Nach der Operation sollte das Tumorbett zusätzlich bestrahlt werden.

## Pflege

Auf neurologische Veränderungen achten.

Mit der tumor- und operationsbedingten Schädigung der Hirnsubstanz können häufig neurologische Veränderungen einhergehen, deren Überwachung und Dokumentation wichtig für den Therapieerfolg sind.

## ? Übungsfragen

❶ Nennen Sie mindestens drei Beispiele für Hirntumoren!

❷ Welche Symptome bieten Hirntumoren?

# 8 Endokrine Chirurgie

## 8.1 Schilddrüse

### 8.1.1 Operationsverfahren

Bei einer Schilddrüsenoperation wird bei überstrecktem Hals die Haut quer und leicht bogenförmig knapp über dem Brustbein zwischen den beiden Mm. sternocleidomastoidei eingeschnitten (KOCHER-Kragenschnitt), möglichst im Hautfaltenverlauf. Die Kapsel der vergrößerten Schilddrüse wird freigelegt. Die beiden hinten an den zwei Schilddrüsenlappen entlanglaufenden Nn. recurrentes (Stimmbandnerven) müssen dargestellt und sicher geschont werden, um eine Rekurrensparese mit Stimmbandlähmung zu verhindern. Mit dem sog. Neuromonitoring kann die Funktion der Nerven bereits während der Operation überprüft werden. Außerdem sollten alle 4 Nebenschilddrüsen dargestellt und geschont werden. Je nach Art und Ausmaß der Erkrankung wird dann das krankhafte Schilddrüsengewebe komplett entfernt.

#### Subtotale Schilddrüsenresektion

❶ Es wird nahezu das gesamte Schilddrüsengewebe bis auf einen kleinen Rest (meist im oberen Polbereich) entfernt, wodurch eine Restfunktion zur Hormonbildung erhalten wird. Indiziert ist die subtotale Strumaresektion bei der Struma nodosa (Knotenstruma, ☞ 8.1.3), bei der Struma diffusa (gleichmäßig vergrößertes Schilddrüsengewebe) und auch bei der Autoimmunstruma.
Ist eine gutartige Erkrankung, etwa ein Adenom (☞ 8.1.3), auf einen Schilddrüsenlappen begrenzt und die restliche Schilddrüse unauffällig, wird nur der betroffene Schilddrüsenlappen subtotal reseziert.

Subtotale Schilddrüsenresektion = Fast vollständige Entfernung der Schilddrüse.

#### Enukleation

❶ Bei der Enukleation wird ein einzelner, gutartiger Knoten aus dem gesunden Schilddrüsengewebe ausgeschält. Indiziert ist eine Enukleation hauptsächlich bei einer Zyste oder einem kleinen autonomen Adenom (☞ 8.1.4).

Enukleation = »Ausschälen« eines gutartigen Schilddrüsentumors.

#### Thyreoidektomie

❶ Bei der Thyreoidektomie wird das Schilddrüsengewebe einseitig (Hemithyreoidektomie) oder beidseits komplett entfernt. Indiziert ist die Thyreoidektomie bei bösartigen Tumoren der

Thyreoidektomie = vollständige Entfernung der Schilddrüse.

Schilddrüse (☞ 8.1.5) und bei komplett knotig durchsetztem Organ. Bei einem gesicherten Schilddrüsenkarzinom müssen zusätzlich die Lymphknoten im Halsbereich entfernt werden (neck-dissection).

### Resektion einer retrosternalen Struma

Teile der Struma liegen hinter dem Sternum.

❶ Bei der seltenen retrosternalen Struma liegen Teile der Struma hinter dem Brustbein (Sternum), d.h. im Thoraxraum. In manchen Fällen kann eine extrem große Struma nicht vom Hals aus entfernt werden. Dann ist eine *Sternotomie* (chirurgische Durchtrennung des Brustbeins) zur Operation erforderlich.

## 8.1.2 Komplikationen und Nachbehandlung

### Komplikationen nach Schilddrüsenoperationen

- Einseitige Rekurrensparese → Sprachstörungen, Heiserkeit
- Beidseitig Rekurrensparese → Atemnot
- Nachblutungen
- Hypoparathyreoidismus mit Hypokalzämie und Tetanie.

❷ Neben den allgemeinen Komplikationen nach Operationen (☞ 1.3.6) kann es zu folgenden Störungen kommen:

- **Rekurrensparese:** Bei Verletzung der Nn. recurrentes ist die Kehlkopfmuskulatur gelähmt, die Stimmbänder stehen dann in der Mittelstellung. Ist nur der Nerv einer Seite verletzt *(einseitige Rekurrensparese)*, treten Heiserkeit und Sprachstörungen auf. Selten sind beide Nerven verletzt *(beidseitige Rekurrensparese)*. Dann kommt es durch die Behinderung der Atmung zum Stridor und zu massiver Atemnot. Bei postoperativem Stridor muss sofort der Kehlkopf gespiegelt (Laryngoskopie) und der Patient notfalls intubiert werden. Die Mehrzahl der postoperativen Rekurrensparesen sind passager, d.h. nach einigen Wochen bis Monaten erholt sich der Nerv spontan und es liegt wieder eine normale Stimmbandfunktion vor
- **Nachblutungen:** Diese sind am Hals besonders gefährlich und müssen sofort operativ revidiert werden, da sie rasch die Trachea komprimieren und dadurch zur Atemnot führen können
- **Hypoparathyreoidismus:** Werden die sehr kleinen Nebenschilddrüsen mit entfernt oder in ihrer Durchblutung geschädigt, kommt es zum Absinken des Kalziumgehaltes im Blut. Die Muskulatur ist dann leichter erregbar und der Muskeltonus erhöht. Dies kann zu Sensibilitätsstörungen (z. B. Kribbeln in den Fingern) und Muskelkrämpfen (Tetanie) führen.

### Postoperative Nachbehandlung

Kalziumkontrolle, ggf. HNO-Konsil.

Nach jeder Schilddrüsenresektion sollte eine Kontrolle des Kalziumspiegels erfolgen. Außerdem muss sowohl prä- als auch postoperativ eine HNO-ärztliche Untersuchung zur Beurteilung der Stimmbandfunktion erfolgen. Nach subtotaler oder kompletter Schilddrüsenentfernung müssen auf Dauer Schilddrüsenhormone eingenommen werden (Thyroxin), um den Symptomen einer Hypothyreose und einer Rezidiv-Struma vorzubeugen.

## 8.1.3 Struma

Die vergrößerte Schilddrüse wird als **Struma** *(Schilddrüsenhyperplasie,* umgangssprachlich auch *Kropf)* bezeichnet.

Struma = Vergrößerung der Schilddrüse.

### Einteilung

❸ Strumen werden nach verschiedenen Kriterien, hauptsächlich Stoffwechsellage, Form, Größe und Dignität (Gut- und Bösartigkeit), eingeteilt:

- Stoffwechsellage:
  - Die **hyperthyreote Struma** bildet vermehrt Schilddrüsenhormone
  - Die **euthyreote Struma** *(blande Struma)* beeinflusst die Hormonproduktion nicht
  - Die **hypothyreote Struma** bildet zu wenig Schilddrüsenhormone
- Form:
  - Bei der **Struma diffusa** ist das Schilddrüsengewebe gleichmäßig vergrößert
  - Bei der **Struma nodosa** *(Knotenstruma)* sind im Drüsengewebe Knoten entstanden. Meist sind mehrere Knoten vorhanden (Struma multinodosa), selten einzelne Knoten (Struma uninodosa)
- Größe (Einteilung in Grad 1–4):
  - *Grad 1:* Struma ist nur bei rekliniertem (zurückgebeugtem) Kopf tastbar und von außen noch nicht zu sehen
  - *Grad 2:* Struma ist bei normaler Kopfhaltung zu tasten und aus der Nähe sichtbar
  - *Grad 3:* Große, auch aus der Entfernung gut sichtbare Struma
  - *Grad 4:* Extrem große Struma mit Einflussstauung durch Kompression der Venen
- Dignität:
  - Die **benigne Struma** ist durch eine gutartige Vergrößerung des Gewebes bedingt
  - Die **maligne Struma** ist Folge einer bösartigen Grunderkrankung.

Einteilung nach:
- Stoffwechsellage
- Form
- Größe
- Dignität.

8

Diagnostik:
- Klinik
- Labor
- Szintigraphie
- Sonographie
- Feinnadelbiopsie.

## Allgemeine Diagnostik

Die allgemeine Schilddrüsendiagnostik umfasst:
- *Klinik:* Die Befunde werden anamnestisch und durch Palpieren der Schilddrüse erhoben
- *Labor:* T3, T4 und TSH werden bestimmt, um die Stoffwechsellage zu bestimmen. Der TRH-Test dient dem Nachweis einer intakten hypothalamisch-hypophysären Funktion
- ❹ Mit der *Schilddrüsenszintigraphie* wird die Aktivität gemessen. Dazu wird dem Patienten radioaktiv markiertes Jod oder Technetium injiziert. Hormonell inaktive Bereiche (**kalte Knoten**), nehmen im Vergleich zum übrigen Schilddrüsengewebe nur wenig oder gar kein Radionuklid auf, hormonell aktive Bereiche (**heiße Knoten**), z.B. autonome Adenome, speichern das Radionuklid im Vergleich sehr intensiv
- *Ultraschall:* Bei der Sonographie der Schilddrüse wird der Drüsenkörper ausgemessen und die Gewebestruktur beurteilt
- *Feinnadelbiopsie* bei kaltem Knoten. Da kalte Knoten malignitätsverdächtig sind, können präoperativ Zellen des Knotens zytologisch untersucht werden. Die feingewebliche Untersuchung schließt aber ein Karzinom nicht aus, denn das Punktat ist oft nicht repräsentativ für den Tumor!

### Merke

Bei einem kalten Knoten kann es sich um eine Zyste, eine Einblutung, entzündetes, vernarbtes oder verkalktes Gewebe, aber auch um ein Schilddrüsenkarzinom handeln. Kalte Knoten sind daher bis zum Beweis des Gegenteils immer malignitätsverdächtig! Deshalb wird in der Regel der betroffene Schilddrüsenlappen komplett entfernt und während der OP das Gewebe histologisch untersucht (Schnellschnitt).

Präoperativ zusätzlich:
- Tracheazielaufnahme
- HNO-Konsil.

In der präoperativen Diagnostik kommen hinzu:
- *HNO-Konsil* mit *Laryngoskopie* (Kehlkopfspiegelung): Vor jeder Operation werden die Stimmbänder geprüft. Da diese durch die Operation verletzt werden könnten, ist es aus rechtlichen Gründen wichtig, präoperativ einen Ausgangsbefund zu erheben
- *Tracheazielaufnahme:* Damit kann bei sehr großen Strumen eine Einengung oder Verlagerung der Luftröhre dargestellt werden (wichtig für die Intubation!).

## Euthyreote Struma

Euthyreote Struma = Normale Stoffwechsellage.

Die häufigste Strumaform ist die **euthyreote Struma** *(blande Struma)* mit regelrechter Stoffwechsellage. Die häufigste Ursache ist **Jodmangel** in der Nahrung oder ein gesteigerter Bedarf an Schilddrüsenhormonen, z.B. in der Schwangerschaft.

### Klinik und Diagnostik

❺ Da die Stoffwechsellage normal ist, sind die Beschwerden durch den vergrößerten Drüsenkörper begründet: Die Trachea und der Ösophagus werden allmählich verdrängt und eingeengt. Es kommt zu Atemstörungen (Stridor und Dyspnoe) und Schluckbeschwerden. Bei zunehmender Größe kann der venöse Rückfluss behindert sein (Einflussstauung). Bei Druck auf den N. recurrens tritt Heiserkeit ein.

Verdrängung von Trachea und Ösophagus:
- Stridor und Dyspnoe
- Schluckbeschwerden
- Venöse Einflussstauung
- Heiserkeit.

### Therapie

❻ Drei verschiedene Behandlungsverfahren stehen zur Verfügung:
- *Medikamente:* Je nach Alter des Patienten und Größe der Struma erhält der Patient Kaliumjodid (z.B. Jodid 100®) oder (trotz normalen Hormonspiegels) Schilddrüsenhormone (z.B. Euthyrox®). Dies führt dazu, dass genügend Schilddrüsenhormone im Blut vorhanden sind und damit der Schilddrüse der Wachstumsreiz genommen wird. Indiziert ist die medikamentöse Therapie bei Strumen 1.–2. Grades ohne lokale Komplikationen
- *Operation:* Indiziert bei größeren Strumen und bei V.a. bösartige Schilddrüsentumoren (Schilddrüsenkarzinom, ☞ 8.1.5)
- *Radiojodtherapie:* Dazu erhält der Patient radioaktives Jod, das in die Schilddrüse aufgenommen wird und dort das Gewebe bestrahlt. Indiziert ist die Radiojodtherapie vor allem bei Rezidivstrumen und allgemeiner Inoperabilität. Wegen der Strahlenbelastung ist sie bei Frauen im gebärfähigen Alter kontraindiziert.

- Medikamente verhindern weiteres Anwachsen der Drüse
- OP bei größeren Strumen und Malignitätsverdacht
- Radiojodtherapie bei Rezidivstrumen und allgemeiner Inoperabilität.

## 8.1.4 Hyperthyreose

❼ Bei der **Hyperthyreose** bildet die Schilddrüse vermehrt Hormone. Die Schilddrüsenüberfunktion kann mit einer mehr oder weniger großen Struma diffusa oder Struma nodosa, aber auch ganz ohne Vergrößerung der Schilddrüse einhergehen.

❽ Mögliche Ursachen sind:
- Schilddrüsenautonomie. Einzelne Knoten (meist gutartige **autonome Adenome**) oder das gesamte Drüsengewebe haben sich der Steuerung durch übergeordnete Zentren entzogen und bilden ungehemmt Schilddrüsenhormone
- M. Basedow. Dabei handelt es sich um eine Autoimmunerkrankung, bei der Antikörper zu einer ständigen Stimulation der Schilddrüse führen
- Seltene Ursachen sind eine Schilddrüsenentzündung *(Thyreoiditis)* oder ein Schilddrüsenkarzinom (☞ 8.1.5).

Hyperthyreose = Überfunktion der Schilddrüse.

Gesteigerter Stoffwechsel.

### Klinik und Diagnostik

Die klinischen Zeichen betreffen fast alle Organe. Durch die im Übermaß gebildeten Schilddrüsenhormone ist der Stoffwechsel bzw. der Grundumsatz gesteigert. Es kommt zu Herzklopfen, Herzrhythmusstörungen, Nervosität bis zur Erschöpfung, Schlaflosigkeit, Schwitzen, feuchten Händen, Tremor, Haarausfall, Fieber, Durchfall und Gewichtsabnahme.

Leitsymptom des M. BASEDOW = Merseburger Trias:
- Struma
- Exophthalmus
- Tachykardie.

❾ Bei etwa 50% der Patienten mit M. BASEDOW kommt es zu einer ebenfalls immunbedingten Erkrankung der Augenmuskeln (endokrine Ophthalmopathie). Dadurch treten beide (selten einseitig) Augäpfel aus der Augenhöhle hervor (Exophthalmus). Die Beweglichkeit der Augen ist eingeschränkt (Konvergenzschwäche) und die Oberlider sind zurückgeschoben (retrahiert), sodass sie die Augen nicht mehr komplett verschließen können. Durch den unvollständigen Lidschluss trocknet die Hornhaut aus. Tritt der Exophthalmus zusammen mit einer Struma und einer Tachykardie auf, wird dies als *Merseburger Trias* bezeichnet. Die Merseburger Trias ist das Leitsymptom des M. BASEDOW.

Die Diagnostik entspricht der allgemeinen Strumadiagnostik (☞ 8.1.3). Bei V.a. M. BASEDOW wird im Blut gezielt nach Antikörpern gesucht. Autonome Adenome stellen sich in der Schilddrüsenszintigraphie als heiße Knoten dar (☞ 8.1.3).

Thyreostatika, OP oder Radiojodtherapie.

### Therapie

Die Behandlung ist ursachenabhängig:
- Autonome Adenome werden operativ entfernt (*meist subtotale Strumaresektion,* ☞ 8.1.1). Eine konservative Behandlung mit Schilddrüsenhormon (z.B. L-Thyroxin®) ist wegen der Autonomie erfolglos. Präoperativ erhält der Patient Medikamente zur Normalisierung der Schilddrüsenfunktion. Das entfernte Gewebe wird immer histologisch untersucht, um ein Karzinom auszuschließen
- Ein M. BASEDOW wird primär konservativ mit *Thyreostatika* behandelt, z.B. Carbimazol (Neo-Thyreostat®) oder Thiamazol (Favistan®). Thyreostatika hemmen die Hormonproduktion und normalisieren die Schilddrüsenfunktion. Eine *Operation* ist angezeigt bei Erfolglosigkeit der medikamentösen Therapie und wenn eine große Struma bereits auf die Trachea oder den Ösophagus drückt. Ist die medikamentöse Therapie erfolglos oder mit starken Nebenwirkungen verbunden und besteht gleichzeitig eine allgemeine Inoperabilität, ist eine *Radiojodtherapie* (☞ 8.1.3) angezeigt.

## 8.1.5 Schilddrüsenkarzinom

Schilddrüsenkarzinome sind die bösartigen Geschwulste der Schilddrüse. Es werden vier Formen unterschieden:

- **Papilläres Karzinom:** Es ist das häufigste und hat die beste Prognose unter den Schilddrüsenkarzinomen (95 % der Patienten sterben nicht an ihrem Schilddrüsenkarzinom). Es metastasiert meist in die Halslymphknoten
- **Follikuläres Karzinom:** Es bricht meist früh in die Gefäße ein und metastasiert somit hämatogen. Frühe Stadien lassen sich mikroskopisch kaum von follikulären Adenomen unterscheiden, die Prognose ist ebenfalls gut
- **Anaplastisches Karzinom:** Das Ausgangsgewebe ist nicht mehr zu erkennen (entdifferenziert). Es handelt sich um einen aggressiven Tumor, der früh in die Nachbarorgane wächst und in die Leber, Lunge, Knochen und das Gehirn metastasiert. Die Prognose ist extrem schlecht, fast alle Patienten sterben an ihrer Erkrankung
- **Medulläres (C-Zell) Karzinom:** Der Tumor tritt als *sporadische Form* (auf einen Schilddrüsenlappen begrenzt) oder als erblich bedingte *familiäre Form* auf (meist beide Schilddrüsenlappen betroffen). Bei der familiären Form ist eine Kombination mit anderen endokrinen Tumoren möglich (z. B. mit einem Phäochromozytom, ☞ 8.3.2 und/oder einem Hyperparathyreodismus, ☞ 8.2).

Vier Formen:
- Papilläres Karzinom
- Follikuläres Karzinom
- Anaplastisches Karzinom
- Medulläres Karzinom.

## Klinik und Diagnostik

Das Schilddrüsengewebe ist derb und lässt sich schlecht von der Umgebung abgrenzen. Manchmal sind die regionalen (supraklavikulären) Lymphknoten geschwollen. Infiltriert der Tumor die Nachbarorgane, kann es z. B. zu Heiserkeit (Rekurrensparese durch Druck auf den Stimmbandverven) und zu Schluckstörungen kommen.

In der Szintigraphie kann sich das Karzinom als kalter Knoten (☞ 8.1.3) darstellen. Im Ultraschall zeigt das Schilddrüsengewebe eine inhomogene, echoarme Struktur.

- Palpation → Derbes, schlecht verschiebliches Gewebe
- Lymphknotenschwellung
- Evtl. Rekurrensparese und Dysphagie
- Diagnostik:
  - Szintigraphie
  - Sonographie.

## Therapie

Grundsätzlich wird die Schilddrüse komplett (*Thyreoidektomie*, ☞ 8.1.1) mit den regionalen Lymphknoten (paratracheal und supraklavikulär) entfernt. Nur bei sehr kleinen papillären Karzinomen kann eine *Hemithyreoidektomie* (Entfernung eines Lappens bis zum Isthmus) und eine regionale Lymphadenektomie ausreichen. Beim medullären Karzinom werden die Halslymphknoten besonders radikal entfernt (neck-dissection). Das anaplastische Karzinom kann auf Grund des sehr aggressiven Wachstums in die Nachbarorgane nicht immer komplett entfernt werden, es kann nach der Oparation eine palliative Strahlentherapie vorgenommen werden.

Nach der Operation kann bei papillären oder follikulären Karzinomen mit einer Ganzkörperszintigraphie festgestellt werden, ob noch Schilddrüsengewebe oder Metastasen vorliegen. Bis dahin

- Thyreoidektomie
- Bei Metastasen postoperative Radiojodtherapie
- Bei medullärem Karzinom neck-dissection
- Bei anaplastischem Karzinom Nachbestrahlung.

- Postoperative Hormongabe hemmt Metastasenwachstum

- Tumormarker bei Rezidiv oder Metastasen.

dürfen postoperativ keine Schilddrüsenhormone verabreicht werden. Bei Nachweis von Restschilddrüsengewebe oder Metastasen wird eine Radiojodtherapie (☞ 8.1.3) vorgenommen. Nach jeder kompletten Schilddrüsenentfernung müssen die Patienten Schilddrüsenhormone (L-Thyroxin®) einnehmen, damit eine Hypothyreose und das Wachstum TSH-abhängiger Metastasen gehemmt werden. **Tumormarker** werden alle 6 Monate zur Verlaufskontrolle bestimmt (beim papillären und follikulären Karzinom Thyreoglobulin, beim medullären Schilddrüsenkarzinom CEA und Calcitonin): Ansteigende Werte weisen auf ein Rezidiv oder auf Metastasen hin.

### ? Übungsfragen

❶ Nennen Sie die gängigen Operationsverfahren an der Schilddrüse!

❷ Welche Komplikationen können nach Schilddrüsenoperationen auftreten?

❸ Nach welchen Kriterien werden Strumen eingeteilt?

❹ Worin unterscheidet sich ein kalter von einem heißen Knoten?

❺ Welche Beschwerden verursacht eine euthyreote Struma?

❻ Welche Therapiemöglichkeiten stehen bei der Behandlung der euthyreoten Struma zur Verfügung?

❼ Was ist eine Hyperthyreose?

❽ Nennen Sie die häufigen Ursachen einer Hyperthyreose!

❾ Welche Symptome sind typisch für einen M. Basedow?

## 8.2 Nebenschilddrüse

- Hyperparathyreoidismus = Überfunktion der Nebenschilddrüse
- Parathormon → Hyperkalzämie.

Die Nebenschilddrüse (Glandulae parathyreoideae) produziert das **Parathormon (PTH).** PTH wird ausgeschüttet bei zu niedrigem Kalziumspiegel. Es erhöht den Kalziumspiegel durch Abbau aus dem Knochen und der verstärkten Resorption aus dem Darm. Bei einer Überproduktion von PTH steigt das Kalzium im Blut (Hyperkalzämie). Dies führt dazu, dass Calcitonin aus der Schilddrüse freigesetzt wird. Calcitonin hemmt den Knochenabbau und wirkt somit dem PTH entgegen.
Als **Hyperparathyreoidismus** wird die Überfunktion der Nebenschilddrüse bezeichnet.
❶ Es werden zwei Formen der Nebenschilddrüsen-Überfunktion unterschieden:

pHPT → Autonomie der Epithelkörperchen.

- **Primärer Hyperparathyreoidismus** (pHPT)
  Er entsteht durch eine Autonomie der Epithelkörperchen, meist durch Adenome der Epithelkörperchen oder Hyper-

plasie aller 4 Nebenschilddrüsen, seltener durch Nebenschilddrüsenkarzinome. Die Parathormonproduktion wird nicht mehr über den Regelkreis gesteuert, sondern ist unabhängig von der Kalziumkonzentration im Blut.

- **Sekundärer Hyperparathyreoidismus** (sHPT)
  Der sHPT ist die Folge einer chronischen Übersekretion von Parathormon bei langdauernder Hypokalzämie. Er wird fast immer durch eine chronische Niereninsuffizienz bei Dialysepatienten ausgelöst. Die gesteigerte PTH-Sekretion geht mit einer Hyperplasie (Vergrößerung) aller vier Epithelkörperchen einher.

sHPT → Reaktive Überfunktion bei Hypokalzämie.

### Klinik

❷ In der Niere können sich durch den erhöhten Serumkalziumspiegel **Steine** bilden *(Nephrolithiasis)*. Außerdem kann es zu Verkalkungen des Nierengewebes kommen *(Nephrokalzinose)*. Durch die vermehrte Kalziumfreisetzung wird der Knochen spröde. Es kann zu sog. **Spontanfrakturen** (Knochenbrüche bei nur geringer Belastung) kommen. Das Knochenmark wird in eine bindegewebige Narbe umgebaut (Markfibrose). Im Magen-Darm-Trakt entstehen **Magengeschwüre;** Appetitlosigkeit, Brechreiz und paralytischer Ileus sind weitere mögliche Symptome.

Leitsymptome:
- Nephrolithiasis
- Spontanfrakturen
- Ulcus ventriculi und duodeni.

### Merke

Hyperparathyreoidismus: Stein-Bein-Magenpein.

Da Kalzium bei der Erregungsleitung eine Rolle spielt, kommt es auch zu neurologischen Störungen, z.B. zu Müdigkeit, Antriebs- und Muskelschwäche sowie abgeschwächten Reflexen.

Neurologische Störungen.

### Diagnostik

Diagnostisch sind folgende Untersuchungen von Bedeutung:

- *Labor:* Wichtigste Befunde sind die Spiegel von Parathormon, Kalzium und Phosphat im Blut. Der Parathormonspiegel ist bei allen HPT-Formen erhöht. Während beim pHPT und beim tHPT immer erhöhte Kalziumspiegel und erniedrigte Phosphatspiegel vorliegen, kann der Kalziumspiegel beim sHPT auch normal oder sogar erniedrigt sein
- *Röntgen:* An den Fingerknochen sind typische Knochenumbauzonen am Rand zu sehen. Auf der Abdomenübersichtsaufnahme stellen sich Organverkalkungen und Nierensteine schattengebend dar. Bei V.a. Nierensteine wird zusätzlich ein Ausscheidungsurogramm gemacht
- *Ultraschall:* Der Hals wird sonographiert und die Nebenschilddrüsen sowie auch die Schilddrüse werden beurteilt
- *Nebenschilddrüsen-Szintigraphie:* Hier kann die Vergrößerung eines oder mehrerer Epithelkörperchen dargestellt werden.

- PTH-, Kalzium- und Phospatspiegel
- Rö: Typ. Knochenveränderungen, Organverkalkungen
- Ausscheidungsurogramm bei V. a. Nephrolithiasis
- Sonographie
- Szintigraphie.

- Beim pHPT immer OP
- Beim sHPT meistens konservativ.

### Therapie

Der pHPT wird immer operativ behandelt, beim sHPT nur in fortgeschrittenen Stadien beim Versagen der konservativen Therapie.

- *Präoperative Maßnahmen:* Vor der Operation müssen wie bei einer Struma-OP die Stimmbänder vom HNO-Arzt geprüft werden (☞ 8.1.3), um einen Ausgangsbefund zu haben (Rekurrensfunktion?). Hohe Serum-Kalziumspiegel werden durch eine forcierte Diurese gesenkt (evtl. Dialyse)
- *Technik:* Alle vergrößerten Epithelkörperchen werden vollständig entfernt. Während der Operation wird eine Gewebeprobe untersucht (Schnellschnitt): Ist histologisch eindeutig ein Adenom nachgewiesen, wird das normale Nebenschilddrüsengewebe möglichst belassen und die Operation beendet. Es besteht auch die Möglichkeit eines intraoperativen Parathormon-Schnelltests. Beim sHPT müssen alle vier Epithelkörperchen aufgesucht und entfernt werden *(totale Parathyreoidektomie).* Um eine ausreichende Hormonproduktion sicher zu stellen, werden Teile der entfernten Epithelkörperchen danach in einen Hals- oder Unterarmmuskel (nicht Shuntarm!) eingepflanzt *(autologe Replantation),* wo sie bei einer evtl. Zweitoperation besser zugänglich sind.

Parathyreoidektomie = Entfernung der Epithelkörperchen.

### Pflege

Wurde intraoperativ ein Epithelkörperchen(teil) in den Unterarm eingepflanzt, muss man darauf achten, den betroffenen Arm postoperativ zu schonen (keine Blutdruckmessung an diesem Arm). Ist der Patient dialysepflichtig (häufig bei sHPT und tHPT), liegt oft am anderen Arm der Dialyseshunt. Dann muss die Blutdruckmessung am Bein erfolgen.

### ? Übungsfragen

1. Welche Formen des Hyperparathyreoidismus werden unterschieden?
2. Nennen Sie die klinischen Beschwerden!

## 8.3 Nebennierentumoren

Nebennierenrinden- und Nebennierenmarktumoren können zu spezifischen hormonellen Störungen führen.

Tumoren der Nebennieren wachsen entweder in der Nebennierenrinde (NNR) oder im Nebennierenmark (NNM). Entsprechend der Hormonstörung, die Folge solcher Tumoren sein kann, werden verschiedene Krankheitsbilder unterschieden.

## 8.3.1 Hormoninaktive Tumoren

Hormoninaktive Tumoren sind meistens symptomlos und werden daher oft erst bei einer Routineuntersuchung (z.B. Ultraschall, CT) entdeckt.
Gutartige Tumoren des NNM sind z.B. Neurofibrome oder Schwannome. Zu den bösartigen NNM-Tumoren zählen vor allem Metastasen, aber auch Neuroblastome und Teratome.
Gutartige hormoninaktive Tumoren der NNR sind z.B. Zysten, Lipome und Adenome. Als bösartiger NNR-Tumor kommen das NNR-Karzinom sowie Metastasen anderer Malignome vor.
Bei allen Nebennierentumoren muss zunächst eine Hormonproduktion ausgeschlossen werden. Kleine Tumoren unter 3 cm können beobachtet werden, bei den größeren Tumoren oder bei Malignitätsverdacht wird die betroffene Nebenniere entfernt (**Adrenalektomie**). Die Operation wird heute meistens laparoskopisch durchgeführt, bei extrem großen Tumoren oder Karzinomen konventionell entweder mit Eröffnung des Bauchraums (transperitoneal) oder extraperitoneal, also ohne Eröffnung des Abdomens.

- Hormoninaktive Tumoren meist symptomlos
- Alle hormoninaktiven Tumoren werden entfernt, um ein Malignom auszuschließen.

## 8.3.2 Hormonaktive Tumoren

### Phäochromozytom

❶ Das Phäochromozytom wächst hauptsächlich im Nebennierenmark, wo es zu einer Überproduktion von Katecholaminen (Adrenalin, Noradrenalin) führt. Dieser Tumor ist meistens benigne, selten maligne.

Phäochromozytom = Katecholamin-produzierender Tumor.

#### Klinik und Diagnostik

Leitsymptom ist die **Hypertonie.** Nicht selten haben die Patienten Werte bis zu 300 mmHg systolisch. Durch die erhöhten »Stresshormone« im Blut kommt es zu Kopfschmerzen, Tremor, Übelkeit, Schwitzen, Nervosität, Müdigkeit und Gewichtsverlust.
Diagnostisch bedeutsam sind:

- *Laboruntersuchungen:* Erhöhte Katecholaminwerte in Plasma und 24-Stunden-Urin, dort lässt sich auch Vanillinmandelsäure (Stoffwechselendprodukt der Katecholamine) nachweisen
- *Bildgebende Untersuchungsverfahren:* Wichtige Verfahren sind Sonographie, CT und MRT, bei unklaren Befunden auch die Szintigraphie und Angiographie.

- Leitsymptom: Hypertonus
- Diagnostik:
  - Katecholamine in Plasma und Urin, Vanillinmandelsäure im Urin nachweisbar
  - Sonographie, CT/MRT, Angiographie, Szintigraphie.

#### Therapie

Die erkrankte Nebenniere wird komplett entfernt (Adrenalektomie). Um hohe Blutdruckspitzen während der Operation zu vermeiden, muss der Patient mit blutdrucksenkenden Medikamenten vorbehandelt werden.

Entfernung der Nebenniere (Adrenalektomie).

8

## CONN-Syndrom (primärer Hyperaldosteronismus)

CONN-Syndrom = Tumor oder Hyperplasie der NNR mit Überproduktion von Aldosteron.

❷ Unter dem CONN-Syndrom versteht man ein einseitiges Adenom oder eine Hyperplasie beider NNR, die mit einer Überproduktion von Aldosteron einhergeht.

- Leitsymptom: Chronischer Hypertonus
- Diagnostik:Hypokaliämie, erhöhter Aldosteronspiegel im Blut, CT/MRT, Sonographie.

### Klinik und Diagnostik

Leitsymptom ist ein chronischer Bluthochdruck. Da Aldosteron die Rückresorption von Natrium und Wasser in der Niere steigert, entsteht eine Hypervolämie. Gleichzeitig fördert Aldosteron die Ausscheidung von Kalium, sodass der Kaliumspiegel im Blut sinkt. Klinische Zeichen der Hypokaliämie sind Muskelschwäche, Müdigkeit, Polyurie und Darmträgheit.
Ein erhöhter Aldosteronspiegel kann im Blut gemessen werden. Zur genauen Unterscheidung, ob es sich bei dem primären Hyperaldosteronismus um ein Adenom oder eine Hyperplasie der NNR handelt, werden Ultraschall und CT oder MRT eingesetzt.

Hyperplasie → Aldosteronantagonisten, Adenom → Entfernung der Nebenniere nach Vorbehandlung mit Spironolacton.

### Therapie

- Bei der bilateralen Hyperplasie wird durch die Einnahme von Aldosteron-Antagonisten, z.B. Spironolacton (Aldactone®), der Aldosteronspiegel gesenkt
- Beim Adenom wird die betroffene Nebenniere entfernt (Adrenalektomie). Zuvor senkt man den erhöhten Aldosteronspiegel medikamentös mit Spironolacton.

## CUSHING-Syndrom

CUSHING-Syndrom = Erhöhung des Plasmakortisol-Spiegels.

❸ Das CUSHING-Syndrom ist durch eine Erhöhung des Plasmakortisols gekennzeichnet. Die Kortisolproduktion passt sich nicht mehr dem Tag-Nacht-Rhythmus an.
Mögliche Ursachen des CUSHING-Syndroms sind eine beidseitige Hyperplasie der Nebennierenrinde durch eine erhöhte Produktion des adrenocortikotropen Hormons (ACTH) im Hypophysenvorderlappen sowie ein Adenom oder Karzinom der NNR.

- Leitsymptome:
  - Stammfettsucht,
  - Vollmondgesicht
- Beim CUSHING-Syndrom infolge Produktion von ACTH → Evtl. Amenorrhoe und Hirsutismus
- Diagnostik: Erhöhte Kortisolspiegel im Plasma, freies Kortisol im Urin, ACTH-Bestimmung, Sonographie, CT/MRT.

### Klinik und Diagnostik

Leitsymptome sind **Stammfettsucht** und **Vollmondgesicht.** Adipositas, Bluthochdruck, Müdigkeit, Osteoporose, Pigmentstörungen der Haut, Akne sowie Wundheilungsstörungen und eine verminderte Infektabwehr sind typisch. Beim CUSHING-Syndrom, das durch vermehrtes ACTH bedingt ist, ist zusätzlich die Produktion der Sexualhormone (z.B. Androgene) gestört. Bei Frauen kann es dadurch zum Aussetzen der Menstruationsblutung *(Amenorrhoe)* und zur Ausbildung eines männlichen Behaarungstyps *(Hirsutismus)* kommen.
Im Plasma sind die Kortisol-Spiegel erhöht. Im 24-Stunden-Urin kann freies Kortisol nachgewiesen werden. Durch eine direkte ACTH-Messung kann die Ursache der Hypophyse oder der

Nebenniere zugeordnet werden. Ultraschall und CT oder MRT der Niere und Nebenniere dienen der Lokalisationsdiagnostik.

### Therapie

Je nach Ursache stehen folgende Verfahren zur Verfügung:

- Entfernung der erkrankten Nebenniere. Postoperativ muss zunächst Kortison medikamentös zugeführt werden, bis die gesunde Nebenniere die Produktion vollständig übernommen hat
- Reduktion der medikamentösen Kortisontherapie
- Entfernung eines Adenoms aus dem Hypophysenvorderlappen (HVL).

Je nach Ursache:

- Entfernung der Nebenniere
- Entfernung eines Hypophysen-Adenoms.

### ? Übungsfragen

❶ Was ist ein Phäochromozytom?

❷ Was versteht man unter einem Conn-Syndrom?

❸ Was ist ein Cushing-Syndrom?

## 8.4 Endokrin aktive Pankreastumoren

Hormonproduzierende (endokrin aktive) gut- oder bösartige Tumoren der Bauchspeicheldrüse sind sehr selten. Die zwei wichtigsten sind:

- ❶ **Gastrinom** (Zollinger-Ellison-Syndrom): Tumor der endokrinen Pankreaszellen, die das Hormon Gastrin bilden. Gastrin regt die Magensäureproduktion an, wodurch sich Geschwüre in der Magen- und Zwölffingerdarmschleimhaut bilden. Therapeutisch wird zunächst die Magensäureproduktion medikamentös gehemmt (z.B. Omeprazol®). Das gastrinproduzierende Gewebe sollte operativ entfernt werden, sofern noch keine Fernmetastasen vorliegen
- ❷ **Insulinom:** Geschwulst der sog. Inselzellen der Bauchspeicheldrüse, die das Insulin bilden. Ist zu viel Insulin im Blut (Hyperinsulinismus), sinkt der Blutzuckergehalt dramatisch ab (Hypoglykämie), was zu Schweißausbrüchen, Tremor und Bewusstlosigkeit führen kann. Im Falle der akuten Hypoglykämie hilft eine intravenöse Glukosegabe. Die definitive Therapie besteht in der Operation, wobei der hormonproduzierende Tumor in der Bauchspeicheldrüse aufgesucht und entfernt wird.

Die wichtigsten hormonproduzierenden Pankreastumoren sind das Gastrinom und das Insulinom.

### ? Übungsfragen

❶ Was ist ein Gastrinom?

❷ Was ist ein Insulinom?

# 9 Viszeralchirurgie: Magen-Darm-Trakt

## 9.1 Speiseröhre

### 9.1.1 Divertikel

Ausstülpung der Ösophaguswand durch:
- Erhöhten Innendruck (Pulsionsdivertikel)
- Äußere Zugkräfte (Traktionsdivertikel).

Sackförmige Ausstülpungen der Speiseröhrenwand werden als **Divertikel** bezeichnet (☞ Abb. 9.1). Unter einem *falschen* Ösophagusdivertikel versteht man die Ausstülpung der inneren Wandschichten durch eine Muskellücke. Bei *echten* Divertikeln handelt es sich um Ausstülpungen sämtlicher Wandschichten.

❶ Unterschieden werden die Pulsionsdivertikel von den Traktionsdivertikeln:
- **Pulsionsdivertikel** entstehen durch erhöhten Druck im Inneren der Speiseröhre bei angeborener oder erworbener Muskelschwäche. Sie kommen jeweils vor dem oberen und unteren Ösophagusschließmuskel vor. Divertikel am Beginn der Speiseröhre werden auch als **ZENKER-Divertikel** bezeichnet. Sie sind häufiger als die zwerchfellnahen epiphrenalen Divertikel
- **Traktionsdivertikel** entstehen durch Zugkräfte, die von außen durch Entzündungsvorgänge auf die Speiseröhrenwand wirken. Diese echten Divertikel sind deutlich seltener als Pulsionsdivertikel und befinden sich meistens in der Mitte der Speiseröhre in Höhe der Trachealbifurkation.

- Klinik: Mundgeruch, nächtliches Erbrechen unverdauter Speisereste, Dysphagie

#### Klinik und Diagnostik

❷ In großen Divertikeln können sich Speisereste sammeln, die üblen Mundgeruch verursachen können und (häufig nachts) unverdaut erbrochen werden. Weitere mögliche Beschwerden sind

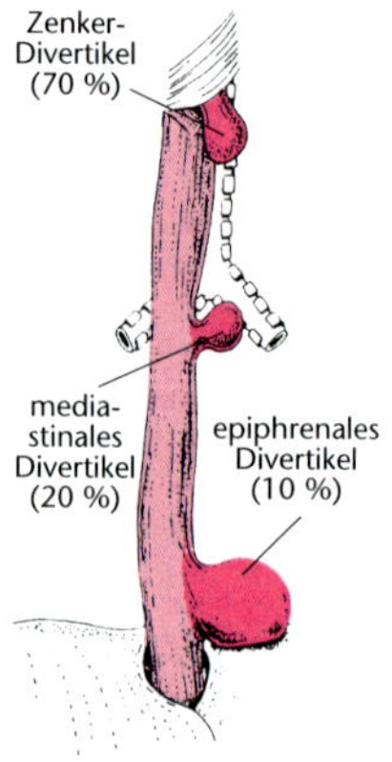


**Abb. 9.1** Lokalisation der Ösopophagusdivertikel. [A300-190]

Schluckstörungen (Dysphagie) und ein Druckgefühl im Hals (Globusgefühl). Anamnese, Symptome, die röntgenologische Darstellung der Divertikel mit Kontrastmittel (Ösophagus-Breischluck) und die endoskopische Darstellung (Ösophagoskopie) führen zur Diagnose.

- Diagnostik: Kontrastmittel-Rö, Endoskopie.

### Therapie

Beim ZENKER-Divertikel wird von der linken Halsseite aus der unterhalb des Divertikelhalses gelegene quer verlaufende M. cricopharyngeus durchtrennt (Myotomie) und anschließend das Divertikel abgetragen. Die Myotomie kann auch endoskopisch von innen vorgenommen werden. Die übrigen Speiseröhrendivertikel werden nur bei entsprechender Größe oder Symptomen operativ entfernt.

## 9.1.2 Achalasie

Die **Achalasie** *(Kardiospasmus)* bezeichnet die Verkrampfung des unteren Ösophagussphinkters (UÖS) während des Schluckaktes. Der Mageneingang (Kardia) ist verengt.
Der Entstehungsmechanismus der Achalasie ist bisher unbekannt. Sie tritt erst mit zunehmendem Alter auf. Feingewebliche Untersuchungen zeigen geschädigte (degenerierte) Nerven in der muskulären Ösophaguswand.

Krampf des unteren Ösophagusschließmuskels.

### Klinik und Diagnostik

Feste Speisen können die verengte Speiseröhre nicht mehr passieren und werden daher unverdaut erbrochen. Die Patienten ernähren sich überwiegend flüssig. Vor der Stenose sammelt sich Nahrung, die allmählich den Ösophagus ausweitet. Röntgenologisch (Ösophagus-Breischluck) und endoskopisch ist in Höhe des Zwerchfells eine verengte Speiseröhre zu erkennen. Bei der Ösophagusmanometrie (Druckmessung im Ösophagus und Magenfundus) werden am unteren Ösophagussphinkter massiv erhöhte Druckwerte gemessen.

- Erbrechen von unverdauter Nahrung, flüssige Ernährung
- Diagnostik: Endoskopie, Ösophagusmanometrie, Röntgen.

### Therapie

Leichte muskuläre Verkrampfungen lassen sich medikamentös (Adalat®) behandeln. Stärkere Verengungen werden endoskopisch mit einer Ballonsonde gedehnt (pneumatische Dilatation). Bei Erfolglosigkeit muss der Schließmuskel langstreckig operativ gespalten werden (**Myotomie**), was laparokopisch vorgenommen werden kann.

Medikamentös, Ballondilatation, OP.

## 9.1.3 Ösophagusvarizen

Durch portale Hypertension bedingte vermehrte Durchblutung der Ösophagusvenen, die chronisch zu Gefäßerweiterungen (Varizen) führt.

Stauung und Druckanstieg in der Pfortader (**Pfortaderhochdruck = portale Hypertension**) entstehen durch ein Abflusshindernis vor, in oder hinter der Leber. Das Blut der Pfortader fließt dann unter Umgehung der Leber auf »Umwegen« u.a. über die Ösophagusvenen, die dadurch mit erheblich mehr Blut gefüllt werden, in das Hohlvenensystem ab. Durch die chronische Überfüllung erweitern sich die Ösophagusvenen, es bilden sich **Ösophagusvarizen.**

Ursachen: Meist intrahepatischer Block bei Leberzirrhose, selten prä- oder posthepatischer Block.

❸ Das Abflusshindernis, das letztlich die Ösophagusvarizen zur Folge hat, kann vor der Leber liegen (prähepatischer Block), z.B. wenn die Milzvene verschlossen ist (Milzvenenthrombose). Es kann sich in der Leber befinden (intrahepatischer Block), z.B. durch narbig verändertes Lebergewebe (Leberzirrhose), oder es ist hinter der Leber lokalisiert (posthepatischer Block), z.B. durch verengte Lebervenen. Am häufigsten entstehen Ösophagusvarizen infolge einer Leberzirrhose.

### Klinik und Diagnostik

Es entstehen die Symptome der portalen Hypertension (☞ 10.1.3). Die erweiterten Venen werden endoskopisch dargestellt.

### Komplikationen

Ruptur mit Bluterbrechen und Volumenmangelschock.

❹ Rupturieren die Ösophagusvarizen, entsteht die lebensbedrohliche **Ösophagusvarizenblutung,** eine Form der akuten oberen gastrointestinalen Blutung (☞ 9.6.2). Dabei kommt es rasch zu einem massiven Blutverlust mit Bluterbrechen und Volumenmangelschock.

### Therapie

Blutung stillen, Pfortaderdruck senken.

❺ Eine Ösophagusvarizenblutung muss gestillt werden. Dies ist möglich durch:

- Endoskopische Sklerosierung (bei der Ösophagoskopie wird ein Verödungsmittel in die Varizen injiziert) oder Gummibandligatur
- Legen einer **Ösophaguskompressionssonde** (Senkstaken-Sonde mit Ballon im Magen und im Ösophagus). Die Sonde wird wie eine Magensonde eingeführt. Dann wird zuerst der Magenballon aufgeblasen und anschließend der Ballon im Ösophagus, der die Blutungsquelle komprimiert. Um Schleimhautschäden zu vermeiden, bleibt die Sonde maximal 12 Stunden in geblocktem Zustand liegen.

Langfristig muss der Druck in der Pfortader gesenkt werden, um einer erneuten Blutung vorzubeugen. Dazu dienen primär Medikamente (z.B. Vasopressin, Nitroglycerin) oder ein **portokavaler Shunt,** d.h. eine Kurzschlussverbindung zwischen Pfortader und unterer Hohlvene. Der Shunt kann radiologisch (transjugulärer portosystemischer Stent-Shunt = TIPSS) angelegt werden. Die operative Anlage eines portokavalen Shunts wird nur noch selten vorgenommen. Zur Behandlung der portalen Hypertension ☞ 10.1.3.

### Pflege

Bei liegender Ösophaguskompressionssonde strikte Bettruhe und Obstipationsprophylaxe!

- Bettruhe
- Obstipationsprophylaxe.

## 9.1.4 Refluxkrankheit

❻ Die Refluxösophagitis ist eine Entzündung der Speiseröhrenschleimhaut, die durch **gastroösophagealen Reflux** entsteht, d.h. durch Zurückfließen von saurem Magensaft in die Speiseröhre. Ursächlich sind ein nicht ausreichend funktionierender unterer Ösophagusschließmuskel, Störungen in der Ösophagusperistaltik oder eine übermäßige Säureproduktion des Magen.

### Klinik und Diagnostik

❼ Typisch sind Sodbrennen, Schluckauf (Singultus) und brennende Schmerzen hinter dem Brustbein (retrosternal). Bei der Ösophagoskopie (Speiseröhrenspiegelung) zeigt sich eine gerötete, geschwollene Schleimhaut mit oder ohne geschwürartige Läsionen (Ulzera). Man unterscheidet 4 Schweregrade. Mögliche Komplikationen sind Blutungen, narbige Stenosen oder bei langandauerndem Reflux die Bildung eines BARRETT-Ösophagus (Schleimhautveränderung im distalen Ösophagus mit Gefahr der malignen Entartung).

- Sodbrennen
- Singultus
- Retrosternale Schmerzen.

Diagnostisch wird eine Ösophagogastroskopie mit Biopsie-Entnahme durchgeführt. Zum Nachweis einer Hiatushernie (☞ 9.2.2) kann zusätzlich ein Ösophagus-Breischluck durchgeführt werden. Mit einer Manometrie werden die Druckverhältnisse in der Speiseröhre, die Beweglichkeit des Ösophagus und der Sphinktertonus gemessen. Mit Hilfe der 24-Stunden-pH-Metrie kann genau festgestellt werden, wann, wie lange und wie stark der pH-Wert im Ösophagus absinkt.

Diagnostik: Endoskopie.

### Therapie

Alle Stoffe, die die Magensaftproduktion anregen (Nikotin, Kaffee, Alkohol), müssen gemieden werden. Medikamentös sind Magensäureblocker (z.B. Omeprazol) das Mittel der Wahl.

Heilt eine Refluxösophagitis unter regelmäßiger medikamentöser Therapie nicht aus, werden die Medikamente nicht vertragen oder wünschen die Patienten eine Operation statt einer oft lebenslangen Medikamenteneinnahme, kann eine laparoskopische **Fundoplikatio** (☞ 9.2.2) erfolgen.

- Reizstoffe meiden
- Magensäureblocker
- Fundoplikatio.

## 9.1.5 Ösophagusverätzung

Verätzung durch Säuren oder Laugen.

❽ Säuren und Laugen können die Schleimhaut verätzen, wobei Säuren die Wand oberflächlich »verbrennen« *(Koagulationsnekrose)* und Laugen tiefere Gewebeschichten »erweichen« *(Kolliquationsnekrose)*. Die Therapie umfasst die intensive Spülung mit neutraler Flüssigkeit, Schmerzmittel, eine intravenöse Volumengabe, um den Schock zu bekämpfen, Medikamente, um die Schleimhaut abzuschwellen und eine Magensonde, um die Ernährung sicherstellen zu können. Bei schweren Wandschäden und drohender Perforation ist die operative Entfernung der Speiseröhre erforderlich.
Langfristig können narbige Strikturen entstehen, die eine wiederholte endoskopische Bougierung (Aufdehnung) erforderlich machen. Außerdem besteht 10–15 Jahre nach der Verätzung die Gefahr eines sog. *Narbenkarzinoms*.

## 9.1.6 Tumoren

Gutartige und bösartige Ösophagustumoren führen zu Schluckbeschwerden.

Gutartige Geschwulste, z. B. Zysten, Polypen und Fettgewebsgeschwulste (Lipome) der Speiseröhre sind äußerst selten (3 %). Sie können zu Schluckbeschwerden führen. Da sie schwer von den bösartigen Geschwulsten abzugrenzen sind, werden sie immer chirurgisch entfernt.
Von größerer Bedeutung sind die bösartigen Tumoren. Dabei handelt es sich meistens um Plattenepithel-Karzinome, nur am Speiseröhrenende kommen auch Adeno-Karzinome (Barrett-Karzinom) vor. Sie führen zu Schluckbeschwerden (**Dysphagie**) und mindern zunehmend die körperliche Kraft (Leistungsknick).
Die Ursachen der Krebsentstehung sind unklar. Bestimmte Gifte wie Alkohol oder Nikotin sowie eine Verätzung oder die chronische Refluxösophagitis begünstigen die Zellentartung.

### Klinik und Diagnostik

Symptome treten erst spät auf.

❾ Bösartige Tumoren der Speiseröhre machen sich erst sehr spät bemerkbar. Das wachsende Tumorgewebe engt langsam die Speiseröhre ein. Dadurch wird der Schluckakt gestört und unverdaute Speisereste werden aufgestoßen (Regurgitation). Im Spätstadium kann nur noch flüssige Nahrung die Speiseröhre passieren.

- Endoskopie, PE
- CT, Abdomen- und Endosonographie
- Ggf. Bronchoskopie.

Die Diagnose wird durch die Endoskopie mit PEs und einer feingeweblichen Untersuchung gesichert. Die Computertomographie und ein Endosonogramm zeigen, inwieweit das umgebene Gewebe (z. B. Luftröhre) mitbetroffen ist oder ob bereits Metastasen vorhanden sind. Bei großen Tumoren oberhalb der Trachealbifurkation wird zum Ausschluss einer Infiltration der Luftröhre eine Tracheobronchoskopie durchgeführt. Die Patienten sind oftmals in schlechtem Allgemein- und Ernährungszustand, zusätzlich bestehen in vielen Fällen schwere Begleiterkrankungen (z. B. Leberzirrhose, Koronarsklerose). Aus diesem Grund ist vor einer belastenden Ösophagusresektion eine umfassende OP-Vorbereitung, ggf. mit hochkalorischer Ernährung, erforderlich.

### Therapie

Die chirurgische Therapie besteht in der Entfernung des tumorbefallenen Speiseröhrenabschnitts (**Ösophagusresektion**). Zum Ersatz der entfernten Speiseröhre wird entweder der Magen in den Thorax hochgezogen (Magenhochzug) oder ein Dickdarmabschnitt als Ersatz verwendet (Koloninterponat). Hierzu muss sowohl das Abdomen als auch der Thorax eröffnet werden. Je nach Lage des Tumors wird die Anastomose entweder im oberen Thorax oder von der linken Halsseite aus vorgenommen.

Oftmals ist das Karzinom zum Zeitpunkt der Diagnose bereits so weit fortgeschritten, dass eine operative Resektion nicht mehr möglich ist oder es liegen bereits Fernmetastasen vor. In diesen Fällen kann die verengte Speiseröhre durch Laserstrahlen oder einen Kunststoffschlauch (Stent) innerhalb der Speiseröhre offen gehalten werden. Alternativ kann eine Ernährungssonde in den Magen oder den Dünndarm eingebracht werden. Bei nicht operablen Tumoren kommt eine palliative Strahlentherapie zur Anwendung, da vor allem die Plattenepithel-Karzinome gut strahlensensibel sind. Außerdem erfolgt die Bestrahlung manchmal präoperativ zur Tumorverkleinerung (neoadjuvante Therapie).

- Kurativ: Ösophagusresektion
- Palliativ:
  - Lasertherapie
  - Radiotherapie
  - Ösophagus-Stent.

## 9.1.7 Ösophagusperforation

Die **traumatische Ösophagusruptur** entsteht meist im oberen Speiseröhrendrittel. Sie kann Komplikation einer endoskopischen Behandlung sein (z. B. einer Bougierung) oder durch Verschlucken scharfkantiger Fremdkörper, schwere Thoraxtraumen (auch Schuss- und Stichverletzungen mit Ösophagusbeteiligung) oder schwere Verätzungen bedingt sein.

Bei der **spontanen Ösophagusruptur** (Boerhaave-Syndrom) reißt die Speiseröhre infolge plötzlicher starker Druckerhöhung (massives Erbrechen oder heftiger Husten) im untersten Abschnitt. Betroffen sind meist Männer zwischen 40 und 70 Jahren. Die Therapie besteht in einer frühzeitigen operativen Übernähung des Defekts.

Aufgrund der Gefahr einer lebensgefährlichen Mediastinitis muss eine Intensivüberwachung der betroffenen Patienten mit breitgefächerter Antibiotikagabe erfolgen (☞ 4.9).

Einriss der Speiseröhre durch:
- Verletzung
- Hohen Druck bei alkoholtoxisch geschädigter Speiseröhre.

9

### ? Übungsfragen

1. Wie werden Ösophagusdivertikel eingeteilt?
2. Beschreiben Sie Symptome und Diagnostik bei Ösophagusdivertikeln!
3. Nennen Sie die Ursachen der Ösophagusvarizen!
4. Welche Komplikationen sind bei Ösophagusvarizen möglich?
5. Wie werden die Varizen bzw. die Blutung behandelt?
6. Was ist eine Refluxösophagitis?
7. Welche Symptome treten bei der Refluxösophagitis auf? Wie wird sie behandelt?
8. Wodurch entstehen Ösophagusverätzungen?
9. Beschreiben Sie die Symptome des Ösophaguskarzinoms!

# 9.2 Zwerchfell (Diaphragma)

## 9.2.1 Zwerchfellruptur

Ursache: Stumpfes Bauchtrauma.

Schwere stumpfe Bauchtraumen üben einen erhöhten Druck auf das Zwerchfell aus, das dadurch reißen (rupturieren) kann. Die linke Seite ist dabei häufiger betroffen, da die rechte Zwerchfellhälfte von der Leber weitgehend geschützt wird. Mit dem Zwerchfell reißt auch das Bauchfell (Peritoneum) ein. Die Bauchorgane (z.B. Milz, Magen, Dünndarm) werden in den Brustkorb gedrückt. Zwerchfellrupturen treten meist bei einem Polytrauma kombiniert mit weiteren schweren Verletzungen auf.

### Klinik und Diagnostik

Evtl. Symptome durch in den Brustkorb gedrängte Bauchorgane.

❶ Wurden Bauchorgane in den Thoraxraum gedrängt, kann es durch Verdrängung der Thoraxorgane zu Atemnot und Herzrhythmusstörungen kommen. Beim Auskultieren sind dann Darmgeräusche im Brustkorb hörbar, der Klopfschall ist gedämpft. Das Röntgenthoraxbild zeigt Darmspiegel im Brustkorb und eine unscharfe Zwerchfellgrenze, ein CT bestätigt die Diagnose. Außerdem kann eine Blutung durch eine eingerissene Milz oder eine Ileussymptomatik durch eine Darmeinklemmung auftreten.

### Therapie

Operativer Verschluss der Lücke.

Die Bauchhöhle wird eröffnet (Laparotomie), die Eingeweide werden in ihre normale Lage zurückgebracht (reponiert) und Organverletzungen entsprechend behandelt (z.B. Splenektomie bei Milzruptur). Die Lücke im Zwerchfell wird mit Nähten, bei großen Defekten mit einem Kunststoffnetz verschlossen.

## 9.2.2 Hiatushernie (Zwerchfellbruch)

Das Zwerchfell hat eine Öffnung, durch die der Ösophagus (Speiseröhre) vom Brustkorb in die Bauchhöhle zieht. Diese Lücke heißt *Hiatus oesophagei.* Bei der **Hiatushernie** (Zwerchfellbruch) drängen sich Teile des Magens in oder durch diese Öffnung. Es werden zwei Formen unterschieden, die auch gemeinsam auftreten können:

- **Axiale Gleithernie:** Der untere Speiseröhrenabschnitt und der Mageneingang (Kardia) sind direkt nach oben durch das Zwerchfell gedrungen. Bei aufrechter Körperhaltung kann der Magen zurück unter das Zwerchfell gleiten (☞ Abb. 9.2)
- ❷ **Paraösophageale Hiatushernie:** Ösophagus und Mageneingang liegen unverändert in ihrer anatomischen Position, aber der Magengrund (Fundus) hat sich durch die Zwerchfelllücke neben den Ösophagus (paraösophageal) geschoben (☞ Abb. 9.2). Wenn sich der ganze Magen in den Brustkorb verlegt hat, spricht man von einem **Thoraxmagen** oder **upside-down-stomach** (☞ Abb. 9.2).

Teilweise oder komplette Verlagerung des Magens durch den Hiatus oesophageus.

### Klinik und Diagnostik

Meistens machen Hiatushernien keine Beschwerden und werden zufällig bei Routineuntersuchungen entdeckt. Kommt es zum Rückfluss von Mageninhalt in die Speiseröhre und dadurch zur Entzündung des Ösophagus (*Refluxösophagitis,* ☞ 9.1.4), treten Schluckbeschwerden (Dysphagie), Sodbrennen oder häufiges Aufstoßen auf. Die Diagnose wird durch **Ösophagogastroskopie** (Spiegelung der Speiseröhre und des Magens) oder eine röntgenologische Kontrastmitteldarstellung (Ösophagusbreischluck) gestellt.

- Häufig symptomlos
- Evtl. Refluxösophagitis mit Dysphagie und Sodbrennen
- Diagnostik:
  - Gastroskopie
  - Röntgen, Ösophagusbreischluck.

### Komplikationen

- ❸ Einklemmung von Magenanteilen (Inkarzeration) mit der Gefahr einer Magenwandnekrose
- Sickerblutung aus der entzündeten Ösophagusschleimhaut
- Refluxösophagitis (☞ 9.1.4) mit entsprechenden Komplikationen
- Verdrängung des Mediastinums mit Atemnot und Herzrhythmusstörungen.

- Inkarzeration
- Blutung
- Mediastinalverdrängung.

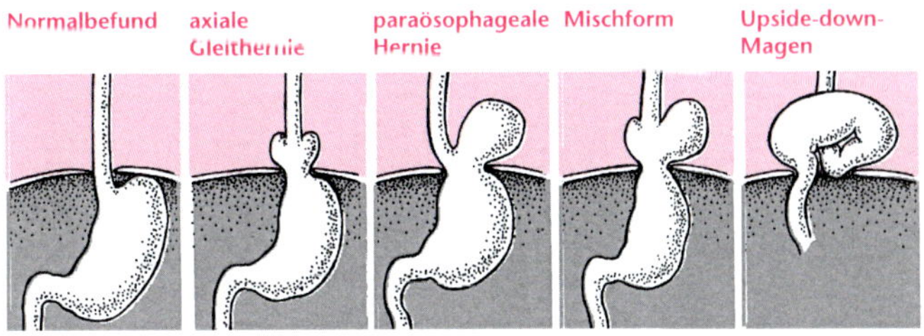


**Abb. 9.2** Hiatushernien. [A300-190]

OP bei paraösophagealer Hernie.

### Therapie

Die axiale Gleithernie wird nur bei Beschwerden (meist Refluxsymptome) operiert, während die paraösophageale Hernie auch ohne klinische Beschwerden wegen der Gefahr der Inkarzeration operiert wird. Dabei verengt man entweder mittels einer offenen Operation (Laparotomie) oder minimal-invasiv (laparoskopisch) den Hiatus von hinten (**dorsale Hiatusplastik**). Zusätzlich wird der obere Magenanteil (Fundus) am linken Zwerchfell angenäht (**Fundophrenikoplexie**) oder um das Speiseröhrenende herum fixiert (**Fundoplikatio**).

### ? Übungsfragen

❶ Welche Symptome sind bei einer Zwerchfellruptur zu erwarten?

❷ Was ist ein »upside-down-stomach«?

❸ Welche Komplikationen können durch Hiatushernien entstehen?

# 9.3 Magen

## 9.3.1 Operationsverfahren

### Magenteilentfernung (-resektion)

Indikationen:
- Kleines, distal liegendes Magenkarzinom
- Ulcus ventriculi.

❶ Hauptindikation für eine Magenteilresektion ist ein relativ kleines, distales Magenkarzinom, wobei eine Vier-Fünftel- oder subtotale Resektion durchgeführt wird. Beim Ulcusleiden hat die Magenteilentfernung in Form der Zwei-Drittel-Resektion wesentlich an Bedeutung verloren und wird nur noch bei bestimmten Komplikationen (großes Ulcus mit Blutung oder Perforation, vernarbte Magenausgangsstenose) angewandt.

Zur Wiederherstellung der Nahrungspassage nach der Magenteilentfernung stehen im Wesentlichen drei Verfahren zur Verfügung (☞ Abb. 9.3):

- **Billroth I:** Magen und Zwölffingerdarm werden direkt aneinander genäht (Gastroduodenostomie)
- **Billroth II:** Das Duodenum wird am proximalen Ende, d.h. zum Magen hin, blind verschlossen und dann eine **Gastrojejunostomie** angelegt. Dazu verbindet man entweder eine Jejunumschlinge mit dem Magen und legt eine *Braun-Fußpunktanastomose* an (um einen Reflux von Duodenalsekret in den Magen zu verhindern). Oder eine Jejunumschlinge wird durchtrennt, die obere (proximale) Öffnung weiter unten an das Jejunum angeschlossen und die untere (distale) Öffnung mit dem Magen verbunden *(Y-Roux-Anastomose)*.

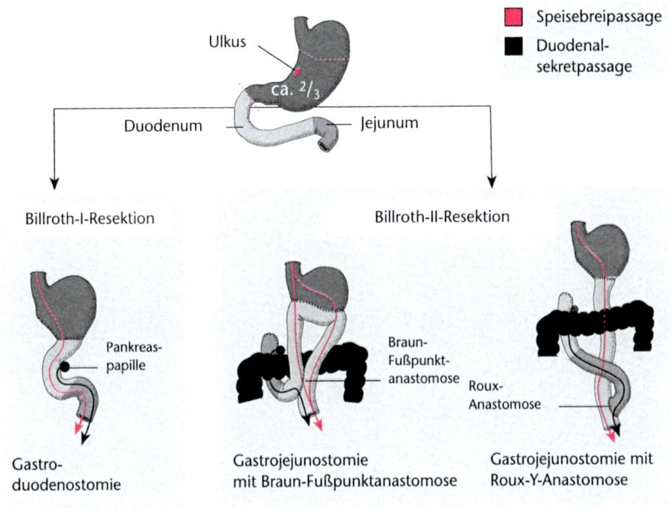


**Abb. 9.3** BILLROTH-Operationen. [A300-190]

Dieses Verfahren wendet man auch bei der kompletten Gastrektomie an.

## Vollständige Magenentfernung (Gastrektomie)

Indikation: Magenkarzinom.

❷ Bei der Gastrektomie wird der Magen komplett entfernt. Indiziert ist die Gastrektomie beim Magenkarzinom. Bei Karzinomen der großen Magenkurvatur oder der Cardia muss zusätzlich die Milz entfernt werden. Nach Entfernung des Magens wird die Nahrungspassage wiederhergestellt, indem:

- Nach Y-ROUX operiert wird, evtl. mit Doppelung des Dünndarmendes, das an die Speiseröhre angeschlossen wird (sog. *Pouch*; engl. Tasche)
- Ein Dünndarmsegment (Jejunuminterponat) zwischen Ösophagus und Duodenum geschaltet wird. Durch Doppelung des Dünndarmsegments am Übergang vom Ösophagus zum Jejunum entsteht ein Ersatzmagen
- Eine Jejunumschlinge hochgezogen und an die Speiseröhre angeschlossen wird. Um einen Reflux des Duodenalsekrets zu verhindern, wird eine Fußpunktanastomose angelegt.

## Palliative Maßnahmen

Palliative Verfahren zur enteralen Ernährung.

Ist bei einem Magenkarzinom eine Heilung durch eine Operation nicht mehr möglich und die Nahrungspassage gestört, kann mit folgenden Verfahren wieder eine Ernährung über den Darm ermöglicht werden (☞ Abb. 9.5):

- WITZEL-Fistel oder Jejunalkatheter: Operativ wird eine Sonde in die Magenwand oder das Jejunum eingenäht und nach außen geleitet

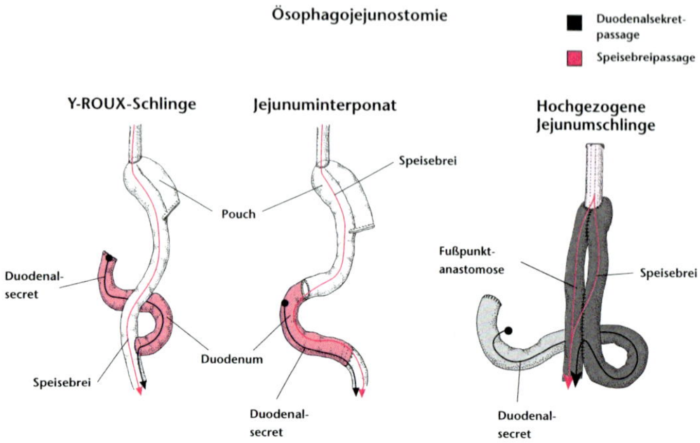


**Abb. 9.4** Nahrungspassage nach Gastrektomie. [A300-190]

- Perkutane endoskopische Gastrostomie (PEG) oder Jejunostomie (PEJ): Endoskopisch wird vom Magen aus mit Licht die Stelle markiert, an der dann von außen (perkutan = durch die Haut) ein Tubus in den Magen eingeführt und evtl. in den Dünndarm vorgeschoben wird
- Gastroenterostomie (GE): Ist der Magenausgang verschlossen, kann eine Dünndarmschlinge vor der Stenose an den Magen angeschlossen werden, um so die Nahrungspassage am Tumor vorbei sicherzustellen.

## 9.3.2 Krankheiten des operierten Magens

### Folgezustände nach Magenteilentfernung

Typische Folgezustände nach Magenteilresektion:
- Dumping-Syndrom
- Syndrom der zuführenden Schlinge

❸ Patienten mit Z.n. Magenteilresektion haben oft untypische Verdauungsbeschwerden wie Völle- und Druckgefühle nach den Mahlzeiten. Daher sollten sie mehrmals am Tag kleine Mahlzeiten zu sich nehmen. Typische Folgen eines verkleinerten Magens sind:

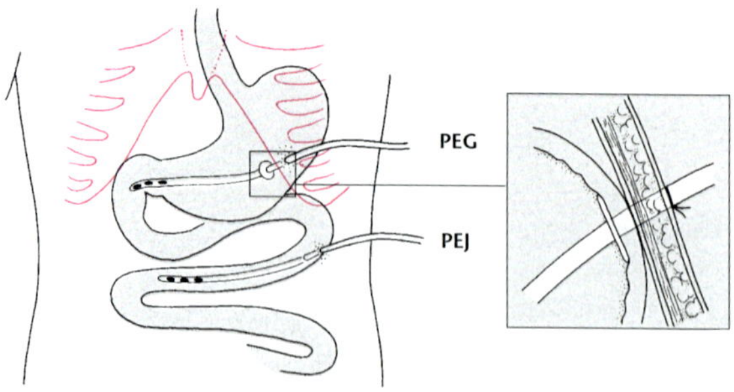


**Abb. 9.5** PEG und Jejunalkatheter. [A300-190]

- **Dumping-Syndrom:** Das Dumping-Syndrom entsteht durch zu rasche Nahrungspassage, vor allem nach einer BILLROTH-II-Operation. Kurz (etwa 15 Minuten) nach der Nahrungsaufnahme kommt es zu Schweißausbrüchen, Übelkeit, Erbrechen, Blutdruckabfall und evtl. Kollaps *(Frühdumping)*. Wenige Stunden nach der Nahrungsaufnahme kommt es dann zur Hypoglykämie mit Heißhunger, Schwäche, Schweißausbruch und evtl. hypoglykämischem Schock *(Spätdumping)*
- **Syndrom der zuführenden Schlinge** (auch *Afferent-loop-Syndrom, Blind-loop-Syndrom* oder *Blindsacksyndrom*): Nach BILLROTH-II-Operationen können sich in der zuführenden Darmschlinge Galle und Pankreassekret sowie Mageninhalt ansammeln und bakteriell besiedelt werden. Die zuführende Jejunumschlinge dehnt sich auf und verursacht ein Druck- und Völlegefühl, evtl. auch massives galliges Erbrechen. Therapie: BILLROTH II in Y-ROUX umwandeln (☞ 9.3.1)
- **Syndrom der abführenden Schlinge** *(Efferent-loop-Syndrom):* Nach BILLROTH-II-Operationen kann die abführende Schlinge abknicken oder durch Narbenstränge eingeengt werden. Dadurch entleert sich der Magen nur noch schlecht, es kommt zu Völlegefühl und Erbrechen. Die Diagnose kann endoskopisch (Gastroskopie) gestellt werden oder radiologisch per Magen-Darm-Passage (MDP), einer Röntgenuntersuchung, bei der mit Hilfe von Röntgenkontrastmitteln Magen und Dünndarm dargestellt werden können. Therapie: Selten Reoperation mit neuer Anastomose erforderlich
- **Magenstumpfkarzinom:** Nach Magenresektion (häufig bei BILLROTH II) kann sich im Restmagen eine chronisch-atrophische Gastritis (chronische Magenschleimhautentzündung, bei der sich die Magendrüsen zurückbilden und keine Magensaftsekrete mehr produzieren) entwickeln, weil Galle in den Magen zurückfließt. Die Gastritis kann ein Magenkarzinom verursachen. Daher sollte 10 Jahre nach einer BILLROTH-Operation eine Routine-Gastroskopie (Magenspiegelung) durchgeführt werden. Bei Magenstumpfkarzinom muss der Restmagen komplett entfernt werden *(Restgastrektomie)*
- **Anastomosenulkus:** Im Nahtbereich (Anastomose) kann sich nach BILLROTH-I- und BILLROTH-II-Operationen erneut ein Geschwür bilden, wenn durch zu geringes Resektionsausmaß zu wenige der säureproduzierenden Zellen entfernt wurden.

- Syndrom der abführenden Schlinge
- Magenstumpfkarzinom
- Anastomosenulkus.

## Folgezustände nach Magenentfernung (Gastrektomie)

Nach totaler Magenentfernung (Gastrektomie) werden regelmäßig Verdauungsstörungen beobachtet. Die Patienten müssen lernen, sich mit mehreren über den Tag verteilten Mahlzeiten zu ernähren. Bei nahezu allen Patienten kommt es in den ersten

- Nach kompletter Magenentfernung Störungen der Verdauung und Nährstoffaufnahme

- Regelmäßige Vit. $B_{12}$-Gaben notwendig.

6–12 Monaten nach der Operation zu einer weiteren Gewichtsabnahme, wobei die Gewichtsentwicklung, zumindest in der ersten postoperativen Phase, nach Pouchbildung oder Erhalt der Duodenalpassage besser zu sein scheint. Zudem muss gastrektomierten Patienten Vitamin $B_{12}$ parenteral in 3-monatigen Abständen verabreicht werden, damit es nicht zum Vitamin-$B_{12}$-Mangelsyndrom (perniziöse Anämie) kommt. Zur Verhinderung eines galligen Reflux in die Speiseröhre (Fehlen des unteren Ösophagussphinkters) sollten die Patienten mit erhöhtem Oberkörper schlafen.

**Pflege**

Um die Anastomosen zu entlasten, wird während der Operation eine Magensonde gelegt, über die das Magen- bzw. Duodenalsekret abfließen kann. Dieses Sekret muss auf Menge, Farbe, Geruch und Blut- oder Kotbeimengungen beobachtet werden. Die Magensonde muss gut fixiert sein und darf ihre Lage nicht verändern. Herausgerutschte Magensonden dürfen nicht wieder hineingeschoben werden, da sonst die Anastomosen verletzt werden können. Die Magensonde darf nur nach ärztlicher Anordnung entfernt werden.

### 9.3.3 Ulcus ventriculi und Ulcus duodeni

- Erosion = Schleimhautdefekt
- Ulkus = Nicht auf die Mukosa beschränkter Gewebedefekt.

❹ Ein Ulkus (Geschwür) ist ein Gewebedefekt, der die Muscularis mucosae der Schleimhaut (Mukosa) durchbricht. Eine Erosion (wie bei der erosiven Gastritis) ist dagegen ein Gewebedefekt, der auf die Schleimhaut begrenzt bleibt.

Abhängig von der Lokalisation wird zwischen einem **Ulcus ventriculi** (Magengeschwür) und einem **Ulcus duodeni** (Zwölffingerdarmgeschwür) unterschieden. Magen-Darm-Geschwüre sind häufig, wobei das Ulcus duodeni viermal so häufig vorkommt wie das Ulcus ventriculi.

Ungleichgewicht zwischen schützenden und aggressiven Faktoren.

Die Magenschleimhaut bildet einen Schleim, der sie vor der Salzsäure des Magens schützt. Zu einem Ulkus kann es kommen, wenn vermehrt Salzsäure gebildet wird oder die Magenschleimhaut weniger Schleim bildet. Es besteht dann ein Ungleichgewicht zwischen aggressiven und schützenden Faktoren. Die Magenschleimhaut wird angedaut, es tritt eine Entzündungsreaktion auf. Meist liegen mehrere Gründe vor (multifaktorielles Geschehen):

Aggressive Faktoren:

- Vermehrte Säureproduktion
- Helicobacter-Infektion
- Medikamente

- Erhöhte Säureproduktion, z. B. durch Stress oder einen gastrinproduzierenden Tumor (Gastrinom = Zollinger-Ellison-Syndrom)
- Chronische Gastritis, insbesondere bei einer Infektion mit *Helicobacter pylori*
- Medikamente und Genussmittel, z. B. nichtsteroidale Antirheumatika, ASS, Zytostatika, Nikotin, Alkohol, Kaffee

- Durchblutungsstörungen, z.B. Schock, Blutrückstau bei Rechtsherzinsuffizienz
- Gallerückfluss
- Magenentleerungsstörungen, z.B. bei Diabetes mellitus
- Überfunktion der Nebenschilddrüsen (Hyperparathyreoidismus, ☞ 8.2).

- Durchblutungsstörungen
- Gallereflux
- Hormonelle Störungen
- Magenentleerungsstörungen.

Ursache eines **akuten Ulkus** ist meist eine Ausnahmesituation. Typisches Beispiel sind Stressgeschwüre (Stressulzera) bei Patienten, die auf der Intensivstation behandelt werden. Beim **chronischen Ulkus,** auch **Ulkuskrankheit** genannt, liegt eine andauernde (chronische) Störung des Gleichgewichtes zwischen angreifenden und schützenden Faktoren vor, die zu wiederholter Geschwürentstehung führt.

## Klinik und Diagnostik

❺ Das Hauptsymptom ist der **nahrungsabhängige Oberbauchschmerz:** Werden die Schmerzen durch Essen verstärkt, spricht dies eher für ein Ulcus ventriculi, weil Essen zur gesteigerten Salzsäureproduktion führt. Treten die Schmerzen nachts und nüchtern auf, weist dies eher auf ein Ulcus duodeni hin. Der Magenausgang ist dann nicht geschlossen und es tritt ständig eine kleine Menge Salzsäure ins Duodenum über.
Daneben bestehen Appetitlosigkeit, Völlegefühl, Aufstoßen, Gewichtsabnahme. Durch wiederholte Sickerblutungen kann es zu einer Eisenmangel-Anämie kommen.
Die Diagnose wird durch folgende Maßnahmen bestätigt:

- *Gastroskopie:* Bei einem Ulcus ventriculi muss dabei immer eine Gewebeprobe (Biopsie) entnommen werden, um ein Magenkarzinom ausschließen zu können. Bei unklaren Befunden kann eine *Endosonographie* zum Einsatz kommen
- *Nachweis einer Helicobacter pylori-Infektion* durch Probeentnahme während einer Gastroskopie oder mittels $C_{13}$-Atemtest (weist Stoffwechselprodukte des Bakteriums nach, nachdem radioaktiv-markierter Harnstoff in den Magen gegeben wurde)
- *Kontrastmitteluntersuchungen:* Magen-Darm-Passage (MDP) (☞ 9.3.2), Doppelkontrastuntersuchung
- *Abdomen-Sonographie:* Zum Ausschluss einer Gallenblasen- oder Lebererkrankung.

Leitsymptom:

- Nahrungsabhängiger Oberbauchschmerz
- Schmerzen beim Essen spricht für Ulcus ventriculi
- Nüchternschmerz beim Ulcus duodeni.

Diagnostik:

- Endoskopie mit Biopsie
- Helicobacter-Nachweis
- Röntgen.

## Komplikationen

- ❻ *Blutungen* sind die häufigste Komplikation. Die Symptome hängen vom Ausmaß der Blutung ab. Sie reichen von allmählich entstandener Anämie bis zum hämorrhagischen Schock mit massivem Blutverlust. Bei starker Blutung sind Blut-Erbrechen (Hämatemesis), oft kaffeesatzartig, und Teerstuhl (Meläna) typisch. Gelingt die gastroskopische Blutstillung

- Blutung
- Perforation
- Penetration
- Stenose.

(Fibrinklebung, Sklerosierung etc.) nicht, muss notfallmäßig operiert werden. Meist ist die Blutung an der Hinterwand des oberen Duodenums (A. gastroduodenalis) lokalisiert. Der Magenausgang wird eröffnet und das blutende Gefäß unter Sicht durchstochen, evtl. auch die verursachende Arterie unterbunden
- *Perforationen* sind Durchbrüche des Ulkus durch die Magenwand. Speisebrei und Luft können in die freie Bauchhöhle gelangen. Typisch ist ein akuter, stechender Schmerz. Es entwickelt sich eine Peritonitis (Bauchfellentzündung, ☞ 9.6.4). Die freie Luft lässt sich im Röntgenbild des Abdomens (stehend oder Linksseitenlage) nachweisen. Es handelt sich um eine absolute Operationsindikation, therapeutisch ist eine Übernähung des Ulkus meist ausreichend. Bei großen chronischen Ulcera kann eine Magenteilresektion erforderlich sein
- *Penetrationen* sind Einbrüche des Ulkus in Nachbarorgane (z. B. Pankreas, Dickdarm). Oft nehmen dadurch die Schmerzen deutlich zu. Die Behandlung ist zunächst konservativ
- *Stenosen* sind Verengungen, die durch chronische, wiederkehrende Ulzera entstehen. Bei ausgeprägten Stenosen kann sich der Magen nicht mehr richtig entleeren, es kommt zu einer Magenerweiterung (Retentionsmagen) und Erbrechen nach dem Essen. Die Therapie bei narbigen Verengungen ist die operative Erweiterung des Magenausgangs *(Pyloroplastik)* oder die Magenteilresektion.

### Therapie

Konservative Therapie beim unkomplizierten Ulkus.

Beim einfachen Geschwür steht die konservative Therapie im Vordergrund:
- Rauchen aufgeben, Kaffee- und Alkoholkonsum einschränken
- Medikamente: Protonenpumpenhemmer und $H_2$-Antagonisten hemmen die Säurebildung, Antazida binden Säuren im Magen
- Eradikationstherapie bei nachgewiesenem Helicobacter pylori (positiver Hp-Status). Für eine Woche werden Antibiotika und Protonenpumpenhemmer (z. B. Pantozol® oder Antra®) verabreicht.

OP bei Komplikationen und Therapieresistenz.

Durch die gut wirksamen Medikamente (Protonenpumpenhemmer) sind Operationen beim Ulcusleiden heute fast nur noch bei Komplikationen erforderlich:
- Perforation
- Gastroskopisch nicht stillbare Blutung
- Einengung des Magenausgangs mit gestörter Nahrungspassage
- Nicht sicher ausgeschlossenes Magenkarzinom
- Versagen der konservativen Therapie.

### Pflege

- Auf Anzeichen von Komplikationen achten: Schmerzänderung, Blutdruck- und Pulsänderung, Blut im Stuhl
- Stress ist oft eine Ursache für Ulzera. Daher für ruhige Umgebung sorgen (z. B. geeignete Zimmernachbarn) und Bereitschaft und Zeit zum Zuhören anbieten
- Der Patient darf essen, was ihm bekommt. Kaffee soll er nur in geringen Mengen zu sich nehmen und hochprozentige Alkoholika ganz meiden. Häufige, kleine Mahlzeiten bevorzugen.

## 9.3.4 Magentumoren

### Magenkarzinom

Das Magenkarzinom ist ein maligner (bösartiger) Tumor der Magenschleimhaut, der lange Zeit keine Beschwerden macht und früh in Lymphknoten und andere Organe metastasiert.

Maligner Tumor der Magenschleimhaut mit frühzeitiger Metastasierung.

Männer haben statistisch ein höheres Risiko, ein Magenkarzinom zu bekommen. Einige Faktoren begünstigen die Entstehung des Magenkarzinoms:

- Chronisch-atrophische Gastritis (☞ 9.3.2)
- Zustand nach Magenresektion, besonders nach BILLROTH-II-Resektion (Magenstumpfkarzinom)
- Ulcus ventriculi oder gutartige Magentumoren (z. B. Adenom, Polypen), die zur Entartung neigen.

Histologisch entstehen Magenkarzinome überwiegend aus entartetem Drüsenepithel (Adenokarzinome). Chirurgisch bedeutsam ist die Einteilung nach Ausbreitung und Lokalisation:

- *Wachstum:* Das **Frühkarzinom** ist auf die oberflächliche Schleimhaut beschränkt, die tiefergelegene Gewebsschicht (Muskularis propria) ist noch nicht betroffen. Man unterscheidet einen *intestinalen polypösen* Typ und den bösartigeren *diffusen infiltrativen* Typ. Beim **fortgeschrittenen Karzinom** ist der Tumor bereits über die Submukosa hinaus in die Muskularis infiltriert
- *Lokalisation:* Das Magenkarzinom wächst überwiegend an der kleinen Kurvatur, im Fundus und Antrumbereich; selten ist die große Kurvatur betroffen.

- Histologisch Adenokarzinom
- Frühkarzinom ist auf die Schleimhaut begrenzt
- Spätkarzinom hat die tiefen Gewebeschichten erreicht
- Selten ist die große Kurvatur betroffen.

### Klinik und Diagnostik

❼ Das Frühkarzinom führt zu leichten Oberbauchschmerzen oder Völlegefühl, die von den Patienten meist ignoriert werden. Erst viel später, in einem fortgeschrittenen Tumorstadium, treten krampfartige Schmerzen, Gewichtsabnahme, Übelkeit, Abneigung gegen bestimmte Speisen (z. B. Fleisch) und Veränderungen des Stuhlganges (z. B. Teerstuhl) hinzu. Die apparative Diagnostik besteht aus:

Symptome typischerweise erst spät:

- Völlegefühl
- Schmerzen
- Sodbrennen
- Übelkeit
- Abneigung gegen Fleisch.

Diagnostik:
- Endoskopie
- Röntgen
- Labor.

- *Gastroskopie und Endosonographie:* Die Magenspiegelung hat den höchsten Stellenwert in der Diagnostik des Magenkarzinoms. Der Tumor kann optisch (makroskopisch) und feingeweblich (histologisch) durch eine gleichzeitig entnommene Gewebeprobe klassifiziert werden. Die Endosonographie liefert Hinweise auf die Eindringtiefe des Tumors
- *Sonographie Oberbauch:* Ausschluss von Metastasen, v.a. im Bereich der Leber
- *Röntgen:* Ein *CT* zeigt die Beziehung des Tumors zu Nachbarorganen und gibt Hinweise auf Metastasen. In Ausnahmefällen wird eine Kontrastmitteluntersuchung des Magens vorgenommen, wo sich eine starre Magenwand, eine Lücke (Ulkusnische) oder ein Füllungsdefekt des Magens darstellt.

## Komplikationen

- Infiltration in Nachbarorgane
- Perforation
- Metastasierung.

8 Das Magenkarzinom:
- Wächst in Nachbarorgane ein (infiltriert), z.B. in die Leber oder Bauchspeicheldrüse
- Kann die Magenwand durchbrechen (perforieren) und sich innerhalb der Bauchhöhle (intraperitoneal) ausbreiten
- Metastasiert auf dem Blutweg (hämatogen) in die Leber oder Lunge sowie in die Lymphbahnen (lymphogen).

## Therapie

Kurativ: Meist Gastrektomie, selten 4/5-Teilresektion, Ösophagusresektion.

Je nach Allgemeinzustand des Patienten, Tumorstadium, Lokalisation und evtl. bereits vorhandenen Metastasen muss entschieden werden, ob eine Operation kurativ (ausheilend) oder palliativ (die Beschwerden lindernd) durchgeführt wird. Zum Zeitpunkt der Diagnose ist die Hälfte der Magenkarzinome bereits inoperabel.

Der Tumor sowie das große und kleine Netz *(Omentum majus* und *minus)* müssen radikal entfernt werden. Außerdem sollte eine radikale Entfernung der regionalen Lymphknoten *(systematische Lymphdissektion)* erfolgen.
- Die **Magenteilentfernung** (subtotale Gastrektomie, 4/5tel-Resektion) wird nur bei kleinen Antrumkarzinomen durchgeführt, wenn ein ausreichender Sicherheitsabstand zur oberen Resektionsgrenze erreichbar ist
- Die **Gastrektomie** (totale Magenentfernung) ist die häufigste Therapie, je nach Tumorlokalisation wird die Milz evtl. mitentfernt. Ebenso können bereits mitbefallene Nachbarorgane (z.B. Querkolon, linker Leberlappen) reseziert werden
- Eine **Ösophagusresektion** (☞ 9.1.6) wird beim Karzinom des Mageneingangs (Kardiakarzinom), das weit in den Ösophagus hineinreicht, durchgeführt.

Palliativmaßnahmen sichern die Nahrungspassage.

Palliative Maßnahmen dienen vor allem der Sicherstellung der Nahrungspassage (☞ 9.3.1):
- **Gastroenterostomie** bei tumorbedingter Verengung des Magenausgangs

- Operativ oder endoskopisch in Magen oder Jejunum eingelegte Ernährungssonden.

## Gutartige Magentumoren

❾ Zu den gutartigen (benignen) Zellvermehrungen (Hyperplasien) des Epithelgewebes zählen die **Polypen** der Magenschleimhaut. Selten kommen Neubildungen von Drüsengewebe, sog. **Adenome** vor, die allerdings zur Entartung neigen. Flache, polypartige Veränderungen der Drüsenhälse bezeichnet man als **Borderline lesion.** Sie zählen zu den potenziellen Vorstadien eines Karzinoms (Präkanzerose).
Außer den epithelialen Tumoren können z. B. **Lipome** (Fettgewebsgeschwulste) oder **Leiomyome** (Muskelgeschwulste) im Bereich der Magenwand vorkommen.

Gutartige Magentumoren:
- Polypen
- Adenome
- Borderline lesion
- Fibrome
- Lipome.

### Klinik und Diagnostik

In der Regel führen Polypen nicht zu Beschwerden und werden meistens während einer Magenspiegelung gesehen. Gelegentlich können sie die Magenentleerung behindern, zu Schmerzen führen oder bluten. Polypen können außerdem mit einer Doppelkontrastuntersuchung (spezielle Röntgentechnik mit Kontrastmittel) dargestellt werden.

- Meist beschwerdefrei, Zufallsbefund
- Diagnostik: Endoskopie mit Biopsie, Röntgen.

### Therapie

Einzelne Polypen werden endoskopisch mit einer Diathermieschlinge (»elektrische Schlinge«) möglichst komplett abgetragen. Sie müssen feingeweblich untersucht werden, um ein Karzinom auszuschließen. Danach muss regelmäßig eine Kontrollgastroskopie erfolgen, um eine maligne Entartung rechtzeitig zu bemerken. Nicht-epitheliale Tumoren werden operativ aus der Submukosa ausgeschält (Enukleation) oder es wird eine Magenwandresektion durchgeführt.

- Polypabtragung
- Enukleation
- Magenteilresektion.

## ? Übungsfragen

❶ Wann wird eine Magenteilresektion durchgeführt?
❷ Was ist eine Gastrektomie?
❸ Nennen Sie mögliche Folgezustände nach Magenteilentfernungen!
❹ Was ist ein Ulkus? Welche Ursachen kann ein Ulkus haben?
❺ Über welche Beschwerden klagen die Patienten?
❻ Nennen Sie typische Komplikationen eines Ulkus!
❼ Welche Diagnostik sollte beim Magenkarzinom erfolgen?
❽ Was sind Komplikationen bei Magenkarzinomen?
❾ Nennen Sie gutartige Magentumoren und deren Therapie!

# 9.4 Dünn- und Dickdarm

## 9.4.1 Operationsverfahren

### Strikturoplastik

Strikturoplastik zur Aufweitung narbiger Stenosen.

Kurzstreckig verengte Dünndarmabschnitte (Strikturen) kommen beim **Morbus Crohn** vor. Diese narbigen Stenosen werden erweitert, indem die Darmwand längs bis zur Schleimhaut eingeschnitten wird (das Lumen wird möglichst nicht eröffnet) und die beiden Wundränder quer vernäht werden.

### Enterotomie

Enterotomie = Operative Eröffnung des Darmlumens.

❶ Bei der Enterotomie wird das Darmlumen operativ eröffnet, beispielsweise um Fremdkörper oder Adenome zu entfernen. Danach wird der Darm mit einer Naht verschlossen, ohne dass ein Teil des Darmes entfernt wurde.

### Darmresektionen

Darmresektion = Entfernung einzelner Darmabschnitte mit Anastomose der Darmenden und/oder Anlage eines künstlichen Darmausgangs.

Bei Divertikeln (☞ 9.4.8), entzündlichen Erkrankungen, Durchblutungsstörungen des Darmes oder Darmtumoren müssen evtl. Teile des Dünn- oder Dickdarms entfernt (reseziert) werden. Nach Entfernung des erkrankten Darmabschnitts werden die Darmenden mit per Hand gelegten Fäden oder einem Klammernahtgerät wieder vereinigt (anastomosiert) oder es wird ein **Anus praeter** (Enterostoma, künstlicher Darmausgang) angelegt (☞ Abb. 9.7).

#### Dünndarmsegmentresektion

Der erkrankte Dünndarmabschnitt wird operativ entfernt. Die beiden Darmenden werden in der Regel mit einer **End-zu-End-Anastomose** wieder zusammengenäht. Die Öffnung des proximalen Endes wird hierbei direkt mit der Öffnung des distalen Endes vernäht. Andere Techniken wie eine **End-zu-Seit-** oder **Seit-zu-Seit-Anastomose** sind Ausnahmefällen vorbehalten.

Eine komplette Dünndarmentfernung ist nicht mit dem Leben vereinbar.

Der Dünndarm nimmt lebenswichtige Nahrungsbestandteile in den Körper auf. Diese Funktion kann von keinem anderen Organ übernommen werden, weswegen eine komplette Dünndarmentfernung nicht möglich ist.

- Eine gestörte Verdauung (Maldigestion) und eine mangelnde Resorption (Malabsorption) sind die Folge, wenn mehr als 50 % Dünndarm entfernt werden *(Kurzdarmsyndrom)*
- Beträgt die verbliebene Länge nach einer Dünndarmresektion weniger als einen Meter, ist dies auf Dauer nicht mit dem Leben vereinbar.

### Kolon- und Rektumresektionen

Teile des Dickdarmes (vom Zökum bis zum Sigma) oder des Mastdarmes (Rektum) werden entfernt. Verschiedene Resektionsmöglichkeiten stehen zur Verfügung:

#### Dickdarmresektionen

- **Appendektomie:** Der entzündete Wurmfortsatz (Appendix) am Zökum wird an seiner Basis abgetrennt und der verschlossene Stumpf versenkt
- ❷ **Hemikolektomie rechts:** Der aufsteigende Dickdarmabschnitt (Kolon ascendens) mit Zökum wird entfernt. Das Ileum wird an das Querkolon (Kolon transversum) genäht *(Ileotransversostomie)*
- **Segmentresektion:** Ein relativ kurzer Darmabschnitt, z.B. ein Stück des Querkolons, wird entfernt und die Dickdarmabschnitte werden wieder verbunden (z.B. Quercolonsegmentresektion mit *Transversotransversostomie*)
- **Hemikolektomie links:** Der absteigende Dickdarmabschnitt (Kolon descendens) wird entfernt. Das Querkolon wird mit dem oberen Rektum anastomosiert *(Transversorektostomie)*
- **Kolektomie:** Im Gegensatz zum Dünndarm kann bei bestimmten Indikationen der gesamte Dickdarm entfernt werden. Bei der *subtotalen Kolektomie* werden aufsteigendes Kolon und Sigma miteinander verbunden *(Ascendosigmoidostomie)*, bei der *kompletten Kolektomie* Ileum und oberes Rektum *(Ileorektostomie)*
- **Sigmaresektionen:** Das Sigma wird entfernt und eine Anastomose zwischen Kolon descendens und oberem Rektum angelegt *(Descendorektostomie)*
- ❸ **Hartmann-Operation** *(Kolondiskontinuitätsresektion):* Ein Kolonabschnitt, in der Regel das Sigma, wird entfernt, der Rektumstumpf blind verschlossen und das Kolon descendens als Anus praeter ausgeleitet. Nach frühestens 3 Monaten können in einem zweiten Eingriff Dickdarm und Rektumstumpf End-zu-End anastomosiert werden (Hartmann-Wiederanschluss), d.h. der Darm wird wieder zusammengenäht (dabei wird der Anus praeter rückverlegt). Diese OP wird z.B. bei einer schweren Peritonitis durchgeführt, da bei einer sofortigen Anastomose die Gefahr einer Nahtinsuffizienz sehr groß ist.

#### Rektumresektionen

- **Anteriore Rektumresektion:** Der Enddarm und das Sigma werden entfernt und das Kolon descendes wird mit dem unteren Rektum verbunden *(Descendorektostomie)*. Diese OP wird bei Rektumkarzinomen durchgeführt, die den Schließmuskel nicht infiltriert haben

- **Abdominoperineale Rektumextirpation** *(Rektumamputation):* Die Bauchhöhle wird eröffnet (Zugang zum Rektum von »abdominal«) und der obere Anteil des Enddarms von seiner Umgebung gelöst. Der untere Enddarmteil wird vom Damm aus (perineal) freipräpariert und dann das Rektum komplett mit Schließmuskulatur entfernt. Der Dickdarm wird lebenslang nach außen ausgeleitet (endständiges permanentes Kolostoma, ☞ 9.4.2). Diese OP wird bei Karzinomen des unteren Rektums und Analkanals durchgeführt, die bereits den Schließmuskelapparat infiltriert haben
- **Transanale Mikrochirurgie:** Durch ein spezielles Operations-Rektoskop können Adenome, Polypen oder Frühstadien von Karzinomen des Rektums ohne Eröffnung des Bauchraums entfernt werden.

### Kontinenzerhaltende Proktokolektomie

Der gesamte Dick- und Mastdarm wird entfernt. Die Schließmuskulatur bleibt erhalten. Aus dem Ileumstumpf wird ein Beutel *(Ileum-Pouch)* gebildet und dieser Pouch mit dem Analkanal verbunden. Damit die Anastomose komplikationslos heilen kann, wird für einige Zeit ein protektiver (schützender) Anus praeter (Ileostoma) vorgeschaltet. Diese OP wird bei familiärer Polyposis oder Colitis ulcerosa durchgeführt.

### Komplikationen nach Darmresektionen

- Infektionen
- Kurzdarmsyndrom
- Anastomosen-insuffizienz
- Anastomosen-stenose.

- **Blindsacksyndrom:** In zugenähten Darmstümpfen (Blindsäcke), z. B. bei Seit-zu-Seit-, oder End-zu-Seit-Anastomosen oder in ausgeschalteten Darmschlingen, können sich vermehrt Bakterien ansammeln. Deshalb sollten nach Möglichkeit immer End-zu-End-Anastomosen angelegt werden
- **Kurzdarmsyndrom:** Werden längere Dünndarmabschnitte entfernt, kann es zu Resorptionsstörungen (Malabsorption), Flüssigkeits- und Elektrolytverlusten kommen (☞ Dünndarmsegmentresektion)

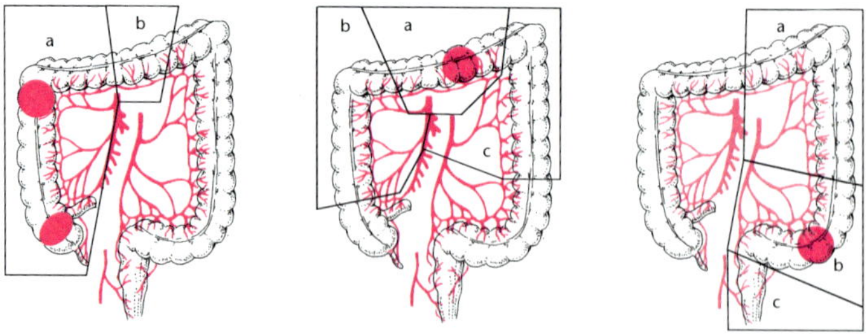

| | | | | | |
|---|---|---|---|---|---|
| a | Hemikolektomie re | a | Querkolonsegmentresektion | b | Sigmaresektion |
| a + b | erweiterte Hemikolektomie re | a + b/c | erweitert rechts/links | a + b | Hemikolektomie li |
| | | a + b + c | Subtotale Kolektomie | b + c | Rektumresektion |

**Abb. 9.6** Kolonresektionen. [A300-190]

- ❹ **Anastomoseninsuffizienz:** Aufgrund von Durchblutungsstörungen, Infektionen oder technischen Fehlern können »Lecks« im Bereich der miteinander verbundenen Darmenden entstehen, durch die Stuhlgang in die Bauchhöhle austreten und dort eine Peritonitis (Bauchfellentzündung, ☞ 9.6.4) hervorrufen kann. Meistens tritt eine Anastomoseninsuffizienz zwischen dem 3. und 7. postoperativen Tag auf. Die Patienten entwickeln Bauchschmerzen und evtl. eine Peritonitis, laborchemisch finden sich erhöhte Entzündungsparameter. Die intraabdominelle Zieldrainage fördert Stuhl oder Luft. Durch ein Abdomen-CT oder einen Kolon-Kontrast-Einlauf mit wasserlöslichem Kontrastmittel (Gastrografin®) kann das Anastomosenleck röntgenologisch dargestellt werden. In den meisten Fällen muss nochmals operiert und ein Anus praeter angelegt werden. Bei einer gedeckten Anastomoseninsuffizienz kann sich ein Abszess im Bauchraum entwickeln, der evtl. sono- oder CT-gesteuert punktiert und drainiert werden kann
- **Anastomosenstenose:** Besonders nach Anastomoseninsuffizienzen oder bei bestrahlten Patienten kommt es zu teilweise hochgradigen Engstellungen im Bereich der Darmnaht (v.a. Rektumanastomose) und zu Stuhlgangsproblemen. In den meisten Fällen ist eine Aufdehnung (Bougierung) der Anastomose erfolgreich, evtl. muss aber auch eine operative Entfernung der stenosierten Anastomose (Anastomosenresektion) mit Anlage einer neuen Darmnaht erfolgen.

## Pflege

Eine wichtige pflegerische Aufgabe vor einer Darmoperation ist die gründliche Darmreinigung, die durch präoperative abführende Maßnahmen oder ggf. eine orthograde Darmspülung erreicht wird. Die Art der Darmreinigung wird im Einzelfall vom Arzt angeordnet, da z.B. bei einem stenosierenden Tumor orale Abführmittel oder eine orthograde Darmspülung kontraindiziert sind (können einen Ileus provozieren bzw. verstärken).

- Präoperativ: Gründliche Darmreinigung

Postoperativ sollte sich die Darmtätigkeit spätestens am 5. bis 7. postoperativen Tag einstellen. Nur auf ärztliche Anordnung wird mit abführenden Maßnahmen begonnen. In der Regel wird zunächst die Peristaltik medikamentös angeregt, evtl. zusätzlich ein Klysma verabreicht.

Bei anusnahen Operationen (Sigma- oder Rektumanastomosen) darf nicht am Enddarm manipuliert werden, da die Anastomose verletzt werden kann: Kein Klysma oder Einlauf, kein Darmrohr, kein Fieberthermometer!

- Postoperativ: Keine rektalen Manipulationen bei Sigma- oder Rektumanastomosen.

## ? Übungsfragen

❶ Erklären Sie den Begriff »Enterotomie«!

❷ Welche Darmanteile werden bei einer Hemikolektomie rechts anastomosiert?

❸ Was ist eine HARTMANN-OP?

❹ Wie macht sich eine Anastomoseninsuffizienz bemerkbar?

## 9.4.2 Stoma

Ein Stoma ist eine operativ hergestellte Öffnung eines Hohlorgans an der Haut. Beim Magen-Darm-Trakt wird diese Verbindung **Enterostoma** *(Anus praeter,* kurz *AP),* beim Harnwegssystem **Urostoma** genannt. Enterostomata dienen der Ableitung von Stuhl. Sie können vorübergehend angelegt werden *(temporärer AP),* z.B. zum Schutz tieferliegender Anastomosen, oder lebenslang *(permanenter AP).*

Enterostomata werden zum einen eingeteilt nach ihrer Lokalisation (☞ Abb. 9.7), zum anderen nach ihrem Aufbau in endständige und doppelläufige Anus praeter.

Endständiger AP = Eine Öffnung, die abführende Schlinge ist entfernt oder blind verschlossen.
Doppelläufiger AP: Vor die Bauchhaut gezogene eröffnete Darmschlinge.

- ❶ Beim **endständigen Anus praeter** (☞ Abb. 9.7) endet die Darmpassage am Stoma. Das distale Darmende *(aboraler Schenkel* oder *abführende Schlinge)* ist entweder vollständig entfernt (z.B. nach Rektumamputation) oder blind verschlossen (z.B. bei HARTMANN-OP)
- ❷ Beim **doppelläufigen Anus praeter** (☞ Abb. 9.7) ist eine Darmschlinge vor die Bauchwand gezogen und eröffnet, d.h. es bestehen zwei Öffnungen. Der Darm mit seinen beiden

**Abb. 9.7**
Anus praeter.
[A300-157]

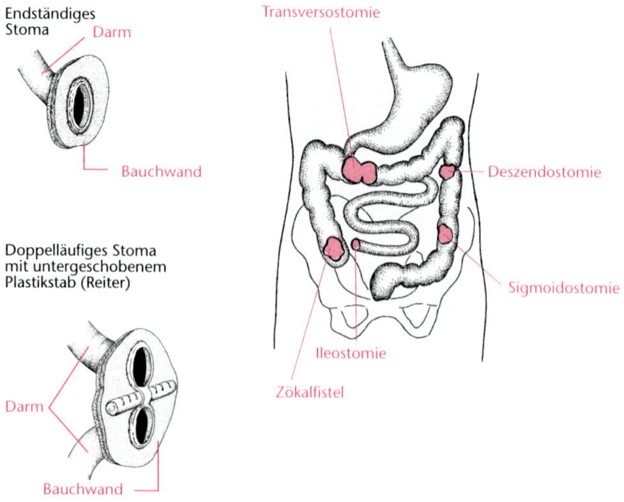

Öffnungen wird über einen Stab, den sog. *Reiter*, gelegt und an der Haut befestigt. Dadurch wird verhindert, dass die Darmschlinge wieder in den Bauch zurückgleitet. Über eine Öffnung entleert sich Stuhl *(oraler Schenkel* oder *zuführende Schlinge)*, die andere Öffnung ist das Lumen der abführenden, stillgelegten Schlinge *(aboraler Schenkel)*. Doppelläufige Enterostomata sind meist temporäre Stomata, d.h. sie dienen der vorübergehenden Entlastung, z.B. bei Entzündungen oder zum Schutz gefährdeter Anastomosen *(protektives Stoma)*. Sind die nachgeschalteten Darmabschnitte wieder belastbar, wird der Anus praeter zurückverlegt. *Therapeutisch* werden doppelläufige Enterostomata zur Entlastung eines gestauten Darmes angelegt, z.B. bei mechanischem Ileus durch einen stenosierenden Dickdarmtumor.

## Komplikationen

- ❸ **Hautschäden:** Dünndarminhalt ist aggressiver als Dickdarminhalt, daher sind besonders Ileostomata gefährdet. Das Dünndarmsekret greift die Haut neben dem Stoma an. Um dies zu verhindern, werden Ileostomata prominent angelegt, d.h. sie überragen das Hautniveau um 2–3 cm. Dies erleichtert eine exakte Anpassung der Hautschutzplatte an das Stoma, so dass das Dünndarmsekret keinen Kontakt zur Haut bekommen kann
- **Stenose:** Die Öffnung des Stomas kann sich durch Druck der Bauchdecken verengen und zum Ileus führen
- **Retraktion:** Das Stoma kann zurückgleiten, d.h. die Öffnung liegt dann unter dem Hautniveau. Dadurch kann sich Stuhlgang in die Bauchdecke oder den Bauchraum entleeren und so Entzündungen oder eine Peritonitis verursachen
- **Prolaps:** Das Stoma stülpt sich zu weit über das Hautniveau vor, wodurch die Schleimhaut aufquillt und nekrotisch werden kann
- **Parastomale Hernie:** Neben dem Darmausgang wölbt sich die Bauchdecke hervor. Es kann zu einer Einklemmung von Darmabschnitten (Inkarzerationen) kommen.

- Hautmazeration
- Stomastenose
- Stomaretraktion
- Stomaprolaps
- Parastomale Hernie.

## Pflege

Rasch das ideale Stomaversorgungssystem ermitteln (Reduktion von Hautschäden und mangelnder Compliance seitens des Patienten) und baldige Patientenschulung (Stomatherapeutin) durchführen bzw. veranlassen. Frühzeitig Kontakte zu einer Selbsthilfegruppe (z.B. Deutsche ILCO e.V. (Ileocolostomievereinigung), die Solidargemeinschaft von Stomaträgern) herstellen.

Stomaversorgung.

? **Übungsfragen**

❶ Was versteht man unter einem endständigen Stoma?

❷ Wann wird ein doppelläufiger Anus praeter angelegt?

❸ Welche Komplikationen können bei einem Stoma auftreten?

## 9.4.3 Abdominelle Hernien

Hernien werden unterschieden in:
- Falsche und echte Hernien
- Innere und äußere Hernien
- Angeborene und erworbene Hernien.

**Hernien** (☞ Abb. 9.8) sind abnorme Aussackungen des Bauchfells (Bruchsack) durch angeborene oder später erworbene Lücken (Bruchpforten) in der Bauchwand, dem Zwerchfell oder dem Beckenboden. In den Bruchsack wölben sich die Baucheingeweide (Bruchinhalt) vor. Folgende Hernien werden unterschieden:

❶ **Innere Hernien** sind Brüche, die nicht nach außen sichtbar sind (z. B. Hiatushernien am Zwerchfell). **Äußere Hernien** sind Aussackungen, die vor die Bauchwand treten und sich äußerlich zeigen (z. B. Leisten-, Nabelhernie des Erwachsenen).

**Angeborene Hernien** treten durch eine embryonal vorhandene Bauchwandlücke, die sich im Laufe der Entwicklung nicht verschlossen hat (z. B. kindliche Leistenhernie). Die Ursachen **erworbener Hernien** sind muskuläre Schwächen der Bauchwand, z. B. an Durchtrittsstellen von Gefäßen, des Samenstranges oder nach Operationen (Narbenhernie). Sie sind die häufigste Bruchform.

Sonderformen:
- Gleithernie
- Darmwandhernie.

Sonderformen der Hernien sind einerseits die **Gleithernien,** bei denen der Bruchsack vom Bauchfell und einem Teil der vorfallenden Organe gebildet wird und andererseits **Darmwandhernien** (LITTRE'sche Hernie), bei denen der Darm nicht komplett, sondern nur mit einem Wandanteil durch die Bruchlücke dringt. Häufig kommt es durch Einklemmung (Inkarzeration) zur Darmwandschädigung.

Chronische Verstopfung, Schwangerschaft, Tumoren, Adipositas und Aszites können die Entstehung einer Hernie begünstigen.

**Abb. 9.8**
Hernie. [A300-190]

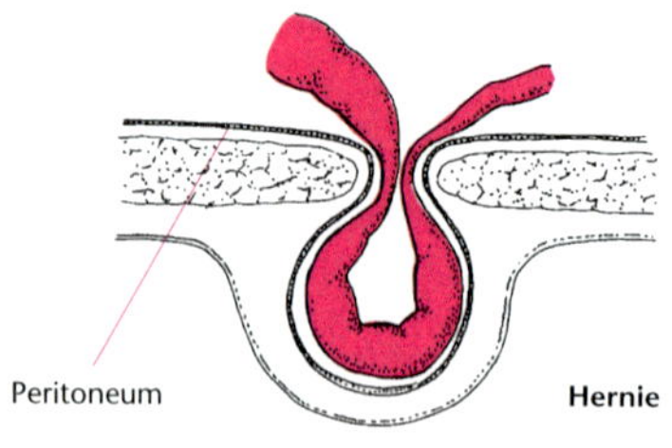

### Klinik und Diagnostik

❷ Die Patienten schildern Vorwölbungen und evtl. Schmerzen in der Bruchregion v.a. unter Belastung (Husten). Die Stuhlgewohnheiten können verändert sein (Unregelmäßigkeiten). Häufig treten erst dann Beschwerden auf, wenn der Bruchinhalt in der Bruchlücke einklemmt (**Inkarzeration**).

Bei der Untersuchung wird die vorgewölbte Bauchdecke inspiziert und die Größe und Lokalisation des Bruchsacks festgestellt. Die Bruchpforte, evtl. auch der Bruchkanal und der Bruchinhalt werden palpiert. Kleinere Hernien treten beim Husten und Pressen durch die intraabdominale Druckerhöhung besser hervor.

Der Bruchsack kann zusätzlich mit einer starken Lichtquelle durchleuchtet werden (Diaphanoskopie). Bei der Hernie wird der Bruchsackinhalt sichtbar, bei der Hydrozele (Wasserbruch) ist die Durchleuchtung klar. Bei älteren Patienten wird auch das Rektum ausgetastet oder der Darm gespiegelt, um ein begleitendes Karzinom auszuschließen. Die körperliche Untersuchung reicht in der Regel zur Diagnosestellung aus. Bei nicht eindeutigen Fällen wird die Bruchregion sonographisch dargestellt. In Ausnahmefällen oder beim Verdacht auf eine innere Hernie erfolgt eine radiologische (CT/MRT) oder endoskopische (Gastroskopie, Coloskopie) Diagnostik.

- Oft beschwerdefrei
- Zeichen der Inkarzeration:
  - Kolikartige Schmerzen
  - Übelkeit
  - Erbrechen.

Diagnostik: Palpation einer Vorwölbung besonders beim Anspannen der Bauchdecken, Diaphanoskopie, evtl. Sonographie, Röntgen, Endoskopie.

### Komplikationen

Der Bruchinhalt (Darm, Netz) kann in der Bruchpforte eingeklemmt sein. Bei eingeklemmtem Netzgewebe dominiert ein starker lokaler Schmerz im Bereich der Hernie, bei Darminkarzeration kommt es zu kolikartigen Bauchschmerzen, Übelkeit, Erbrechen sowie Darmverschluss (mechanischer Ileus). Eine länger anhaltende Inkarzeration kann zu Schädigungen der Darmwand und zur Peritonitis mit Schocksymptomen (Blutdruckabfall, Tachykardie) führen (Bild des akuten Abdomens, ☞ 9.6.1).

Darminkarzeration → Akutes Abdomen.

### Therapie

Bei einer eingeklemmten Hernie sollte durch einen erfahrenen Arzt zunächst eine manuelle Reposition versucht werden. Lässt sich der Bruch reponieren, wird nach entsprechender OP-Vorbereitung in den nächsten Tagen (frühelektiv) die Bruchlücke operativ verschlossen.

Bei erfolgloser Reposition oder vorliegender Peritonitis muss die dringliche Operation erfolgen.

Manuelle Reposition, sonst operative Reposition und Bruchlückenverschluss.

## Leistenhernien

❸ Die Leistenhernie (Leistenbruch) ist die häufigste Form der Hernien. Männer sind bevorzugt betroffen (90 %). Direkte (mediale) Leistenhernien werden von indirekten (lateralen) unterschieden.

Häufigste Bruchformen sind Leistenhernien.

**Tab. 9.9** Einteilung der Leistenhernien.

| Art | Direkte mediale Leistenhernie | Indirekte laterale Leistenhernie |
|---|---|---|
| **Ort** | Direkter Durchbruch durch die Bauchwand auf Höhe des äußeren Leistenrings | Indirekter Weg über den inneren Leistenring, dann durch den Leistenkanal und Austritt am äußeren Leistenring |
| **Bezug** | Medial der epigastrischen Gefäße | Lateral der epigastrischen Gefäße |
| **Ursache** | Erworben | Erworben oder angeboren |

Jede erworbene Leistenhernie muss operativ versorgt werden.

### Therapie

Jede erworbene Hernie muss operativ versorgt werden. Es gibt viele verschiedene Operationstechniken, wobei im Prinzip immer die Hinterwand des Leistenkanals verstärkt und der innere Leistenring eingeengt wird. Der Bruchsack wird nur bei den indirekten Hernien abgetragen. Die wichtigsten OP-Techniken sind die nach Shouldice und die nach Lichtenstein (Versorgung mit einem Kunststoffnetz). Leistenhernien können auch laparoskopisch (minimal-invasiv) operiert werden, wobei hier ebenfalls ein sich nicht auflösendes Kunststoffnetz eingesetzt wird.

## Schenkelhernien (Femoralhernie)

Seltene Hernienform, überwiegend ältere Frauen betroffen.

Schenkelhernien sind selten (5 % aller Hernien), 75 % aller Schenkelhernien kommen bei Frauen im fortgeschrittenen Lebensalter vor. Der Bruch ist immer erworben und neigt zu Inkarzerationen des Bruchinhaltes. Die Bruchpforte liegt unterhalb des Leistenbandes (Durchtritt der A. und V. femoralis). Der Bruchsack ist auch bei Inkarzeration oftmals schwer zu tasten und wird deshalb gelegentlich übersehen.

OP.

### Therapie

Die Schenkelhernie wird operativ reponiert und die Durchbruchsstelle verschlossen (Technik wie bei Leistenhernien).

## Narbenhernien

Bruchpforte ist eine Lücke in der Muskelfaszie im Verlauf einer Laparotomiewunde.

Narbenhernien entstehen nach Bauchoperationen bei schwacher Muskelfaszie. Besonders häufig bilden sich Narbenhernien bei Hautschnitten, die in der Mittellinie oder parallel zum M. rectus abdominis verlaufen. Adipositas, postoperative Wundinfektionen und Eiweißmangel begünstigen die Entstehung von Narbenhernien. Bei kleinen Narbenhernien (schmaler Bruchlücke) ist die Gefahr einer Inkarzeration (Einklemmung) größer als bei ausgedehnten Bruchpforten.

### Therapie

❹ Nur bei kleinen Narbenhernien kann die Muskelfaszie direkt vernäht werden. In der Regel erfolgt die Versorgung mit einem nicht resobierbaren Kunststoffnetz, da nur so ein spannungsfreier Verschluss erreicht werden kann. Bei korrekter Einlage des Netzes ist die Gefahr eines erneuten Bruches (Rezidiv) sehr gering.

Meist Einlage eines Kunststoffnetzes erforderlich.

## Nabelhernien

Der Bauchnabel ist eine natürliche Lücke in der Bauchdecke. Nabelhernien werden durch einen erhöhten Druck im Bauchraum, z.B. durch Tumoren oder Aszites bei Leberzirrhose, verursacht. Häufig entstehen sie auch in der Schwangerschaft, bei schwerer körperlicher Arbeit und bei Adipositas.

Ursache: Erhöhter intraabdomineller Druck.

### Klinik und Diagnostik

Es treten Schmerzen um den Bauchnabel herum auf. Die Baucheingeweide wölben sich vor die Bauchdecke. Nabelhernien neigen anfänglich (bei noch kleiner Lücke) zur Inkarzeration.

Anfangs häufig Inkarzeration.

### Therapie

Der Nabel wird halb umschnitten, der Bruchsack dargestellt und die Eingeweide werden reponiert. Die Bruchlücke wird mit einer Faszienplastik verschlossen und der Nabel an der Faszie wieder befestigt. Große Nabelhernien werden mit einem Kunststoffnetz versorgt.

## Epigastrische Hernie

Die epigastrische Hernie (Oberbauchhernie) entsteht durch Schwachstellen in der Mittellinie der Bauchmuskeln (Linea alba) zwischen Schwertfortsatz (Prozessus xiphoideus) des Brustbeines und dem Bauchnabel. Im Bruchsack liegen meistens Fettgewebe oder Netzanteile, selten Magen oder Dickdarm.
Oft werden epigastrische Hernien zufällig entdeckt. Es kann aber zu Schmerzen im Oberbauch kommen, die sich bei angespannten Bauchdecken (beim Husten, Pressen, Niesen) verstärken. Bei entsprechenden Beschwerden und Gefahr der Einklemmung wird die Bruchlücke verschlossen.

Ursache:
- Gewebeschwäche der Linea alba
- Oft beschwerdefrei, Zufallsbefund.

### Rektusdiastase

Auseinanderweichen der Rektusmuskulatur.

Eine Sonderform der Hernien ist das Auseinanderweichen der Rektusmuskulatur im Bereich der Linea alba (Rektusdiastase), z. B. während der Schwangerschaft. Selten ist die Rektusdiastase angeboren.

#### Klinik und Diagnostik

Sichtbare Vorwölbung beim Anspannen der Bauchmuskulatur.

Nur in Ausnahmefällen kommt es zu Schmerzen. Die wulstige Vorwölbung der Baucheingeweide ist eher ein kosmetisches Problem. Es tritt besonders dann auf, wenn die Bauchmuskulatur angespannt wird, z. B. beim Hochkommen aus dem Liegen.

#### Therapie

Physiotherapie, evtl. Faszienplastik.

Die Straffung der Bauchmuskulatur wirkt der Rektusdiastase entgegen. Deshalb werden die Patienten physiotherapeutisch behandelt. Bei anhaltenden Beschwerden kann in Ausnahmefällen eine Faszienplastik durchgeführt werden.

#### ? Übungsfragen

1. Worin unterscheiden sich innere und äußere Hernien?
2. Welche Beschwerden bzw. Komplikationen treten bei Hernien auf?
3. Was ist der Unterschied zwischen medialen und lateralen Leistenhernien?
4. Wie werden Narbenhernien therapiert?

## 9.4.4 Enteritis regionalis (M. Crohn)

Morbus Crohn: Chronische Entzündung aller Wandschichten des Magen-Darm-Trakts, meistens des Ileums.

Der Morbus Crohn ist eine chronische Entzündung, die den gesamten Magen-Darm-Trakt befallen kann. Meistens ist jedoch das letzte Stück des Dünndarms, das terminale Ileum, betroffen (daher auch die Bezeichnung *Ileitis terminalis*). Die Entzündung betrifft alle Wandschichten, die regionalen Lymphknoten und das Mesenterium (Dünndarmgekröse).
Die Ursache der Erkrankung ist unklar, diskutiert werden u. a. genetische und immunologische Faktoren sowie bakterielle und virale Infektionen. Betroffen sind vor allem junge Erwachsene zwischen 20 und 30 Jahren.

#### Klinik und Diagnostik

- Anhaltende Durchfälle
- Kolikartige Schmerzen mit Gewichtsverlust.

❶ Die Erkrankung verläuft schubweise, d. h. zu verschiedenen Zeiten geht die Entzündung mit Symptomen einher und klingt zwischenzeitlich ab. Hauptsymptome sind Bauchschmerzen und anhaltende schwere Durchfälle. Häufig sind die Durchfälle mit

kolikartigen Schmerzen verbunden. Es kann zu Fieber, Gewichtsverlust und Anämie kommen. Außerdem können Gelenkschmerzen, Entzündungen der Regenbogenhaut (Iridozyklitis) oder bestimmte Hautveränderungen (Erythema nodosum) auftreten.
Die Diagnostik beinhaltet:

- *Röntgen:* Die Dünndarm-Passage mit Kontrastmittel (nach Sellink) stellt spezielle Wandveränderungen (Pflastersteinrelief, Geschwüre, Fisteln) und spastische Bewegungen dar. Ein Abdomen-CT wird bei Komplikationen vorgenommen
- *Endoskopie:* Bei der Gastro- oder Koloskopie sind fleckförmige Rötungen und Schwellungen der Schleimhaut, Pseudopolypen oder Ulzerationen zu sehen. Zur Sicherung der Diagnose wird eine Gewebeprobe entnommen (Biopsie) und histologisch untersucht
- *Labor:* Erhöhtes CRP und Leukozytenzahl als Zeichen der Entzündung, Verschiebung der Eiweißkörperzusammensetzung im Serum (Dysproteinämie).

Diagnostik:
- Röntgen
- Endoskopie mit Biopsie
- Labor.

### Komplikationen

- ❷ *Ileus:* Die Entzündungen führen zu narbigen Stenosen. Diese können das Darmlumen einengen, die Passage behindern und einen mechanischen Ileus hervorrufen (☞ 9.6.5)
- *Fistelung:* Fisteln sind röhrenartige Verbindungen zwischen Hohlorganen untereinander oder zur Körperoberfläche hin. Bei Verbindungen zwischen Darmschlingen spricht man von entero-enteralen Fisteln, entsprechend von entero-vesikalen bzw. entero-kutanen Fisteln bei Verbindungen zur Blase oder zur Haut. Eine Sonderform sind die oft ausgedehnten Fistelsysteme im Enddarm- und Analbereich
- *Perforation/Abszess:* Die entzündete Darmwand kann aufbrechen. Meist zeigt sich hierbei eine gedeckte Perforation mit Ausbildung eines intraabdominellen Abszesses. Selten findet eine Perforation in die freie Bauchhöhle statt, wodurch eine Peritonitis entsteht.

- Ileus
- Fisteln
- Perforation
- Abszess.

### Therapie

Ziel ist es, die Patienten so lange wie möglich konservativ zu behandeln, da die Entzündung bislang nicht heilbar ist, sondern nur die Beschwerden und Rezidivraten vermindert werden können.

- *Diät:* Kalorien- und eiweißreiche Ernährung (mit geringem Zuckeranteil)
- *Medikamente im akuten Schub:* Entzündungshemmend wirken schwer resorbierbare Sulfonamide (z.B. Azulfidine®), Kortikosteroide (z.B. Decortin H®) und 5-Aminosalicylsäure (Salofalk®). Außerdem werden Antibiotika verabreicht
- *Chirurgisch:* Ist die konservative Therapie erfolglos oder treten Komplikationen auf, werden die schwer entzündeten

- Konservative Maßnahmen stehen im Vordergrund (Diät, Medikamente)
- Operative Entfernung von Darmabschnitten bei Therapieresistenz und Komplikationen.

Darmabschnitte so sparsam wie möglich entfernt. Die meisten CROHN-Patienten müssen in ihrem Leben mehrmals operiert werden.

## ? Übungsfragen

❶ Beschreiben Sie die Symptome einer Enteritis regionalis!

❷ Nennen Sie typische Komplikationen!

## 9.4.5 Colitis ulcerosa

Colitis ulcerosa: Chronische Entzündung der Dickdarmschleimhaut.

❶ Die Colitis ulcerosa ist eine chronische Entzündung der Dickdarmschleimhaut, besonders im Bereich des linken Kolons und Rektums. Selten kann die Entzündung auf die angrenzenden Dünndarmabschnitte übergreifen. Im Gegensatz zum Morbus CROHN sind bei der Colitis ulcerosa nicht alle Wandschichten betroffen, sondern nur die Mukosa und Submukosa. Die Ursache ist bisher unklar. Diskutiert werden immunologische und psychosomatische Faktoren.

- Schleimig-blutige Durchfälle, bis zu 30-mal am Tag
- Diagnostik:
  - Endoskopie
  - Röntgen
  - Labor.

### Klinik und Diagnostik

❷ Hauptsymptom sind schleimig-blutige Durchfälle (bis zu 30 am Tag). Fieber und Gewichtsverlust kommen vor. Häufig besteht eine Nahrungsmittelunverträglichkeit (z. B. Milch). Diagnostik:

- *Endoskopie:* Bei der Rektoskopie und Koloskopie sieht man eine gerötete Schleimhaut, die bei Berührung leicht blutet. Es werden mehrere Gewebeproben an verschiedenen Darmabschnitten entnommen (stufenweise Biopsie)
- *Röntgen:* Der Kolonkontrasteinlauf zeigt eine ödematös geschwollene Schleimhaut mit unscharfen Begrenzungen. Bei chronischen Verläufen ist die Wand starr und das Lumen verengt
- *Labor:* Je nach Schwere des Verlaufs können CRP und Leukozytenzahl erhöht und die Zusammensetzung der Eiweißkörper im Serum verschoben sein. Bei lange anhaltenden Blutungen kann es zur Anämie kommen.

- Toxisches Megakolon
- Stenose
- Entartung.

### Komplikationen

- ❸ *Toxisches Megakolon:* Schwerste und lebensbedrohliche Komplikation der Colitis ulcerosa. Der Dickdarm ist massiv aufgeweitet (dilatiert) und die Wand starr. Symptome sind Fieber, Erbrechen, eine aufgetriebene, gespannte Bauchdecke und Schockzeichen. Wenn die konservative Behandlung innerhalb kurzer Zeit keine Besserung bringt, muss wegen der Perforationsgefahr operiert werden
- Narbige *Stenosen* mit Verengung des Darmlumens

- *Kolonkarzinom:* Bei Patienten, die länger als 20 Jahre erkrankt sind, besteht ein erhöhtes Entartungsrisiko. Deshalb sind engmaschige endoskopische Kontrollen indiziert.

### Therapie

Diät, Medikamente; OP bei Therapieresistenz bzw. Komplikationen.

In leichten Fällen genügt eine konservative Therapie mit Diät (kalorienreich und schlackenarm) und entzündungshemmenden Medikamenten (Azulfidine). Bei schweren Entzündungen müssen die Patienten parenteral ernährt werden. Der Flüssigkeits- und Elektrolytverlust wird mit entsprechenden Infusionen ausgeglichen. Kortikosteroide hemmen die Entzündung.
Ist die konservative Behandlung wirkungslos oder treten Komplikationen auf, muss operiert werden. Meist wird das Rektum sowie das komplette Kolon entfernt. Die Regeloperation ist die kontinenzerhaltende Proktokolektomie (☞ 9.4.1). Hierbei wird eine Ileumtasche (Pouch) gebildet und diese mit dem unteren Enddarm bzw. Analkanal verbunden. Zum Schutz dieser Anastomose wird vorübergehend ein doppelläufiges Ileostoma angelegt. Nur bei schwersten Entzündungen oder einem Karzinom im unteren Rektumbereich kann der Schließmuskel nicht erhalten werden. Es wird ein endständiges Ileostoma angelegt. Beim toxischen Megacolon wird das komplette Kolon entfernt und das Rektum blind verschlossen.

### ? Übungsfragen

❶ Was ist eine Colitis ulcerosa?

❷ Welche Symptome treten auf?

❸ Welche Komplikationen sind zu erwarten?

## 9.4.6 Appendizitis

Appendizitis = Entzündung des Wurmfortsatzes.

Die Appendizitis ist die Entzündung des Wurmfortsatzes. Sie ist die häufigste Erkrankung des Bauchraumes und entsteht z.B. durch Stenosen oder Kotsteine, die das Lumen des Wurmfortsatzes verschließen. Dadurch staut sich der Darminhalt, Bakterien siedeln sich an und führen zur Infektion.

### Klinik und Diagnostik

Die Diagnosestellung der Appendizitis ist schwierig. Der klinische Befund ist entscheidend.

❶ Typische Symptome der akuten Appendizitis sind Schmerzen, die im Oberbauch beginnen und nach Stunden in den rechten Unterbauch wandern. Weitere Beschwerden sind Übelkeit, evtl. mit Erbrechen und Fieber. Die Beschwerden können anfänglich gering und untypisch sein und sich in den folgenden 24–48 Stunden vollständig entwickeln.
Die Diagnose »akute Appendizitis« ist oftmals schwierig, da vor allem aufsteigende Harnwegsinfekte, gynäkologische Erkrankun-

Typische Befunde:
- Druckschmerz (McBurney-, Lanz-Punkt)
- Loslassschmerz
- Abwehrspannung.

gen (z.B. Adnexitis oder Ovarialzysten) und infektiöse Erkrankungen des Magen-Darm-Traktes ähnliche Symptome hervorrufen. Außerdem müssen die vielen verschiedenen Lagemöglichkeiten des Appendix berücksichtigt werden (☞ Abb. 9.10).
Typische Befunde sind:
- **Druckschmerz** im rechten Unterbauch mit seinem Maximum am McBurney- und/oder Lanz-Punkt
- ❷ **Kontralateraler Loslass-Schmerz:** Starker Druck in den linken Unterbauch und plötzliche Druckentlastung führt (wegen der Entzündung des Bauchfelles) zu Schmerzen im rechten Unterbauch
- **Abwehrspannung:** Ist das Bauchfell im Bereich des Appendix ebenfalls entzündet, spannen sich die Bauchdecken bei Berührung an und werden »bretthart«.

Weitere Befunde sind:
- Anfänglich lebhafte Darmgeräusche, die im Verlauf immer schwächer werden (Darmstille beim paralytischen Ileus, ☞ 9.6.5)
- Rechtsseitiger rektaler Druckschmerz, wenn sich Flüssigkeit im kleinen Becken angesammelt hat (Douglas-Schmerz)
- *Psoas-Zeichen:* Wird das rechte Hüftgelenk gestreckt, spannt sich die Faszie des M. psoas an und führt zu Schmerzen im rechten Unterbauch (Dehnungsschmerz). Der Schmerz verschwindet, wenn das Bein im Hüftgelenk gebeugt wird
- *Labor:* Leukozytose und CRP-Erhöhung können, müssen aber nicht bestehen
- *Röntgen:* In der Abdomen-Übersichtsaufnahme können andere Erkrankungen wie eine Perforation oder ein Ileus ausgeschlossen werden
- *Sonographie:* Bei der Ultraschalluntersuchung des Abdomens befindet sich manchmal freie Flüssigkeit um das Zökum herum oder der verdickte Appendix selbst kann als sog. Kokarde dargestellt werden (auch *Kokardenphänomen*, *Target-Zeichen*, rundliche Struktur mit hellem Zentrum und dunklem Rand).

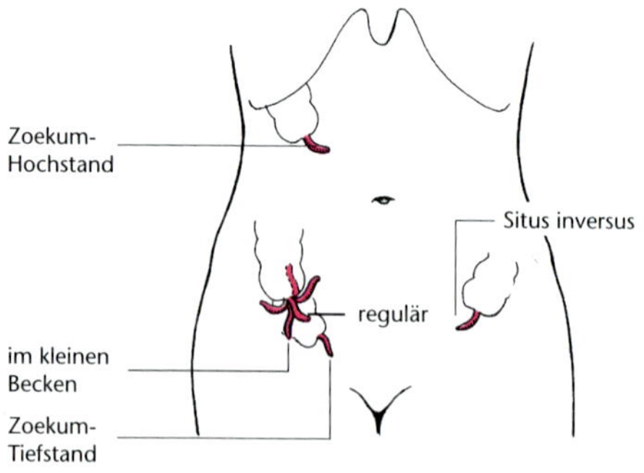


**Abb. 9.10** Lagevarianten des Wurmfortsatzes. [A300-190]

### Therapie

Der entzündete Wurmfortsatz muss entfernt werden (Appendektomie). Dies kann über einen Hautschnitt im rechten Unterbauch oder laparoskopisch erfolgen. Bei einer perforierten Appendizitis muss eine Spülung des Unterbauches (Lavage) und eine Drainage erfolgen.
Sind die Beschwerden eher mäßig, kann der Patient zunächst stationär aufgenommen und beobachtet werden. Er bleibt bis zur Entscheidung über eine OP nüchtern. Bei Besserung des Befundes wird ein langsamer Kostaufbau durchgeführt. Bei nicht eindeutigen Beschwerden vor allem jüngerer Patientinnen sollte eine gynäkologische Untersuchung erfolgen.

- Bei Diagnosestellung muss operiert werden
- Bei unklarem Befund zunächst stationäre Überwachung.

### Postoperative Komplikationen

- **Peritonitis:** Sie entsteht besonders häufig nach perforierter Appendizitis, aber auch durch intraoperative Keimverschleppung beim Abtragen des entzündeten Wurmfortsatzes
- **Abszesse:** Im Bereich der Bauchdecke wie auch im intraabdominellen Operationsgebiet können sich Keime ansammeln und abkapseln
- **Stumpfinsuffizienz:** Die Naht kann undicht werden und Darminhalt in die Bauchhöhle austreten
- **Verwachsungen:** Durch die Entzündungen und das Operationstrauma können sich bindegewebige Narben bilden, die die Passage behindern und zum Darmverschluss führen (Bridenileus, ☞ 9.6.5).

- Peritonitis
- Abszess
- Stumpfinsuffizienz
- Verwachsungen.

### ? Übungsfragen

❶ Welche Symptome sind bei einer Appendizitis zu erwarten?

❷ Was ist ein Loslassschmerz?

## 9.4.7 MECKEL-Divertikel

Das MECKEL-Divertikel ist eine fingerförmige Ausstülpung des Ileums ca. 1 m vor dem Zökum als Überbleibsel des Dotterganges (Ductus omphaloentericus). Es ist bei etwa 2 % aller Menschen vorhanden.

Fingerförmige Ausstülpung der Ileumwand.

### Klinik und Diagnostik

Das MECKEL-Divertikel führt nur in seltenen Fällen zu Beschwerden und wird meist als Zufallsbefund bei einer Laparotomie aus anderen Gründen gefunden. Eine Entzündung des Divertikels kann aufgrund der ähnlichen Symptomatik eine akute Appendizitis vortäuschen. Eine Blutung aus dem MECKEL-Divertikel (untere gastrointestinale Blutung, ☞ 9.6.3) kann auftreten, wenn

Meist beschwerdefrei; evtl. Blutung oder Entzündung.

sich versprengte Magenschleimhaut im Divertikel befindet und sich hier Ulzera bilden. Oft ist die Diagnose eines MECKEL-Divertikels erst während der OP zu sichern.

Operative Entfernung bei Zufallsbefund oder Symptomatik.

### Therapie

Wird ein MECKEL-Divertikel bei einer Laparotomie aufgefunden, so erfolgt die Abtragung des Divertikels an seiner Basis, auch wenn es nicht krankhaft verändert ist.

## 9.4.8 Divertikulose und Divertikulitis

- Divertikel = Darmwandausstülpung
- Divertikulose = Zahlreiche Divertikel
- Divertikulitis = Entzündung der Divertikel.

Divertikel sind Darmwandausstülpungen, die im gesamten Darmtrakt auftreten können. Meistens befinden sie sich im Kolon (95% im Sigma), während Dünndarmdivertikel sehr selten sind. In den westlichen Industrieländern ist die Mehrzahl der über 60-jährigen Divertikelträger. Ursächlich ist eine vermehrte Spastik des Darms bei zu ballststoffarmer Ernährung. Divertikel können im Wandniveau liegen (inkomplett) oder sich durch die Wand nach außen stülpen (komplett).

Ein gehäuftes Auftreten von Divertikeln im Darm wird als **Divertikulose** bezeichnet. Beschwerden und Komplikationen treten auf, wenn sich in den Divertikeln Kot staut und zur Entzündung führt (**Divertikulitis**).

- Fieber
- Schmerzen
- Leukozytose
- Evtl. gestörte Miktion, Durchfall, Obstipation.

CT-Abdomen und Endoskopie sichern die Diagnose.

### Klinik und Diagnostik

Die Divertikulose verursacht i. d. R. keine Beschwerden. Typische Symptome einer Divertikulitis sind Fieber und Schmerzen, die meist im linken Unterbauch lokalisiert sind, da fast immer das Sigma betroffen ist. Im Labor finden sich eine Leukozytose und eine CRP-Erhöhung. Die Entleerung der Harnblase kann gestört sein, sowohl Durchfall als auch Verstopfung sind möglich. Die Diagnostik beinhaltet:

- *Klinik:* Es finden sich Druckschmerz und Abwehrspannung im linken Unterbauch, evtl. ist dort eine sog. Walze tastbar (»Appendizitis im linken Unterbauch«)
- *Röntgen:* Ein Abdomen-CT mit rektal verabreichtem Kontrastmittel ist die sicherste Methode, um eine akute Sigmadivertikulitis mit evtl. Perforation oder Abszessbildung zu diagnostizieren
- *Endoskopie:* Die Koloskopie zeigt die Divertikel sowie narbig-entzündliche Engstellen. Bei schweren Entzündungen sollte die Spiegelung wegen der Gefahr der Perforation nicht im akuten Stadium vorgenommen werden. Zudem kann mit der Koloskopie ein Dickdarmtumor ausgeschlossen werden.

### Komplikationen

- ❶ Gedeckte oder freie *Perforation* der entzündeten Darmwand mit Abszessbildung oder kotiger Peritonitis
- *Blutung* aus einem Gefäß am Divertikelpol, wenn die Entzündung die Gefäßwand angreift (untere gastrointestinale Blutung)
- *Ileus* bei Stenosen im akuten Entzündungsschub oder durch chronisch wiederkehrende Entzündungen. Die akut entzündlichen Engstellen verschwinden oftmals mit Abklingen der Entzündung, bei der chronischen Form entstehen bleibende bindegewebige Vernarbungen bzw. Verwachsungen
- *Fistelbildung* in benachbarte Organe, z.B. Harnblase oder Scheide.

- Perforation
- Blutung
- Stenosen
- Fisteln.

### Therapie

❷ Bei einer freien Sigmadivertikelperforation wird die notfallmäßige Entfernung des betroffenen Darmabschnittes durchgeführt. Bei schwerer kotiger Peritonitis erfolgt keine Anastomose, es wird die Hartmann-OP mit Stoma-Anlage (☞ 9.4.2) vorgenommen. Ebenso muss bei einer nachgewiesenen, kreislaufwirksamen Divertikelblutung die sofortige Operation erfolgen. Abszesse können zunächst mittels einer CT-gesteuerten Punktion drainiert werden.
Ansonsten wird die akute Sigmadivertikulitis zunächst konservativ behandelt. Die Patienten bleiben nüchtern und erhalten Antibiotika. Nach schweren Entzündungsschüben oder bei rezidivierenden Beschwerden sollte eine operative Therapie geplant werden. Die dann erforderliche Sigmaresektion wird in der Regel laparoskopisch durchgeführt.

Konservative Therapie, (Notfall-)OP bei Komplikationen und Therapieresistenz.

### ? Übungsfragen

❶ Nennen Sie Komplikationen einer Divertikulitis!

❷ Wie wird die Divertikulitis behandelt?

## 9.4.9 Kolon-Karzinom, Rektum-Karzinom

Im Kolon und Rektum wachsen die meisten aller bösartigen Tumore des Magen-Darm-Trakts. Sie entstehen fast immer (zu 95 %) aus entartetem Drüsengewebe (neoplastischen Adenomen) und sind bei beiden Geschlechtern der zweithäufigste Tumor überhaupt. Der Altersgipfel liegt zwischen dem 5. und 7. Lebensjahrzehnt.
Die Entstehung eines Kolon-Rektum-Karzinoms wird begünstigt durch ballaststoffarme und fettreiche Ernährung sowie chronische Entzündungen des Darmes. Als **Präkanzerosen** (Krebsvorstufen) gelten die langjährige Colitis ulcerosa (☞ 9.4.5) und

- Häufigster bösartiger Tumor des Magen-Darm-Traktes
- Zweithäufigster bösartiger Tumor überhaupt
- Präkanzerosen:
  - Polypen, vor allem familiäre Polyposis
  - Colitis ulcerosa.

Kolonpolypen, vor allem die *familiäre Polyposis*, eine autosomal dominant vererbte Erkrankung, bei der das Kolon mit Polypen übersät ist.

Tumoreinteilung nach TNM-System.

❶ Je nach Tumorgröße, Lymphknotenbefall und einer evtl. Metastasierung (Bildung von Tochtergeschwülsten) wird der Tumor in verschiedene Stadien eingeteilt. Hierzu verwendet man das international gültige **TNM-System,** das auch bei Karzinomen anderer Organe angewendet wird:

- Das **T** beschreibt die örtliche Ausdehnung des Tumors (in vier Stadien T1–T4)
- Das **N** gibt den Befall der Lymphknoten wieder (N1–N3)
- Das **M** zeigt an, ob bereits Metastasen vorhanden sind (M0 bzw. M1).

Zusätzlich wird bestimmt, ob die kleinen tumornahen Lymph- und Blutgefäße betroffen sind oder nicht (*Lymphangiosis* bzw. *Hämangiosis carcinomatosa*, L0/L1 bzw. V0/V1).
Beispielsweise hat ein Tumor, der mit »T2, N0, M0, L1, V0« klassifiziert wird, eine relativ geringe Ausdehnung im betroffenen Organ und es sind weder Lymphknoten befallen noch Fernmetastasen vorhanden. Die peritumoralen Lymphgefäße sind betroffen, die kleinen Blutgefäße tumorfrei.

## Klinik und Diagnostik

- Veränderte Stuhlgewohnheiten
- Blut im Stuhl
- Anämie
- Leistungsknick.

Veränderte Stuhlgewohnheiten (Obstipation, Diarrhoe, Blut oder Schleim im Stuhl), Gewichtsverlust, Blutarmut (Anämie) und ein Leistungsknick können Anzeichen eines Karzinoms im Darm sein. Manchmal sind aber auch Komplikationen, z.B. ein Ileus, eine Peritonitis oder Hernien die ersten Symptome. Da das Kolonkarzinom erst spät zu Beschwerden führt, sind vorsorgende Untersuchungen zur **Früherkennung** wichtig.

Diagnostik:
- Anamnese
- Rektal-digitale Untersuchung
- Endoskopie mit Biopsie
- CT
- Endorektale Sonographie.

Metastasensuche:
- Abdomen-Sonographie
- Röntgen-Thorax.

❷ Die Diagnostik umfasst:

- Anamnese und Untersuchung
  - Anamnese: Blutiger Stuhlgang, untypische Stuhlgewohnheiten (Obstipation, Diarrhoe, Blut), Gewichtsverlust
  - Rektal-digitale Untersuchung: Rund 50 % der Rektumkarzinome können mit dem Finger vom Rektum aus palpiert werden
- **Koloskopie** und **Rektoskopie:** Bei der Darmspiegelung kann der Tumor lokalisiert und eine Gewebeprobe entnommen werden, welche die Diagnose sichert
- Röntgen und Ultraschall:
  - CT oder MRT bei Rektumkarzinomen (um die Tumorausdehnung im kleinen Becken darzustellen) sowie bei sonographischem Verdacht auf Lebermetastasen
  - Endorektale Sonographie: Mit Hilfe einer Endosonographie des Rektums (Rektoskop mit Schallkopf) kann die

Tiefenausdehnung eines Rektumkarzinoms (Wandinfiltration) ermittelt werden
- Ultraschall des Abdomens zur Abklärung von Lebermetastasen
- Röntgen-Thorax zur Abklärung von Lungenmetastasen und präoperativen Vorbereitung.

## Komplikationen

Das verengte Darmlumen kann zum Passagestop (Ileus) führen. Der Tumor kann die Darmwand durchbrechen (Perforation) oder in die Nachbarorgane einwachsen (Penetration). Die Tumorzellen können sich über die Lymphgefäße (lymphogen) in die Lymphknoten und über die Blutgefäße (hämatogen) vor allem in die Leber und die Lunge ausbreiten. Eine Metastasierung innerhalb der Bauchhöhle führt zur Peritonealkarzinose (multiple Metastasenabsiedlung auf dem Bauchfell) mit besonders schlechter Prognose.

- Ileus
- Perforation
- Penetration
- Metastasierung.

## Therapie

Ist die Diagnose durch eine feingewebliche Untersuchung gesichert und sind noch keine Fernmetastasen aufgetreten, besteht eine gute Chance, den Tumor vollständig zu entfernen. Bei der Operation werden entsprechend dem Tumorsitz standardisierte Resektionen mit Entfernung der tumorversorgenden Blut- und Lymphbahnen (systematische Lymphdissektion) durchgeführt (☞ Abb. 9.6).

In fortgeschrittenen Tumorstadien (z.B. Lymphknotenbefall) wird postoperativ eine Chemotherapie durchgeführt (adjuvante Chemotherapie), um das Risiko eines Wiederauftretens des Tumors (Rezidiv) oder einer Fernmetastasierung zu verringern. Bei fortgeschrittenen Rektumkarzinomen sollte zusätzlich eine postoperative Strahlentherapie erfolgen (adjuvante Radiochemotherapie). Bei ausgedehnten Rektumkarzinomen mit Infiltration aller Wandschichten oder regionalen Lymphknotenmetastasen führt eine präoperative neoadjuvante Radiochemotherapie zu einer Verbesserung der Prognose.

- OP
- Evtl. postoperative Chemotherapie, bei Rektumkarzinom evtl. prä- und/oder postoperative Bestrahlung.

## Rezidivprophylaxe

Nach der Operation werden über Jahre hinaus regelmäßige, sorgfältige Untersuchungen durchgeführt (sog. Tumornachsorge), um ein mögliches Rezidiv oder Metastasen frühzeitig erkennen zu können. Gerade beim kolorektalen Karzinom ist eine Entfernung von umschriebenen Leber- und Lungenmetastasen sinnvoll. Insgesamt ist die Prognose des operierten kolorektalen Karzinoms als günstig zu beurteilen. Die 5-Jahres-Überlebenrate beträgt für alle Tumorstadien ca. 60 %, bei frühen Stadien ohne Metastasen über 90 %.

Regelmäßige Tumornachsorge.

### ? Übungsfragen

❶ Was ist das TNM-System?

❷ Nennen Sie die diagnostischen Maßnahmen bei kolorektalen Karzinomen!

# 9.5 Anus

## 9.5.1 Hämorrhoiden

- Hämorrhoiden = Krampfadern des arteriovenösen Plexus haemorrhoidalis
- Oft Tonuserhöhung der Schließmuskulatur.

Eingeteilt werden vier Schweregrade.

❶ Hämorrhoiden sind knotig erweiterte Gefäße des arteriovenösen Plexus haemorrhoidalis. Sie entstehen z. B. bei chronischer Obstipation (häufiges, starkes Pressen), durch einen erhöhten Druck in der Pfortader (portale Hypertension, ☞ 10.1.3) oder während einer Schwangerschaft. Die Muskelspannung der Schließmuskulatur ist in der Regel erhöht. Lokalisiert sind die Hämorrhoiden meist bei 3, 7 und 11 Uhr in Steinschnittlage.
Es werden **vier Stadien** unterschieden (☞ Abb. 9.11):

- *Stadium 1:* Nur bei der Rektoskopie sichtbare Vorwölbungen, die jedoch nicht zu tasten sind. Die Gefäßerweiterung kann sich spontan vollständig zurückbilden
- *Stadium 2:* Tastbare Knoten, die beim Pressen vorfallen, sich aber noch spontan zurückbilden können
- *Stadium 3:* Die Hämorrhoiden fallen beim Pressen vollständig (Prolaps) vor den Analkanal und können nur manuell reponiert werden
- *Stadium 4:* Prolabierte Hämorrhoiden, die nicht reponiert werden können. Die Hämorrhoidalzone kann komplett vorfallen (Analprolaps).

### Klinik und Diagnostik

Frühsymptome:
- Juckreiz
- Brennen
- Stechen

Erste Beschwerden sind Juckreiz (Pruritus), Fremdkörpergefühl, Brennen und Stechen. Bei Stuhlentleerung kommt es zu hellroten Blutauflagerungen. Schmerzen treten erst in höheren Stadien (meist ab Stadium 2–3) auf.

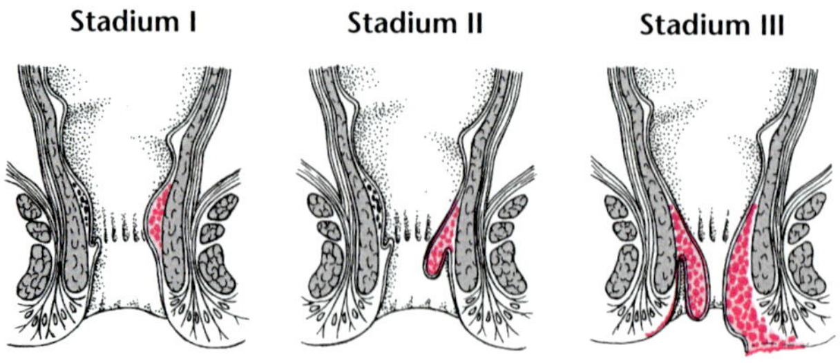


**Abb. 9.11** Hämorrhoidenstadien. [A300-190]

Beim Pressen werden die Hämorrhoiden sichtbar, ein erhöhter Schließmuskeltonus kann mit den Fingern getastet werden. Durch eine Proktoskopie kann der Analkanal beurteilt werden.

- Hellrotes Blut auf dem Stuhl.

Merke

Bei Blutungen muss immer an ein Kolonkarzinom gedacht werden!

**Komplikationen**

Massive Blutungen entstehen besonders bei Bluthochdruck oder erhöhtem Pfortaderdruck. Der erhöhte Tonus im Schließmuskel kann einerseits zu Blutgerinnseln in den Hämorrhoiden (Thrombosierung) führen, andererseits die Hämorrhoiden strangulieren, wenn sie vor den Schließmuskel prolabieren.

Massive Blutungen, Thrombose, Inkarzeration.

**Therapie**

❷ Die Behandlung richtet sich nach dem Schweregrad.

- Im Stadium I werden konservative Maßnahmen wie stuhllaufockernde Medikamente (z.B. Agiolax®), gründliche Analhygiene und Salbenanwendungen durchgeführt
- Hämorrhoiden im Stadium II können verödet oder mit einem Gummiband ligiert werden
- Im Stadium III und IV ist die operative Entfernung der Hämorrhoiden (Hämorrhoidektomie) indiziert: Die Knoten werden herausgeschnitten und die Arterienäste umstochen, sodass die Blutzufuhr unterbunden ist (z.B. OP nach Parks oder Milligan-Morgan). Eine weitere Methode ist die Entfernung einer Schleimhautmanschette mit einem Klammernahtgerät (Staplerhämorrhoidektomie nach Longo).

- Konservativ im Stadium I
- Ligatur im Stadium II und III
- Hämorrhoidektomie im Stadium III und IV.

In der Nachbehandlung ist die Analhygiene besonders wichtig. Nach jeder Defäkation wird die Wunde gewaschen. Mehrmals täglich muss der Patient Sitzbäder nehmen oder das betroffene Areal ausduschen. Außerdem ist für weichen Stuhl, z.B. durch ballaststoffreiche Ernährung und milde Abführmittel (Agarol®) zu sorgen.

Nachbehandlung: Gute Analhygiene, weicher Stuhlgang.

## 9.5.2 Perianale Thrombose

❸ Eine perianale Thrombose ist der akute Verschluss der subkutanen Venen des Analrandes (Plexus haemorrhoidales) durch ein Blutgerinnsel.

Akuter Verschluss der subkutanen Venen des Plexus haemorrhoidales.

**Klinik und Diagnostik**

Akute perianale Thrombosen sind sehr schmerzhaft und können beim Stuhlgang leicht bluten. Sie werden häufig mit Hämorrhoiden verwechselt.

- Starke Schmerzen

- Diagnostik: Inspektion, Palpation.

Die Diagnose wir durch Inspektion und Palpation gestellt: Die Haut zeigt sich bläulich verfärbt infolge der venösen Stauung. Der Thrombus kann als harter Knoten getastet werden.

Frische Thromben werden entfernt, alte Thromben konservativ behandelt.

### Therapie

Frühzeitig kann das Gerinnsel durch eine Stichinzision und das Ausdrücken des Thrombus entfernt werden. Ansonsten wird konservativ mit schmerzstillenden, abschwellenden Salben (z. B. Anaesthesin-Salbe®) und milden Laxantien (z. B. Agarol®) zur Stuhlregulierung behandelt. Nach 1–2 Wochen bleibt eine schlaffe, überdehnte Hautfalte *(Mariske)* bestehen, die bei Beschwerden (z. B. gestörter Analhygiene, Juckreiz) operativ abgetragen werden kann. Bei therapieresistenten perianalen Thrombosen kann eine Operation analog der Hämorrhoidektomie erforderlich sein.

## 9.5.3 Rektum-, Analprolaps

- *Rektumprolaps:* Vorwölbung aller Wandschichten des Rektums mit Störung der Schließmuskelfunktion
- *Analprolaps:* Vorwölbung der Analschleimhaut ohne Störung der Schließmuskelfunktion.

Beim Rektumprolaps kommt es zum Vorfall des gesamten Rektums, das damit äußerlich sichtbar wird. Der Prolaps betrifft alle Wandschichten. Er entsteht durch eine geschwächte Beckenbodenmuskulatur (häufig nach mehreren Geburten und bei älteren Frauen) und geht mit einer Störung der Schließmuskulatur einher, die zur Inkontinenz führt.

Im Gegensatz zum Rektumprolaps stülpt sich beim Analprolaps nur die Schleimhaut des Darmausgangs vor. Der Schließmuskelapparat ist in der Regel intakt, der Muskeltonus jedoch vermindert. Der Analprolaps entsteht meist bei Hämorrhoiden vierten Grades.

### Klinik und Diagnostik

- Leitsymptom *Rektumprolaps:* Inkontinenz

Hauptsymptom beim Rektumprolaps ist das ständige Stuhlschmieren und die fortschreitende anale Inkontinenz. Weitere Beschwerden sind die geschwollene Rektumschleimhaut, Schleim- und Blutabgang. Der Analprolaps dagegen führt vor allem zu Schmerzen und rezidivierenden Blutungen, evtl. verbunden mit einer leichten Inkontinenz.

- *Analprolaps:* Rezidivierende Blutungen.

❹ Der Analprolaps (☞ Abb. 9.12 links) zeigt eine typische Fältelung, die wie Speichen eines Fahrrades angeordnet sind (radiäre Schleimhautfältelung). Beim Rektumproplaps (☞ Abb. 9.12

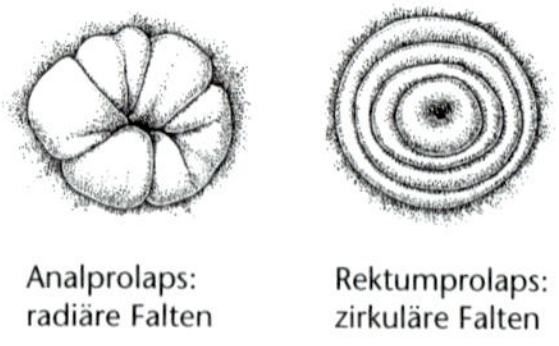


**Abb. 9.12** Schleimhautfältelungen. [A300-190]

rechts) liegen die Falten kreisförmig hintereinander (zirkuläre Schleimhautfältelung). Beim Pressen wird die Rektumschleimhaut sichtbar.

### Therapie

❺ Beim Rektumprolaps wird die ausgestülpte Rektumwand reponiert. In schweren Fällen erfolgt die operative Therapie. Hierbei wird das Rektum meist laparoskopisch freigelegt und erneut an der hinteren Beckenwand befestigt *(Rektopexie)*. Bei einem extrem langen Sigma (Sigma elongatum) wird zusätzlich eine Kolonteilresektion durchgeführt. Wegen der geringen Erfolge und den lokalen Komplikationen werden die früher bei alten Patienten mit hohem Operationsrisiko verwendeten THIERSCH-Ringe (Draht oder Nylon), die zur Festigung des Bindegewebes eingelegt wurden, heute nicht mehr verwendet.
Beim Analprolaps entfernt man die hämorrhoidalen Knoten (Hämorrhoidektomie).

- Rektumprolaps: Rektopexie
- Analprolaps: Hämorrhoidektomie.

## 9.5.4 Analfissur

❻ Analfissuren sind längsverlaufende Einrisse der Analschleimhaut, die meist bei 6 Uhr Steinschnittlage lokalisiert sind. Sie entstehen vor allem durch starkes Pressen bei hartem Stuhlgang oder durch perianale Entzündungen. Regelmäßig liegt ein erhöhter Tonus der Schließmuskulatur vor.

Längsverlaufende Risse in der Analschleimhaut.

### Klinik und Diagnostik

❻ Hauptsymptom sind heftige, anhaltende Schmerzen, die plötzlich während der Stuhlentleerung auftreten. Aus Angst vor den Defäkationsschmerzen kann es zur vermehrten Verstopfung kommen. Manchmal bluten und nässen die Einrisse.
Die eingerissene Schleimhaut kann gesehen werden, wenn der Anus vorsichtig gespreizt wird (schmerzhaft!). Der Analkanal sollte nur nach lokaler Betäubung mit den Fingern ausgetastet werden (rektal-digitale Untersuchung). Häufig kann auf die Proktoskopie zur Diagnosestellung verzichtet werden.

- Leitsymptom: Starke Schmerzen beim Stuhlgang
- Diagnostik: Inspektion, Palpation in Lokalanästhesie.

### Therapie

Bei frischen Fissuren werden abschwellende und analgesierende Salben lokal aufgetragen. Um den Stuhlgang zu regulieren, gibt man milde Abführmittel.

Frische Fissur: Salbenbehandlung.

Bei chronischen oder rezidivierenden Fissuren, die mit konservativen Maßnahmen keine Besserung zeigen, wird die Fissur in Narkose sparsam exzidiert und der Schließmuskel mit den Fingern vorsichtig gedehnt *(Sphinkterdehnung)* oder oberflächlich gespalten *(Sphinkterotomie)*. Bei zu ausgedehnter Durchtrennung des Schließmuskels kann es zur Inkontinenz kommen!

Chronische oder rezidivierende Fissur: Exzision und Sphinkterdehnung oder Sphinkterotomie.

## 9.5.5 Abszesse, Fisteln

Abszesse durch Entzündungen der analen Drüsen. Bei chronischem Verlauf evtl. Fisteln.

Periproktitische Abszesse (kurz PPA, auch *anorektale Abszesse, Analabszesse*) sind Abszesse im Analbereich, die von entzündeten Drüsen des anorektalen Übergangs ausgehen. In den meisten Fällen sind perianale Fisteln vorliegend, die aufgrund des Abszessgeschehens nicht gesehen werden können. Abszesse und Fisteln können sich an verschiedenen Stellen des Analbereichs bilden (☞ Abb. 9.13), liegen aber meistens zwischen innerem und äußerem Schließmuskel (intersphinktär).

- Abszesse: Typische Entzündungszeichen
- Fisteln: Nässen und Juckreiz.

Diagnostik:
- Inspektion
- Palpation evtl. in Narkose
- Fisteldarstellung
- Prokto-/Rektoskopie.

### Klinik und Diagnostik

❼ Bei akuten Abszessen stehen die massiven Schmerzen im Vordergrund, sodass die Patienten oftmals nicht mehr sitzen können. Die Fisteln dagegen schmerzen nicht, sondern nässen und jucken. Bei der Inspektion und Palpation der Analregion finden sich die typischen Entzündungszeichen mit druckdolenter Schwellung und peranaler Rötung. Eine rektal-digitale Untersuchung ist wegen der starken Schmerzen oft nur in Narkose möglich. Bei äußerlich sichtbarer Fistelbildung wird der Fistelgang sondiert und evtl. mit Farbstoff (z. B. Methylenblau) dargestellt. Proktoskopie und Rektoskopie dienen der erweiterten Inspektion, um begleitende bzw. ursächliche Erkrankungen (z. B. Colitis ulcerosa, Morbus Crohn) auszuschließen.

OP.

### Therapie

Periproktitische (anorektale) Abszesse müssen operativ versorgt werden. Die sichtbare Schwellung wird gespalten und die Abszesshöhle gründlich gesäubert und gespült. Intraoperativ wird nach einer gleichzeitig bestehenden Fistel gesucht. Es erfolgt

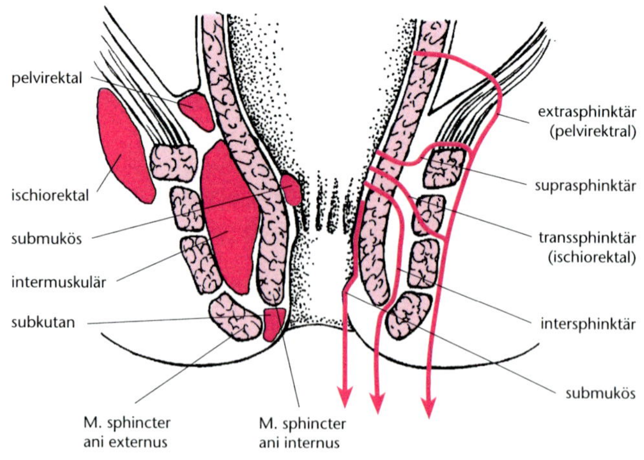


**Abb. 9.13** Abszesse und Fisteln im Analbereich. [A300-190]

immer eine offene Wundbehandlung, bei tiefergelegenen, großen Abszesshöhlen wird eine Lasche in die Wunde eingelegt. Zur postoperativen Hygiene gehören tägliche Sitzbäder und das Duschen nach jeder Defäkation. Der Stuhl sollte mit leichten Abführmitteln weich gehalten werden, damit die Wundheilung nicht durch starkes Pressen gestört wird.
Analfisteln werden normalerweise in voller Länge exzidiert. Dabei können die Sphinkterfasern teilweise, jedoch nicht vollständig durchtrennt werden, da es sonst zur Inkontinenz kommt. Die Wunde wird durch eingelegte Laschen und Tamponaden offen behandelt. Postoperativ sind tägliche Sitzbäder und das regelmäßige Ausduschen der Wunde, insbesondere nach jedem Stuhlgang, erforderlich.

## 9.5.6 Pilonidalsinus

❽ Der Pilonidalsinus, auch »Haarnestgrübchen« oder »Steißbeinfistel« genannt, ist eine Entzündung bzw. Fistelung in der Gesäßfalte *(Rima ani)* über dem Steißbein. Er entsteht durch Haare, die sich in die Haut einbohren. Männer im 2. bis 3. Lebensjahrzehnt mit starker Gesäßbehaarung sind besonders häufig betroffen. Schwitzen und eine mangelnde Analhygiene begünstigen die Entstehung.

Entzündliche Veränderung der Gesäßfalte durch in die Haut einbohrende Haare.

### Klinik und Diagnostik

Ist die Entzündung akut, zeigt sich ein Abszess mit Rötung, Schwellung und Druckschmerzhaftigkeit. Bei chronischem Verlauf juckt und sezerniert die Fistel.

Im akuten Stadium klassische Entzündungszeichen.

### Therapie

Beim Pilonidalsinusabszess erfolgt zunächst die Abszessspaltung. Nach Abheilen der akuten Entzündung folgt dann die sanierende Operation, bei der die Fistelgänge mit Methylenblau dargestellt werden und das Fistelsystem komplett ausgeschnitten wird. Das subkutane Gewebe wird bis auf die Steißbeinfaszie reseziert. Bei akuten Entzündungen erfolgt die offene Wundbehandlung, ansonsten wird der Defekt zugenäht. Bei großflächigen Exzisionen ist eine Verschiebeplastik der Haut zur Defektdeckung erforderlich.

Abszessspaltung, später OP mit Entfernung aller Fisteln.

### Pflege

Bei der offenen Wundbehandlung sind tägliche Wundspülungen oder das Ausduschen der Wunde (nach Arztanordnung) erforderlich.

### 9.5.7 Analkarzinom

- Seltener, bösartiger Tumor in der Analregion
- Frühe lymphogene Metastasierung, später hämatogen in Lunge und Leber.

Das Analkarzinom ist ein seltener, bösartiger Tumor, der von verschiedenen Geweben der Analregion ausgehen kann. Am häufigsten handelt es sich um ein Plattenepithelkarzinom.
Die entarteten Zellen metastasieren früh in die Leisten-Lymphknoten, später über die untere Hohlvene in die Lunge und über die Pfortader in die Leber.

- Veränderte Stuhlgewohnheiten
- Juckreiz
- Blutungen
- Schmerzen
- Inkontinenz.

Diagnostik:

- Inspektion
- Palpation
- Endoskopie mit Biopsie
- Röntgen, CT und Sonographie zur Metastasensuche.

#### Klinik und Diagnostik

❾ Der Tumor führt zu veränderten Stuhlgewohnheiten, Juckreiz (Pruritus), Blutungen, Schmerzen, später auch zum Fremdkörpergefühl und zur Inkontinenz.
Der Tumor ist oft von außen sichtbar. Bei der digitalen Austastung des Analkanals sind Ausdehnung und Konsistenz des Tumors problemlos beurteilbar, in der Leiste finden sich oft vergrößerte Lymphknoten. Bei Karzinomverdacht wird eine Proktoskopie durchgeführt, bei der eine Gewebeprobe entnommen wird. Lungenmetastasen werden durch die Röntgen-Thoraxaufnahme, Lymphknotenmetastasen durch die Sonographie oder ein Becken-CT diagnostiziert bzw. ausgeschlossen.

- Analrandkarzinom: OP und postoperative Radiochemotherapie
- Karzinom im Analkanal: Radiochemotherapie, OP nur bei Resttumoren oder Rezidiven.

#### Therapie

Kleine Tumoren am Analrand werden mit genügendem Sicherheitsabstand entfernt und postoperativ mittels Radiochemotherapie nachbehandelt. Große Tumoren im Analkanal werden zunächst mittels Radiochemotherapie behandelt. Nur bei einem mangelnden Ansprechen dieser Therapie oder beim Rezidiv werden operative radikale Maßnahmen ergriffen: Abdominoperineale Rektumexstirpation (☞ 9.4.1) und evtl. Entfernung der Lymphknoten in der Leiste.

### ? Übungsfragen

❶ Was sind Hämorrhoiden?

❷ Wie werden die Hämorrhoiden stadiengerecht behandelt?

❸ Was ist eine perianale Thrombose?

❹ Wie unterscheidet man einen Rektum- von einem Analprolaps?

❺ Nennen Sie das unterschiedliche therapeutische Vorgehen!

❻ Was versteht man unter einer Analfissur? Beschreiben Sie die Symptome!

❼ Wie unterscheiden sich Abszesse und Fisteln klinisch?

❽ Was ist ein Pilonidalsinus?

❾ Wie machen sich Analkarzinome bemerkbar?

# 9.6 Abdomen

## 9.6.1 Akutes Abdomen

Das akute Abdomen ist gekennzeichnet durch stärkste Bauchschmerzen und eine prall-gespannte Bauchdecke. Die Symptome entwickeln sich meist schnell, der Gesamtzustand des Patienten erfordert eine rasche Diagnostik und Therapie.

Stärkste Bauchschmerzen, prall-gespannte Bauchdecke.

❶ Die Ursachen sind vielfältig, zumal auch ein Herzinfarkt oder eine Lungenentzündung ein akutes Abdomen vortäuschen können (☞ Abb. 9.14).

Die Erkrankungen der Bauchorgane, die zum akuten Abdomen führen können, sind:

- **Entzündungen,** z. B. des Blinddarms (Appendizitis), der Gallenblase (Cholezystitis) oder der Bauchspeicheldrüse (Pankreatitis)
- **Blutungen,** z. B. bei geplatztem Bauchaortenaneurysma
- Einrisse (**Rupturen**) der Milz, der Nieren oder der Leber, z. B. durch ein stumpfes Bauchtrauma
- **Perforationen** (Durchbrüche von Hohlorganen), z. B. des Magens, des Blinddarmes oder der Gallenblase
- **Verschlüsse von Hohlorganen,** z. B. durch eingeklemmte Steine bei Nieren- oder Gallenkolik, bei eingeklemmtem Bruchsack (inkarzerierte Hernie) oder mechanischem Ileus
- **Akute Verschlüsse abdomineller Gefäße,** z. B. Mesenterialinfarkt.

### Klinik und Diagnostik

❷ Leitsymptome sind stärkste Bauchschmerzen und eine prall-gespannte, harte Bauchdecke (Abwehrspannung). Die Bauch-

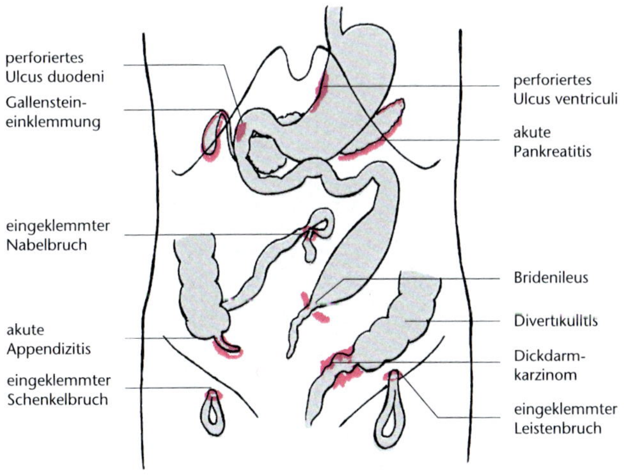


**Abb. 9.14** Häufige Ursachen eines akuten Abdomens. [A300-190]

Leitsymptom: Harter schmerzhafter Bauch, Übelkeit und Erbrechen, reduzierter AZ.

schmerzen können wellen- (Kolik) oder krampfartig auftreten oder permanent bestehen. Brechreiz und Schocksymptome können hinzukommen. Die Patienten sind in einem schlechten Allgemeinzustand. Das klinische Bild gibt gewisse Hinweise auf die möglichen Ursachen der Beschwerden, ist aber selten wirklich eindeutig.

Diagnostik:
- Anamnese
- Labor
- EKG
- Röntgen
- Sonographie
- CT
- Endoskopie
- Gynäkologisches Konsil.

❸ Weil viele Erkrankungen für das akute Abdomen verantwortlich sein können, ist eine umfassende Diagnostik notwendig, die zudem schnell durchgeführt werden muss:
- Die *Krankengeschichte* (Anamnese) ermöglicht es, eine Verdachtsdiagnose zu stellen
- *Laborchemische Untersuchungen* (Blutbild, Blutzucker, Elektrolyte, Kreatinin, Leber- und Pankreasenzyme, CRP, Gerinnung, Urinstatus) können diesen Verdacht bestätigen
- *EKG* zum Ausschluss eines Herzinfarkts
- Im *Röntgenbild* des Abdomens können Flüssigkeitsspiegel im Darm (Ileus) und freie Luft (Perforation) festgestellt werden
- Der *Ultraschall* der Bauchorgane weist auf Steine, freie Flüssigkeit, Abszesse oder Neubildungen hin
- Bei unklaren oder nicht beurteilbaren Befunden sollte ein *CT* des Bauchraums angefertigt werden
- Eine *gynäkologische Untersuchung* bei Verdacht auf eine Erkrankung der Ovarien (Eierstöcke) oder des Uterus
- Bei Blutungen im Magen-Darm-Trakt sichert eine *Endoskopie* die Diagnose und ermöglicht oft gleichzeitig die Therapie.

## Therapie

Nüchtern lassen, Infusionen, sofortige oder baldige OP kann indiziert sein.

Bis zur Sicherung der Diagnose und Klärung der OP-Indikation müssen die Patienten nüchtern bleiben (nicht essen, trinken oder rauchen) und erhalten auf Arztanordnung Infusionen, um einem Schock vorzubeugen und die Ernährung zu gewährleisten. Oft empfinden die Patienten eine bauchdeckenentspannende Lagerung (z. B. Rolle unter den Knien) als schmerzlindernd. Bei Übelkeit oder Erbrechen wird eine Magensonde gelegt.
Eine Notfall-Operation muss bei massiven Blutungen mit Kreislaufschock und ein dringlicher Eingriff bei Peritonitis (Bauchfellentzündung), Perforation eines Hohlorgans, eingeklemmten Hernien, Mesenterialinfarkt oder Darmverschluss (Ileus) durchgeführt werden. Eine (zunächst) konservative Behandlung wird eingeleitet bei eingeklemmten Steinen (Gallen-, Nierenkoliken) und bei Entzündungen, z. B. der Gallenblase oder der Bauchspeicheldrüse.

## ? Übungsfragen

❶ Welche Ursachen kann ein akutes Abdomen haben?

❷ Beschreiben Sie die klinischen Symptome!

❸ Anhand welcher Untersuchungen wird die Diagnose gestellt?

## 9.6.2 Obere gastrointestinale Blutung

❶ Von einer oberen gastrointestinalen Blutung spricht man, wenn eine Blutungsquelle im Ösophagus (Speiseröhre), Magen oder Duodenum (Zwölffingerdarm) liegt. Mögliche Blutungsquellen sind:

- ❷ Magen- und Duodenalulzera (Geschwüre)
- Erosive Gastritis (Magenschleimhautentzündung)
- Refluxösophagitis höheren Grades
- Ösophagus- oder Fundusvarizen
- Magentumoren (Magenkarzinom).

Blutungsquelle in Ösophagus, Magen oder Duodenum.

Häufigste Ursache: Ulkus.

**Merke**

Die obere gastrointestinale Blutung ist bedeutend häufiger als die untere; die häufigsten Ursachen einer oberen gastrointestinalen Blutung sind ein Ulkus oder eine Erosion (auf die Schleimhaut begrenzter Defekt).

### Klinik und Diagnostik

❸ Bei massiver Blutung entsteht rasch ein Volumenmangelschock. Eine kleine Verletzung, die über längere Zeit blutet, kann zu einer **Anämie** (Blutarmut) führen. Das Blut wird dabei in der Regel über den Darm ausgeschieden und färbt den Stuhl schwarz (**Teerstuhl** oder *Meläna*).

Stärkere, akute Blutungen führen zum **Blut-Erbrechen** *(Hämatemesis)*. Hat sich das Blut vor dem Erbrechen im Magen angesammelt, verfärbt die Magensäure das hell-rote Blut schwarzbraun und führt zu **kaffeesatzartigem Erbrechen.**

Die Blutungsquelle kann meist endoskopisch (Ösophago-Duodenoskopie) aufgesucht und in vielen Fällen gleichzeitig gestillt werden.

- Akutes Abdomen
- Schocksymptome
- Anämie
- Teerstuhl
- Hämatemesis.

### Therapie

❹ Infusionen sind bei akuten Blutungen, die zum Schock geführt haben, als Erstmaßnahme lebenswichtig. Außerdem müssen Erythrozytenkonzentrate bereitgestellt werden. Gleichzeitig muss so schnell wie möglich die Blutungsquelle gefunden werden: Dazu dient die **Ösophagogastroduodenoskopie** (kurz *ÖGD*, Spiegelung von Speiseröhre, Magen und Zwölffingerdarm), die es gleichzeitig oft auch ermöglicht, die Blutung zu stillen, z. B. durch Unterspritzen, Veröden oder Verkleben. Lässt sich die Blutung endoskopisch nicht sicher stillen, muss operiert werden. Der blutende Organabschnitt, meist Magen oder oberes Duodenum, wird aufgesucht und die Blutungsstelle übernäht. Evtl. muss auch eine Magenteilentfernung (z. B. BII-Resektion ☞ 9.3.1) durchgeführt werden.

Infusionen, Blutkonserven, Blutung endoskopisch oder operativ stillen.

9

## ? Übungsfragen

❶ Wo können die Blutungsquellen bei der oberen gastrointestinalen Blutung liegen?

❷ Welche Ursachen kommen in Betracht?

❸ Beschreiben Sie die Klinik und Diagnostik!

❹ Wie wird die obere gastrointestinale Blutung behandelt?

## 9.6.3 Untere gastrointestinale Blutung

Blutungen aus Dünn-, Dick- oder Enddarm.

❶ Eine untere gastrointestinale Blutung liegt vor, wenn die Blutungsquelle im Dünndarm, Dickdarm oder Enddarm liegt. Untere gastrointestinale Blutungen sind seltener als obere gastrointestinale Blutungen.

❷ Blutungsquellen können sein:

- Hämorrhoiden (☞ 9.5.1)
- Divertikulitis (entzündete Aussackungen der Darmwand, meist des Dickdarms)
- Gutartige Tumoren (Adenome) des Dickdarms
- Dickdarmkarzinom (bösartige Dickdarmtumoren)
- Entzündliche Erkrankungen des Dünndarms (M. Crohn) oder des Dickdarms (Colitis ulcerosa)
- Gefäßmissbildungen (Angiodysplasien)
- Meckel-Divertikel (☞ 9.4.7).

### Klinik und Diagnostik

- Akutes Abdomen
- Schocksymptome
- Anämie
- Blut im Stuhl.

❸ Selten treten die Symptome des akuten Abdomens auf (☞ 9.6.1), eine Anämie bis hin zum Kreislaufschock ist möglich. Das Blut wird nicht erbrochen, sondern über den Darm ausgeschieden. Je näher die Blutungsquelle am Magen liegt, desto schwärzer ist der Stuhl verfärbt. Durch eine Darmspiegelung (Rektoskopie und Koloskopie) wird versucht, die Blutungsquelle zu lokalisieren, was nicht immer gelingt. Evtl. ist zusätzlich eine Angiographie oder eine spezielle Szintigraphie zur weiteren Diagnostik erforderlich.

### Therapie

Volumengabe, Blutung endoskopisch oder operativ stillen.

❹ Infusionen sind bei akuten Blutungen, die zum Schock geführt haben, als Erstmaßnahme lebenswichtig. Bei der Rektoskopie (Enddarmspiegelung) und Koloskopie (Dickdarmspiegelung) kann oftmals die Blutungsquelle aufgefunden werden. Blutende Hämorrhoiden können durch Einspritzen eines Gewebeklebers (Fibrin) oder Verödungsmittels (Sklerosierung) behandelt oder auch operativ entfernt werden. Bei anhaltenden und endoskopisch nicht stillbaren Darmblutungen muss der blutende Abschnitt nach vorheriger Lokalisationsdiagnostik operativ entfernt (reseziert) werden.

## ? Übungsfragen

❶ Wo können die Blutungsquellen bei der unteren gastrointestinalen Blutung liegen?

❷ Welche Ursachen kommen in Betracht?

❸ Beschreiben Sie die Klinik und Diagnostik!

❹ Welche Therapiemöglichkeiten gibt es?

## 9.6.4 Peritonitis

Peritonitis = Lokale oder diffuse Entzündung des Bauchfells.

❶ Die Peritonitis ist eine Entzündung des Bauchfells. Wird sie durch Krankheitserreger ausgelöst, handelt es sich um eine **bakterielle Peritonitis.** Wird sie durch körpereigene Flüssigkeiten wie Magensäure, Urin oder Galle hervorgerufen, handelt es sich um eine **abakterielle Peritonitis.** Die Entzündung kann örtlich begrenzt sein (**lokale Peritonitis**), oder das gesamte Bauchfell betreffen (**diffuse Peritonitis**).

❷ Durch krankhafte Veränderungen der Darmwand, z.B. bei einer Blinddarmentzündung sowie bei tumorösen oder ischämischen Schädigungen, können Bakterien durch die Darmwand hindurch in die Bauchhöhle eindringen. Man spricht von einer **Durchwanderungsperitonitis,** weil die Bakterien die Organwand überwinden müssen. Weitere Eintrittspforten für Bakterien sind undicht gewordene Nähte nach Magen-Darm-Operationen (Anastomoseninsuffizienz) oder die Perforation eines Hohlorgans (z.B. Magen).

### Klinik und Diagnostik

- Akutes Abdomen
- Paralytischer Ileus
- Fieber
- Leukozytose
- Später Schocksymptome und Bewusstseinstrübung.

❸ Es treten alle Symptome des akuten Abdomens auf (☞ 9.6.1). Besonders ausgeprägt kann die Abwehrspannung sein. Es entsteht der sog. »**bretthharte Bauch**«.
Die Peritonitis lähmt den Darm: Es entsteht ein sog. paralytischer Ileus (☞ 9.6.5). Gleichzeitig versucht der Körper, die Erreger abzuwehren: Er reagiert mit Fieber und Leukozytose (Vermehrung der weißen Blutzellen). Im späteren Verlauf treten Schocksymptome auf, das Bewusstsein kann eintrüben.

### Komplikationen

- Abszesse
- Adhäsionen
- Sepsis
- Multiorganversagen.

❹ Bei einer Peritonitis können sich in der Bauchhöhle Abszesse bilden. Durch dicke Fibrinbeläge verkleben die Darmschlingen und das große Netz miteinander (Adhäsionen). In fortgeschrittenen Fällen kommt es zur Sepsis (☞ 2.1) und letztlich zum Multiorganversagen.

- Laparotomie und Behandlung der Ursache
- Spülung
- Drainage
- Evtl. Etappenlavage
- Antibiotika
- Volumengabe
- Magensonde.

**Therapie**

❺ Die Bauchhöhle muss so schnell wie möglich operativ geöffnet (Laparotomie) und die Ursache behandelt werden, z. B. indem ein geplatztes Magengeschwür übernäht oder der Blinddarm entfernt wird (Appendektomie). Zusätzlich müssen die Keime aus der Bauchhöhle gespült (Lavage) und Drainagen eingelegt werden, damit evtl. verbliebene Flüssigkeit und Keime abfließen können. Eine intravenöse Antibiotikagabe unterstützt die chirurgischen Maßnahmen. Bei schwerster Peritonitis kann nach der ersten Operation eine erneute Laparotomie (sog. *programmierte Lavage* oder *Etappenlavage*) erforderlich sein.
Flüssigkeitsverluste werden durch Infusionen ausgeglichen. Eine Magensonde leitet die Sekrete (z. B. Magensaft) ab, die aufgrund des Ileus nicht abfließen können.

**? Übungsfragen**

❶ Nennen Sie die Formen der Peritonitis!
❷ Welche Ursachen kommen in Betracht?
❸ Beschreiben Sie die Symptome und die diagnostischen Verfahren!
❹ Welche Komplikationen sind möglich?
❺ Wie wird die Peritonitis behandelt?

### 9.6.5 Ileus

Ileus = Unterbrechung der Darmpassage.

Beim Ileus ist die Darmpassage unterbrochen. Dieser Zustand ist lebensbedrohlich, wenn er längere Zeit andauert. Er entsteht durch Verengung bzw. Verschluss des Darmes oder durch eine Lähmung (Paralyse) des Darmes.
❶ Durch den Passagestop sammeln sich Flüssigkeit, Bakterien und Gas im Darm an und dehnen die Darmwand. Die erhöhte Wandspannung stört die Mikrozirkulation (lokale Darmwandischämie, Hypoxie). Die schlechte Sauerstoffversorgung und die Bakteriengifte bewirken, dass Flüssigkeit aus den Blutgefäßen in die Darmwand (Ödem) und das Darmlumen übertritt (Hypovolämie und Elektrolytverschiebungen). Mit dem Flüssigkeitsverlust sinkt das Herzzeitvolumen, bis am Ende der Schockzustand eintritt. Hinsichtlich der Lokalisation wird der Ileus in einen hohen und tiefen **Dünndarmilieus** sowie einen **Dickdarmilieus** unterteilt.

**Ileusformen**

**Mechanischer Ileus**

- Mechanischer Ileus: Verlegung des Darmlumens

❷ Beim mechanischen Ileus ist das Darmlumen verlegt, z. B. durch Verwachsungen, Tumoren (Kolonkarzinom), Gallensteine, Kotballen oder Fremdkörper. Auch eine Inkarzeration (Einklemmung von Darmteilen, z.B. bei Hernien), eine Invagination (Einstülpung eines Darmteils in einen anderen) oder ein Volvolus (Darmverschlingung) können Ursachen sein.

### Paralytischer (funktioneller) Ileus

❸ Beim paralytischen Ileus ist die Darmmuskulatur gelähmt.

- *Entzündlich*, z.B. Peritonitis, Pankreatitis, Appendizitis
- *Metabolisch* (stoffwechselbedingt), z.B. bei Hypokaliämie, bei diabetischer Azidose, Urämie
- *Reflektorisch*, z.B. bei Gallen- oder Nierensteinkolik, retroperitonealem Hämatom (z.B. bei Wirbelkörperfrakturen)
- *Medikamentös*, z.B. Antidepressiva, Opiate
- *Vaskulär*, Verschluss von Mesenterialgefäßen (Mesenterialinfarkt).

- Paralytischer Ileus: Lähmung der Darmmuskulatur.

### Klinik und Diagnostik

Hauptsymptom des mechanischen Ileus ist Stuhl- und Windverhalt. Außerdem treten kolikartige Schmerzen und Erbrechen, evtl. als Koterbrechen *(Miserere)*, auf. Bei der Auskultation sind hochstehende klingende Darmgeräusche zu hören, die durch die Peristaltik gegen einen Widerstand entstehen. Im weiteren Verlauf kann der mechanische Ileus durch zunehmende Darmschädigung in einen paralytischen Ileus übergehen. Dann sind keine Darmgeräusche mehr auskultierbar.

Beim paralytischen Ileus ist das Abdomen aufgetrieben; es treten diffuse, nicht genau zu lokalisierende Schmerzen, Übelkeit und Erbrechen auf. Wird das Zwerchfell gereizt, kommt es zum Schluckauf. Bei der Auskultation sind keine Darmgeräusche zu hören, es herrscht die sog. »Totenstille über dem Abdomen«.

Leitsymptome mechanischer Ileus:

- Stuhl-, Windverhalt
- Koliken
- Erbrechen
- Klingende Darmgeräusche.

Leitsymptome paralytischer Ileus:

- Keine Darmgeräusche
- Übelkeit
- Erbrechen
- Aufgetriebener Bauch.

**Tab. 9.15** Vergleich mechanischer und paralytischer Ileus.

| | Mechanischer Ileus | Paralytischer Ileus |
|---|---|---|
| Entstehung | Verlegung des Lumens von Dünn- oder Dickdarm | Lähmung der Darmmuskulatur |
| Mögliche Ursachen | Tumoren, Verwachsungen, penetrierte Gallensteine, inkarzerierte Hernie | Peritonitis, Mesenterialinfarkt, Sepsis, Pankreatitis, Darmerschöpfung beim mechanischen Ileus |
| Klinik | Stuhl- und Windverhalt, Abwehrspannung, vermehrte Peristaltik | Übelkeit, Erbrechen, aufgetriebenes Abdomen, Totenstille des Darmes |

Diagnostik:
- Inspektion
- Auskultation
- Palpation
- Röntgen (Spiegel)
- Sonographie
- Labor.

Die Diagnostik beim mechanischen und paralytischen Ileus beinhaltet:
- *Klinisch* die Inspektion (Narben, Hernien, aufgetriebener Bauch), Auskultation (klingende Darmperistaltik oder Totenstille) und Palpation (Druckschmerz, tastbare Tumoren, Bruchpforten)
- *Radiologisch* die Abdomenübersichtsaufnahme im Stehen oder in Linksseitenlage mit typischen Spiegelbildungen, die bei Passagestopp dadurch entstehen, dass sich über dem flüssigen Darminhalt (Spiegel) Gase (Luft) ansammeln. Im Ultraschall sind Gallensteine, freie Flüssigkeit und eine Pendelperistaltik nachzuweisen. Bei unklaren Befunden sollte ein Abdomen-CT erfolgen
- *Labortechnisch* Blutbild, Gerinnung, Elektrolyte, Leber- und Nierenfunktionswerte, Eiweiß, Amylase und Lipase.

## Therapie

❹ Der Ileus muss so schnell wie möglich behandelt werden.

### Merke

**Soforttherapie bei Ileus**
Um dem Volumenmangel vorzubeugen bzw. einen bereits vorhandenen Volumenmangel auszugleichen, wird ein intravenöser Zugang gelegt und Infusionen (Elektrolytlösungen, Plasmaersatzmittel) werden verabreicht. Der Kreislauf muss engmaschig überwacht werden (Blutdruck, Puls, evtl. auch ZVD), um einen Schockzustand rechtzeitig erkennen und behandeln zu können. Zur Entlastung des gestauten Darms wird eine Magensonde gelegt.

Konservative Therapie bei paralytischem Ileus.

**Konservatives Vorgehen** bei paralytischem Ileus ohne Peritonitis:
- Behandlung der Grunderkrankung
- Parenterale Ernährung durch intravenöse Infusionen
- Medikamente, die die Peristaltik anregen, z.B. Metoclopramid (Paspertin®), Pantothensäure (Bepanthen®), Parasympathikomimetika (Prostigmin®), Cerulid (Takus®).

OP bei:
- Mechanischem Ileus
- Mesenterialinfarkt
- Peritonitis
- Therapieresistenz bei paralytischem Ileus.

**Operatives Vorgehen** bei mechanischem Ileus, Mesenterialinfarkt, paralytischem Ileus mit Peritonitis, therapieresistentem paralytischen Ileus:
- Der Bauch wird eröffnet und die Ursache gesucht
- Das Passagehindernis wird beseitigt, z.B. werden Verwachsungen gelöst (Adhäsiolyse)
- Der gestaute Darm wird durch Ausstreichen und Absaugen entlastet
- Nekrotische oder tumortragende Darmabschnitte müssen entfernt werden

- Es wird ein Anus praeter angelegt, wenn der Dickdarm entlastet werden muss und eine Entfernung des verursachenden Darmabschnittes nicht möglich ist
- Bei einer Peritonitis wird der Bauch gespült (☞ 9.6.4).

Eine sichere Prophylaxe von Verwachsungen im Bauchraum ist bisher nicht möglich.

**Pflege**

Beide Ileusformen können zum Volumenmangelschock führen. Daher:

- Engmaschige Kreislaufkontrolle, bei liegendem ZVK auch ZVD-Messung
- Infusionen nach Arztanordnung verabreichen
- Flüssigkeitsbilanz erstellen
- Ggf. Blasenkatheter legen (eine volle Blase hemmt die Darmperistaltik).

Bei gesicherter Diagnose wird der Patient mit mechanischem Ileus, Mesenterialinfarkt oder Peritonitis meistens für die OP vorbereitet. Beim Patienten mit paralytischem Ileus werden abführende Maßnahmen, z. B. Hebe-Senk-Einläufe, durchgeführt.

## ? Übungsfragen

1. Was passiert beim Ileus?
2. Wodurch entsteht ein mechanischer Ileus?
3. Wodurch entsteht ein paralytischer Ileus?
4. Wie wird der Ileus therapiert?

# 10 Viszeralchirurgie: Leber, Gallenblase, -wege, Pankreas und Milz

## 10.1 Leber

### 10.1.1 Häufige Operationsverfahren

#### Parenchym- und Kapselnaht

Indikation: Einrisse von Leberkapsel und evtl. Lebergewebe.

Ist die Leberkapsel durch einen Unfall zerrissen und das darunter liegende Lebergewebe (Parenchym) geschädigt, muss der Patient laparotomiert werden: Nach der Eröffnung der Bauchhöhle werden Leberarterie und Pfortader abgeklemmt (bis zu 1 Stunde lang möglich). Sichtbare, blutende Gefäße werden umstochen und die Leberkapsel wird bei kleineren Einrissen genäht. Zudem besteht die Möglichkeit einer Blutstillung mittels Gewebekleber oder speziellen Netzen und Vliesen. Bei massiver, nicht gezielt stillbarer Blutung wird die Leberregion mit Bauchtüchern abgestopft (»packing«). Bei einer ausgedehnten Parenchymverletzung muss die Trümmerzone mittels einer Leberteilresektion entfernt werden.

#### Leberteilentfernung (-resektion)

Typische (anatomiegerechte) und atypische Leberresektion.

❶ Teilentfernungen der Leber sind bei gut- und bösartigen Tumoren, Verletzungen sowie Abszessen notwendig. Die Resektionsgrenzen verlaufen entweder entlang der anatomisch vorgegebenen Lappen- und Segmentgrenzen *(typische* oder *anatomiegerechte Leberresektion)* oder unabhängig davon *(atypische Leberresektion)*. Die Orientierung an anatomischen Grenzen hat den Vorteil der geringeren intraoperativen Blutung. Prinzipiell können alle 8 Lebersegmente anatomisch entfernt werden. Die häufigsten Eingriffe sind:

- *Hemihepatektomie rechts:* Entfernung der rechten Leberhälfte (Segmente V–VIII).
- *Hemihepatektomie links:* Entfernung der linken Leberhälfte (Segmente I–IV)
- *Trisegmentektomie:* Erweiterte Entfernung des rechten Leberlappens bis zur sichelförmigen Bauchfellduplikatur (Lig. falciforme, Segmente I, IV–VIII)
- *Laterale Segmentresektion links:* Teilweise Entfernung des linken Leberlappens bis zum Lig. falciforme (Segmente II und III).

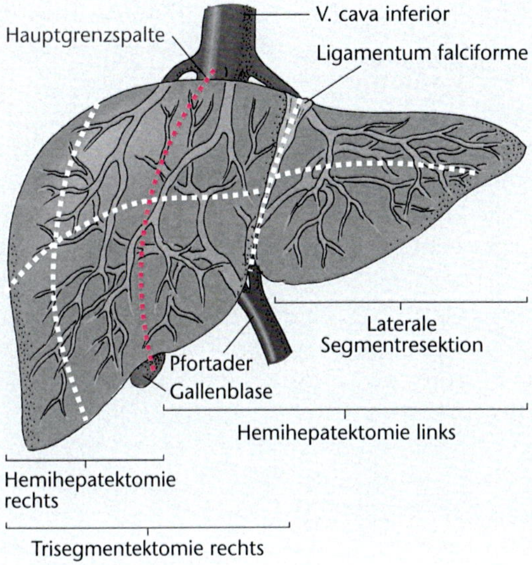


**Abb. 10.1** Anatomiegerechte Leberresektionsverfahren. Die Linien zeigen die acht Lebersegmente [A400-190]

## Lebertransplantation

❷ Indikationen für eine Lebertransplantation sind vor allem die Leberzirrhose (bindegewebiger Umbau der Leber), insbesondere die primär biliäre Zirrhose, ein akutes Leberversagen, z. B. durch eine Intoxikation oder hochgradig verengte Lebervenen mit Leberstauung (BUDD-CHIARI-Syndrom) und auf die Leber beschränkte Tumoren, die so groß sind, dass sie nicht mit einer Leberteilresektion entfernt werden können.

Die Lebertransplantation sollte spätestens 10 Stunden nachdem die Spenderleber entnommen wurde, durchgeführt werden: Ist die kranke Leber und ein Stück der unteren Hohlvene entfernt, wird die neue Leber an die gleiche Stelle verpflanzt. Das entfernte Hohlvenenstück wird durch die Spenderhohlvene ersetzt (Interponat). Dann werden die Pfortaderenden, die Gallengänge und die Leberarterien anastomosiert.

Nachbehandlung: Eine Immunsuppression (☞ 1.4) ist langfristig nötig. Die Funktion der transplantierten Leber wird durch Laborkontrollen (Transaminasen und Bilirubin) oder direkt im Gewebe (nach radioaktiver Markierung) nachgewiesen, die Durchblutung der Leber durch Ultraschall überprüft.

- Implantation innerhalb der ersten 10 Stunden nach Explantation
- Lebenslange Immunsuppression.

## 0.1.2 Verletzung

❸ Schwere Leberverletzungen führen zu Einrissen des Parenchyms, sodass Galle und Blut in die Bauchhöhle eindringen können.

Bei schweren Leberverletzungen fließen Galle und Blut in die Bauchhöhle.

- Prellmarken
- Akutes Abdomen
- Schock.

Diagnostik:
- Rö-Thorax und Abdomenübersicht
- Sonographie
- CT.

Laparotomie und Versorgung der Verletzungen, ggf. Leberteilresektion.

**Klinik und Diagnostik**

Äußere Prellmarken sind erste Hinweise auf eine Verletzung der Leber. Zunehmend entwickelt sich ein akutes Abdomen (☞ 9.6.1); Schocksymptome entstehen durch den massiven Blutverlust in die Bauchhöhle.
Radiologisch zeigen sich in der Thorax- und Abdomenübersichtsaufnahme ein rechtsseitiger Zwerchfellhochstand und eine Verschattung im rechten Oberbauch. Die Diagnose wird dann mittels Abdomen-Sonographie bzw. Abdomen-CT gestellt.

**Therapie**

Schwere Leberverletzungen erfordern eine umgehende Laparotomie. Intraoperativ wird die Blutung durch Umstechen der Gefäße gestillt, es werden die Gallengänge genäht und das Lebergewebe wird übernäht oder mit Fibrin geklebt. Bei ausgedehnten Gewebeverletzungen muss eine Leberteilresektion vorgenommen werden (☞ 10.1.1). Bei schweren Verletzungen, die beide Leberlappen betreffen, ist manchmal nur eine Tamponade, d.h. ein Abstopfen mit Bauchtüchern möglich (»packing«). Nach Stabilisierung der Patienten erfolgt dann eine zweite Laparotomie zur Bauchtuchentfernung und weiteren Blutstillung. Damit restliche Sekrete aus der Bauchhöhle abfließen können, werden immer Drainagen eingelegt.

## 10.1.3 Leberzirrhose

- Chronische Lebererkrankung, die zu bindewebigem Umbau des Parenchyms führt
- Pfortaderhochdruck.

❹ Die Leberzirrhose ist eine chronisch-fortschreitende Erkrankung der Leber, die mit einer Zerstörung von Lebergewebe und irreversiblem knotig-narbigem Umbau der Leber einhergeht. Die intrahepatischen Blutgefäße werden eingeengt, das Blut kann nicht mehr ungehindert durch die Leber fließen und staut sich in der Pfortader. Dadurch kommt es zur portalen Hypertension (Pfortaderhochdruck).
❺ Von einer **portalen Hypertension** spricht man, wenn der Druck in der Pfortader über 20 mmHg ansteigt. Das Blut fließt dann über Umgehungskreisläufe, vornehmlich über die Venen der Speiseröhre (dadurch Bildung von Ösophagusvarizen, ☞ 9.1.3), des Magens oder des Darmes. Die Ursachen der portalen Hypertension werden abhängig von ihrer Lokalisation (vor, in oder hinter der Leber) eingeteilt:

- **Prähepatischer Block:** Das Strömungshindernis liegt vor der Leber, z. B. Einengung der Pfortader durch Tumoren oder entzündliche Prozesse
- **Intrahepatischer Block:** Das Strömungshindernis liegt in der Leber. Häufigste Form des intrahepatischen Blocks und häufigste Ursache für eine portale Hypertension überhaupt ist die Leberzirrhose

- **Posthepatischer Block:** Das Strömungshindernis liegt hinter der Leber, z. B. Einengung der Lebervenen durch Lebervenenthrombose oder Budd-Chiari-Syndrom sowie Blutstau in der unteren Hohlvene durch Rechtsherzinsuffizienz.

## Klinik und Diagnostik

Die Leberzirrhose führt meist erst im fortgeschrittenen Stadium zu allgemeinen Beschwerden wie Druckgefühl und Schmerzen im Oberbauch, allgemeiner Leistungsschwäche und Gewichtsverlust (evtl. kaschiert durch Aszites). Typische Symptome der Leberzirrhose sind:

- Zunahme des Bauchumfangs (durch Aszites bedingt)
- Hautauffälligkeiten (Leberhautzeichen): *Spider naevi* (feine spinnenförmige Gefäßzeichnungen der Haut), *Palmarerythem* (diffus gerötete Handinnenflächen), *Lackzunge* (glatte, rote Zunge)
- *Caput medusae* (Medusenhaupt) gestaute Venen im Bereich des Bauchnabels infolge der Umgehungskreisläufe.

- Oberbauchschmerzen
- Aszites
- Caput medusae
- Spider naevi
- Palmarerythem
- Lackzunge.

Sonographie und CT können die Weite der Gefäße und Gallengänge sowie Strukturveränderungen des Lebergewebes am besten erfassen. Mittels der Dopplersonographie kann der Pfortaderhochdruck gemessen werden. Im Blut sind die in der Leber gebildeten Eiweiße erniedrigt und die Leberenzyme erhöht. In der Ösophagogastroduodenoskopie (ÖGD) können Ösophagus- oder Fundusvarizen nachgewiesen werden.

Diagnostik:
- Sonographie
- Doppler-Sono
- CT
- Endoskopie
- Labor.

## Komplikationen

Da die Entgiftungsfunktion der Leber zunehmend eingeschränkt wird, kann es zu neurologischen Störungen im Gehirn *(hepatische Enzephalopathie)* mit Tremor, Verwirrtheit und Bewusstseinseintrübung bis hin zum *Leberkoma* kommen.
Auch die Syntheseleistung der Leber ist eingeschränkt, daher bildet die Leber nicht mehr genügend Gerinnungsfaktoren. Daraus resultiert eine erhöhte *Blutungsneigung*.
Durch den Pfortaderhochdruck können sich Umgehungskreisläufe über die Ösophagus- oder Fundusvenen bilden. Diese führen teils dazu, dass die Varizen anschwellen, die leicht platzen und zu einer lebensbedrohlichen *Ösophagus-* oder *Fundusvarizenblutung* führen können.

- Hepatische Enzephalopathie
- Blutungsneigung
- Ösophagusvarizen.

## Therapie

❻ Der Pfortaderhochdruck kann durch eine Kurzschlussverbindung zwischen Pfortader und unterer Hohlvene entlastet werden. Hierfür wird das portale Blut entweder radiologisch (transjugulärer portosystemischer Stent-Shunt = TIPSS) oder durch eine operativ geschaffene Verbindung in die Hohlvene umgeleitet. Dadurch können lebensgefährliche (Rezidiv-)Blutungen (z. B.

TIPSS, Shunt-Operation, Lebertransplantation.

aus Ösophagusvarizen) verhindert werden (☞ 9.1.3). Die Folge eines portocavalen Shunts ist jedoch oftmals eine schwere Enzephalopathie, da durch die Operation die Leberdurchblutung zusätzlich vermindert wird und damit auch die Entgiftungsleistung weiter sinkt. Eine kausale Behandlung der Leberzirrhose ist durch einen Shunt nicht möglich. Dies kann einzig eine Lebertransplantation (☞ 10.1.1) leisten, die jedoch nur in Ausnahmefällen möglich ist.

## 10.1.4 Leberabszess

Leberabszess = Abgekapselte Eiteransammlung in der Leber.

❼ Leberabszesse sind abgekapselte Eiteransammlungen im Lebergewebe. Sie entstehen **primär:**

- Durch über die Gallenwege aufsteigende Keime
- Durch über die Pfortader eingeschwemmte Keime oder Parasiten
- Iatrogen (z. B. nach Operationen).

Typisch sind vorangegangene Aufenthalte in den Tropen (parasitäre Leberabszesse) oder bekannte Gallensteine.
Sie können aber auch **sekundär,** also indirekt, entstehen, wenn Erreger einer anderen Erkrankung verschleppt werden (z. B. Tbc, Osteomyelitis, Tonsillitis).

- Hohes Fieber
- Schüttelfrost
- Ikterus
- Übelkeit
- Erbrechen
- Schmerzen
- Leukozytose.

Diagnostik:

- Röntgen, Sonographie, CT.

### Klinik und Diagnostik

Hohes Fieber (septische Temperaturen) mit Schüttelfrost, Ikterus, Übelkeit und Erbrechen sind charakteristisch; außerdem können Schmerzen im rechten Oberbauch und eine Leukozytose bestehen.
Im Röntgen ist ein Zwerchfellhochstand rechts nachweisbar, evtl. ist auch ein Pleuraerguss zu sehen. Im Ultraschall zeigt sich eine abgekapselte Flüssigkeitsansammlung, die im CT in ihrer gesamten Ausdehnung nachzuweisen ist.

Sonographie- oder CT-gesteuerte Punktion, evtl. OP, immer Antibiose.

### Therapie

Die Abszesshöhle kann CT- oder sonographiegesteuert punktiert, das Sekret abgesaugt und dann eine Drainage eingelegt werden. Bei multiplen oder gekammerten Abszessen ist eine operative Ausräumung und Drainage erforderlich. Immer sollte eine begleitende Antibiotika-Therapie erfolgen.

## 10.1.5 Lebertumoren

Lebertumoren entstehen meistens durch Metastasierung, z. B. aus Magen, Dickdarm, Pankreas.

Lebertumoren entstehen nur selten aus direkt entarteten Leberzellen *(primäre Lebertumoren)*. Wesentlich häufiger sind Metastasen *(sekundäre Lebertumoren)*, die durch gestreute Tumorzellen anderer Organe (z.B. Magen, Dickdarm, Bauchspeicheldrüse) entstanden sind.

## Gutartige Lebertumoren

Benigne Lebertumoren sind z.B. Fibrome (Bindegewebsgeschwulst), Lipome (Fettgewebegeschwulst), Cholangiome (Gallengangsadenom), Hämangiome (Blutgefäßgeschwulst) und die so genannten Hepatome, die als knotige Vermehrung von Lebergewebe durch hormonelle Antikonzeptiva (»Pille«) entstehen (fokale noduläre Hyperplasie).

❽ **Hämangiome** können schnell wachsen, später rupturieren und in die Bauchhöhle bluten. Sie sollten ab einem Durchmesser von 5–7 cm operativ entfernt werden. **Hepatome** können zum hepatozellulären Karzinom entarten und müssen engmaschig kontrolliert werden.

Größere Hämangiome werden wegen Blutungsgefahr entfernt.

## Bösartige Lebertumoren

Primär maligne Lebertumoren können von Zellen des Lebergewebes ausgehen (hepatozellulär), dann entstehen die so genannten *Leberzellkarzinome*, oder von Zellen der Gallengänge (cholangiozellulär).

Malignome können vom Lebergewebe oder von den Gallengängen ausgehen.

**Leberzellkarzinome** *(Hepatozelluläre Karzinome, HCC)* sind weiche, gelbliche Geschwulste des Lebergewebes, deren Zellen maligne verändert sind. Entzündliche (z.B. nach Hepatitis-B-Infektionen) und regenerative Umbauprozesse des Lebergewebes (z.B. nach nekrotisierender Leberzirrhose) begünstigen die Entartung der Zellen. Diskutiert werden auch chemische Stoffe, z.B. Arsen.

**Lebermetastasen** sind Tochtergeschwülste anderer Tumoren. Sie entstehen, indem entartete Zellen über die Pfortader in die Leber transportiert werden und sich dort vermehren.

### Klinik und Diagnostik

Lebertumoren sind einheitlich in ihrer Symptomatik, die Beschwerden treten beim Leberzellkarzinom früher auf, als bei anderen Lebertumoren:

- **Hepatomegalie:** Die Leber schwillt an, die Spannung innerhalb der Leberkapsel steigt. Das Blut in der Pfortader staut sich, wodurch Flüssigkeit aus den Gefäßen in die Bauchhöhle gepresst wird: Es entsteht Aszites
- **Fieber** als Ausdruck der Abwehrreaktion
- **Schmerzen** bei Druck auf den Oberbauch. Die Schmerzen können in den Rücken und die Schulter ausstrahlen
- **Ikterus** durch gestörten Galleabfluss.

- Hepatomegalie
- Fieber
- Schmerzen
- Ikterus.

Der Tumor kann sonographisch oder computertomographisch, die Durchblutung innerhalb der Leber und des Tumors angio-

Diagnostik:
- Sonographie
- CT/MRT
- Labor.

graphisch dargestellt werden. Die genaueste Aussage bringt eine Kernspintomografie mit Kontrastmittel. Erst wenn ca. 90% des Lebergewebes zerstört sind, ist die Leberfunktion eingeschränkt (veränderte Leberenzyme). Im Blut ist beim HCC ein erhöhtes α-Fetoprotein (AFP) nachweisbar.

### Therapie

Leberzellkarzinom: Wenn möglich radikale Resektion.

❾ Leberzellkarzinome werden nach Möglichkeit radikal entfernt, z.B. durch Resektion einer Leberhälfte (Hemihepatektomie, ☞ 10.1.1). Bei zentral sitzenden oder großen Tumoren, die beide Leberlappen betreffen oder bei deutlich eingeschränkter Leberfunktion aufgrund einer Zirrhose ist eine Resektion nicht möglich. Dann kann nur eine Lebertransplantation Heilung bringen. Außerdem stehen palliative Verfahren wie z.B. eine Alkoholinstillation in den Tumor oder eine Chemoembolisation (Verschluss der tumorversorgenden Gefäße mit Zytostatika) zur Verfügung.

Lebermetastasen: Therapie abhängig vom Primärtumor.

Lebermetastasen werden beim kolorektalen Karzinom auch wiederholt operativ entfernt, sofern dies aufgrund des Tumorsitzes und des Lebervolumens möglich ist. Bei Metastasen anderer Tumoren (z.B. Pankreaskarzinom, Mammakarzinom) ist eine Leberteilresektion nicht sinnvoll, da in der Regel keine Prognoseverbesserung zu erwarten ist.

### ? Übungsfragen

❶ Worin unterscheiden sich typische von atypischen Leberresektionsverfahren?

❷ Wann ist eine Lebertransplantation indiziert?

❸ Wodurch sind schwere Leberverletzungen gekennzeichnet?

❹ Was versteht man unter einer Leberzirrhose?

❺ Wie wird die portale Hypertension eingeteilt?

❻ Wozu dient ein portokavaler Shunt?

❼ Wie entstehen Leberabszesse?

❽ Weshalb werden größere Hämangiome der Leber entfernt?

❾ Wie werden bösartige Lebertumoren behandelt?

## 10.2 Gallenblase, -wege

### 10.2.1 Gallensteine

Gallensteine entstehen durch eine veränderte Zusammensetzung der Galle.

❶ Gallensteine entstehen fast ausschließlich in der Gallenblase *(Cholezystolithiasis). Konkremente, die sich in den* Gallengängen finden *(Choledocholithiasis),* stammen meist ebenfalls aus der

Gallenblase. Voraussetzung für die Steinbildung ist, dass die Leber *lithogene* Galle bildet (zuwenig Gallensäuren, zuviel Cholesterin, erhöhte Bilirubin-Ausscheidung).
Besonders häufig treten Gallensteine auf bei Übergewicht, in der Schwangerschaft (fertile), im Alter um die 40 Jahre, bei hellhäutigen Menschen (fair) und bei Frauen. Diabetes mellitus, erhöhte Blutfette (Hypercholesterinämie) und Dünndarmentzündungen (Morbus Crohn) erhöhen außerdem das Risiko für eine Gallensteinbildung.

### Merke

Risikofaktoren für die Entstehung von Gallensteinen – 5 F: fat, fertile, forty, fair, female.

### Klinik und Diagnostik

Ein Großteil der Patienten bemerkt die Gallensteine zunächst nicht. Wenn die Steine jedoch den Ausgang der Gallenblase (Ductus cysticus) verstopfen, sind die Beschwerden umso stärker. Leitsymptom ist die **Gallenkolik** (krampfartiger Schmerz im rechten Oberbauch, evtl. in Rücken oder rechte Schulter ausstrahlend). Komplizierend können ein Ikterus und Fieber auftreten.

Oft beschwerdefrei, erst bei Ausschwemmung der Steine Gallenkolik, Ikterus, Leukozytose.

❷ Die Diagnostik ist möglich mit:

- *Sonographie:* In der Gallenblase lassen sich Steine gut erkennen. Zudem können die intra- und extrahepatischen Gallenwege hinsichtlich einer Stauung und die Gallenblasenwand bezüglich akuter Entzündungszeichen beurteilt werden
- *Labor:* Bei akuten Entzündungen sind die Leukozyten sowie das CRP erhöht. Bei Gallestauung sind das Bilirubin und verschiedene Leberenzyme (Gamma-GT, Alkalische Phosphatase) erhöht. Zum Ausschluss einer Pankreatitis werden Amylase und Lipase bestimmt
- *ERC(P)* (**E**ndoskopische **r**etrograde **C**holangio**p**ankreatographie): Gallengänge, Gallenblase und der Pankreasgang werden von ihrer gemeinsamen Einmündung ins Duodenum aus gespiegelt und mit Kontrastmittel dargestellt. Dabei wird das Endoskop über das Duodenum bis in die Papille vorgeschoben. Mit dem dann eingespritzten Kontrastmittel werden Ductus choledochus und Ductus pankreaticus sichtbar. Bei der ERCP können im Hauptgallengang verklemmte Steine durch eine Papillenspaltung (endoskopische *Papillotomie*) entfernt oder eine Engstelle im Gallengang kann mit einem Stent geschient werden
- *MRCP* (**M**agnet**r**esonaz**c**holangio**p**ankreatographie): Bei der MRCP können dieselben Bilder wie bei der ERCP errechnet werden, ohne dass der Patient endoskopiert werden muss. Allerdings ist mit dieser Methode keine Therapie (Steinextraktion, Gallengangs-Stent) möglich

Diagnostik:
- Sonographie
- ERCP
- Labor
- Gastroskopie.

- *Gastroskopie* bei unklaren Befunden zum Ausschluss akuter Magen- und Duodenalulzera, die aufgrund ihrer benachbarten Lage Gallebeschwerden vortäuschen können.

### Komplikationen

- Cholezystitis
- Gallenblasen-hydrops
- Gallenblasen-empyem
- Penetration
- Perforation
- Verschlussikterus
- Biliäre Pankreatitis.

❸ Die steingefüllte Gallenblase fällt oft erst dann auf, wenn die Steine »wandern«, d.h. aus der Gallenblase ausgetrieben werden. Der Stein kann auf seinem Weg den Ductus cystikus verschließen und eine Gallenkolik verursachen. Durch die Stauung der Galle und Schädigungen der Gallenblasenwand kann eine **akute Cholezystitis** (Gallenblasenentzündung) entstehen. Handelt es sich um einen längerfristigen Verschluss, wird die Gallenblase massiv aufgestaut und durch die Bauchdecke tastbar (**Gallenblasenhydrops**). Findet sich Eiter in der Gallenblase, spricht man von einem **Gallenblasenempyem.**

Eine schwere Cholezystitis kann dazu führen, dass Gallensteine in Nachbarorgane, z.B. den Darm, eindringen (Penetration). So kann ein Darmverschluss *(Gallensteinileus)* entstehen. Die Steine können aber die Gallenblasenwand durchdringen (Perforation), sodass Galle in die Bauchhöhle austreten und das Bauchfell entzünden kann *(gallige Peritonitis).*

Wenn sich Steine im Hauptgallengang einklemmen und zu einem Gallenaufstau führen, kommt es zum **Verschlussikterus.** Typischerweise findet sich bei diesen Patienten ein Ikterus, bierbrauner Urin und entfärbter Stuhl.

Eine weitere schwere Komplikation ist die **biliäre Pankreatitis** (☞ 10.3), die entsteht, wenn sich ein Konkrement vor der Papille verklemmt und durch Rückstau der Pankreasenzyme der Selbstandauungsprozess der Bauchspeicheldrüse in Gang gesetzt wird.

Langfristig kann eine chronische Gallenblasenentzündung entstehen: Die Steine reiben an der Wand und reizen sie.

### Therapie

Laparoskopische oder konventionelle Cholezystektomie.

❹ Methode der Wahl ist die Gallenblasenentfernung *(Cholezystektomie):*

- **Laparoskopische Cholezystektomie:** Die Standard-Operation beim Gallensteinleiden ist die endoskopische Entfernung der Gallenblase. Durch mehrere kleine Hautschnitte werden die Instrumente in die Bauchhöhle eingeführt. Der Ductus cysticus und die Arteria cystica werden mit Clips versorgt und die Gallenblase aus ihrer Anheftungsfläche an die Leber, dem sog. Gallenblasenbett, herausgelöst
- **Konventionelle Cholezystektomie:** Bei schwersten Gallenblasenentzündungen, Verwachsungen oder einem Gallenblasenkarzinom, wird die konventionelle Cholezystektomie durchgeführt. Die Bauchhöhle eröffnet man durch einen Schnitt im rechten Oberbauch.

Bei Steinen im Ductus choledochus wird normalerweise eine ERCP mit **endoskopischer Papillotomie** *(EPT)* und Steinentfernung durchgeführt. Die muskuläre Einmündungsstelle von Gallen- und Bauchspeicheldrüsengang (Papilla vateri) muss dabei endoskopisch gespalten werden (Papillotomie). Sollte dies nicht möglich sein, muss im Rahmen der Cholezystektomie der Ductus choledochus eröffnet und die Steine entfernt werden. Anschließend wird eine T-Drainage in den Gallengang eingelegt, über den die Galle zunächst abfließen kann.

Selten kommt es postoperativ zu ähnlichen Beschwerden im Oberbauch, die auch präoperativ bereits vorhanden waren. Diese Symptomatik, deren Ursache oftmals unklar bleibt, wird **Postcholezystektomie-Syndrom** genannt und vor allem durch Erkrankungen anderer Oberbauchorgane hervorgerufen (z.B. Ulzera, Gastritis).

Selten Postcholezystektomie-Syndrom mit persistierenden Beschwerden.

Konservative Behandlungsmöglichkeiten als Alternative zur Cholezystektomie wie die medikamentöse Steinauflösung (Litholyse) oder die Extrakorporale Stoßwellenlithotripsie (ESWL) haben sich nicht durchgesetzt und werden nur noch in Ausnahmefällen angewandt.

### Pflege

Besondere Aufmerksamkeit muss der Wund- (Ableitung von Wundsekret) und T-Drainage (Ableitung von Galle) gewidmet werden. Ikterus, Juckreiz, Druckgefühl im Oberbauch sowie plötzliches Nachlassen der Sekretmenge können auf ein abgeknicktes oder verstopftes T-Drain hinweisen. Hellrotes Blut oder galliges Sekret in der Wunddrainage deuten auf Nachblutung oder Nahtinsuffizienz hin.

Postoperativ auf Wunddrainage und T-Drainage achten!

## 0.2.2 Gallenblasenentzündung (Cholezystitis)

Die Gallenblasenentzündung (**Cholezystitis**) entsteht hauptsächlich durch Gallensteine, die die Wand reizen oder den Ductus cysticus versperren und so zum Gallestau in der Gallenblase führen. Sind die Gallengänge innerhalb und außerhalb der Leber entzündet, spricht man von einer **Cholangitis.** Eine Cholangitis entsteht meist bei Steinen im Hauptgallengang.

Ursache der Gallenblasenentzündungen sind meist Gallensteine.

### Klinik und Diagnostik

❺ Bei akuter Entzündung (»akute Galle«) treten dauerhafte Schmerzen im rechten Oberbauch, Fieber, Schüttelfrost und Leukozytose auf. Bei chronischen Entzündungen sind die Symptome weniger stark ausgeprägt, insbesondere liegen keine Entzündungszeichen vor. Die Diagnose wird anhand der Klinik, dem Labor und dem sonographischen Befund gestellt.

- Oberbauchschmerzen
- Fieber
- Leukozytose.

Im akuten Stadium konservativ, frühzeitig Cholezystektomie.

### Therapie

Die akute Gallenblasenentzündung wird zunächst konservativ behandelt (Magensonde, Nahrungskarenz, Antibiotika) und dann möglichst frühzeitig (innerhalb der ersten 24–48 Stunden) operiert (Cholezystektomie, ☞ 10.2.1). In besonders schweren Fällen erfolgt die sofortige Operation.

## 10.2.3 Tumoren

- Maligne Tumoren können von der Gallenblase oder den Gallengängen ausgehen
- Gallen*blasen*-karzinom: Erst spät Symptome
- Gallen*gang*karzinom: Früh Ikterus und COURVOISIER-Zeichen.

**Gutartige Gallengangstumoren** (z. B. Adenome, Papillome) sind sehr selten und bleiben klinisch meist unbemerkt.

**Bösartige Tumoren** können in der Gallenblase und den Gallengängen außerhalb und innerhalb der Leber entstehen:

- ❻ Das **Gallenblasenkarzinom** wächst meistens am Gallenblasengrund und tritt öfter bei Frauen als bei Männern auf. Gallensteinleiden scheinen die Entstehung des Tumors zu begünstigen. Klinische Zeichen (z. B. Ikterus) treten erst dann auf, wenn der Tumor den Gallengang einmauert oder Metastasen vorhanden sind. Dann ist die einzige, erfolgversprechende Therapie, die Entfernung der Gallenblase samt dem anliegenden Lebergewebe, oft nicht mehr möglich
- ❼ Das **Gallengangkarzinom** behindert den Galleabfluss und macht so relativ frühzeitig Symptome. Die durch den Rückstau schmerzlos vergrößerte Gallenblase (COURVOISIER-Zeichen) und der Ikterus sind typische Zeichen für den Gallengangstumor. Bei Tumoren, die nahe an der Leber liegen, wird der Tumor mitsamt dem befallenen Lebergewebe reseziert, was bei größeren Karzinomen oftmals nicht mehr möglich ist. Die Galle wird durch eine operativ geschaffene Verbindung zwischen Gallengangsystem und Dünndarm in den Magen-Darm-Trakt geleitet *(biliodigestive Anastomose)*. Bei Gallengangkarzinomen, die nahe am Duodenum liegen, wird der Kopf der Bauchspeicheldrüse mitentfernt (Operation nach WHIPPLE, ☞ Abb. 10.2).

### ? Übungsfragen

❶ Nennen Sie die Risikofaktoren der Gallensteinentstehung!

❷ Welche diagnostischen Verfahren stehen zur Verfügung?

❸ Nennen Sie Komplikationen des Gallensteinleidens!

❹ Welche Therapie ist bei Gallensteinen möglich?

❺ Wie macht sich eine akute Cholezystitis bemerkbar?

❻ Nennen Sie bösartige Tumoren des galleableitenden Systems!

❼ Welche Symptome rufen Gallengangtumoren hervor?

# 10.3 Pankreas

## 0.3.1 Akute Pankreatitis

Die Entzündung der Bauchspeicheldrüse führt dazu, dass das Sekret der Drüse (Verdauungsenzyme) durch geschädigtes Gewebe in die Zwischenzellräume (Interstitium) eindringt. Dadurch kommt es zur »Selbstverdauung« (Autodigestion des Drüsengewebes).

Akute Entzündung der Bauchspeicheldrüse mit »Autodigestion« (Selbstverdauung).

❶ Die häufigsten Ursachen einer akuten Pankreatitis sind übermäßiger Alkoholgenuss oder im Ductus choledochus eingeklemmte Gallensteine (sog. *biliäre* Pankreatitis). In Ausnahmefällen können auch Verletzungen, bestimmte Infektionskrankheiten (z. B. Mumps) oder Medikamente Ursache einer akuten Bauchspeicheldrüsenentzündung sein.

Häufigste Ursachen:
- Gallensteine
- Alkoholabusus.

### Klinik und Diagnostik

❷ Hauptsymptom ist ein starker **gürtelförmiger Schmerz** im Oberbauch mit aufgetriebenem und gespanntem Abdomen (sog. »Gummibauch«). Häufig kommt es zu Übelkeit mit Brechreiz und einer reaktiven Darmlähmung (paralytischer Ileus).

Heftiger gürtelförmiger Oberbauchschmerz, »Gummibauch«.

Im Labor lässt sich eine Erhöhung der Bauchspeicheldrüsenenzyme (Amylase, Lipase) sowohl im Blut als auch im Urin (nur Amylase) nachweisen. Außerdem findet sich oft eine Leukozytose als Ausdruck der Entzündung sowie eine Erniedrigung des Calciums bei schweren Verlaufsformen. Wegen einer gestörten Insulinproduktion kann der Blutzuckerspiegel erhöht sein.
Mit Hilfe der Sonographie können pankreatitische Veränderungen (z. B. zunehmende Organschwellung) und evtl. vorliegende Gallensteine nachgewiesen werden. Das Ausmaß der Organschädigung lässt sich am besten im Oberbauch-CT nachweisen.

### Komplikationen

- **Nekrosen:** Absterben des selbstverdauten Gewebes, Kennzeichen für schwere Verlaufsformen
- **Kreislaufschock** und **Organversagen:** Im Rahmen der Pankreatitis können Enzyme und toxische Substanzen ins Blut eingeschwemmt werden und zum Kreislaufschock sowie zur Minderdurchblutung von Organen (besonders Niere und Lunge) führen. Manchmal werden dadurch die betroffenen Organe so stark geschädigt, dass sie nicht mehr funktionieren (Nieren- und/oder Lungenversagen). Dies kann letztendlich zum Multiorganversagen führen
- **Andauung innerer Organe** (z. B. Dickdarm, große Blutgefäße) mit Entwicklung einer schweren Peritonitis oder lebensgefährlichen inneren Blutungen.

Komplikationen:
- Nekrosen
- Kreislaufschock
- Multiorganversagen
- Peritonitis
- Innere Blutungen.

- Nahrungskarenz
- Magensonde
- Analgetika
- Infusionen
- Ggf. Insulin
- Bei V. a. eingeklemmte Gallensteine → ERCP.

Operation bei infizierten Nekrosen, Abszessen und Andauung innerer Organe.

### Therapie

Jede akute Pankreatitis wird mit Nahrungskarenz (intravenöse Ernährung), Magensonde und Analgetika (Schmerzmittel) erstbehandelt. Infusionen dienen dazu, einen Schock zu verhindern und den Flüssigkeitshaushalt zu bilanzieren. Die Urinausscheidung wird gefördert, um Toxine auszuschwemmen und ein Organversagen zu verhindern, und bei Hyperglykämie wird evtl. Insulin gegeben. Bei dem Verdacht auf eingeklemmte Gallensteine sollte eine ERCP mit endoskopischer Steinentfernung erfolgen.

Eine Operation wird bei der akuten Pankreatitis bei infizierten Nekrosen oder Abszessbildungen durchgeführt. Hierbei werden die Nekrosen ausgeräumt (Nekrosektomie) und die Bauchhöhle wird danach mit dicken Schläuchen drainiert, über die postoperativ gespült werden kann. Außerdem kann eine Notfall-OP bei einer Andauung innerer Organe notwendig sein.

Intensivpflege bei schwerer Pankreatitis.

### Pflege

Bei schweren Verlaufsformen mit drohendem Organversagen muss der Patient zur Überwachung und Behandlung (ggf. maschinelle Beatmung und Hämodialyse) auf die Intensivstation verlegt werden.

## 10.3.2 Chronische Pankreatitis

Kontinuierlich oder in Schüben fortschreitende Entzündung der Bauchspeicheldrüse.

Bei der chronischen Pankreatitis schreitet die Entzündung kontinuierlich oder in Schüben fort. Die wesentliche Ursache der chronischen Pankreatitis ist der übermäßige Alkoholgenuss. Meist kommt es im Endstadium der Erkrankung zum »Ausbrennen« des Pankreas mit weitgehendem Funktionsverlust der Drüse.

Symptome wie bei akuter Pankreatitis, später exokrine und endokrine Pankreasinsuffizienz.

### Klinik und Diagnostik

Die Symptome bei akuten Entzündungsschüben entsprechen denen der akuten Pankreatitis. In späten Krankheitsstadien kommt es durch die Gewebszerstörung zur Funktionseinschränkung des Organs mit:

- **Exokriner Insuffizienz:** Der Mangel an Verdauungsenzymen führt zu schlechter Verdauung (Maldigestion), z. B. zu »Fettstühlen« und mangelnder Wiederaufnahme von Nährstoffen (Malabsorption)
- **Endokriner Insuffizienz:** Durch unzureichende oder fehlende Insulinproduktion ist der Blutzuckerspiegel erhöht (Diabetes mellitus).

Im akuten Schub sind Amylase und Lipase im Blut erhöht, oftmals liegen erhöhte BZ-Werte vor. Bei Röntgenaufnahmen sind »**Kalkspritzer**« (gewebliche Veränderung mit Kalkeinlagerung)

im Bereich der Bauchspeicheldrüse zu sehen. Mittels Sonographie und CT kann die Pankreatitis bzw. das Ausmaß der Gewebezerstörung nachgewiesen werden.
❸ Häufig zeigen sich sog. Pseudozysten (»unechte« Zysten, deren Wand nicht mit Epithel ausgekleidet ist), die sich durch gestautes Sekret um das Pankreas bilden. Eine ERCP dient der Beurteilung des Pankreasganges und der Gallenwege.

Diagnostik:
- Labor
- Rö-Abdomen → Kalkspritzer
- Sonographie
- CT
- ERCP.

### Komplikationen

❹ Beim Vorliegen von Pseudozysten kann es durch Infektion zur Abszessbildung kommen. Außerdem besteht bei einer Einblutung in die Pseudozyste die Gefahr eines Blutungsschocks. Schließlich können große Pseudozysten innere Organe verdrängen oder komprimieren, z.B. das Duodenum oder die Milzvene (Gefahr der Milzvenenthrombose) und durch eine narbige Stenose des Ductus choledochus kann ein Ikterus entstehen. Für den Patienten sehr belastend können schwerste, medikamentös kaum therapierbare Schmerzen während und nach der Nahrungsaufnahme sein.

- Abszess
- Blutung in Pseudozyste
- Verdrängungserscheinungen
- Ikterus
- Starke Schmerzen.

### Therapie

Die konservative Therapie entspricht der bei einer akuten Pankreatitis (☞ 10.3.1). Der Verlust der exokrinen und endokrinen Funktion muss medikamentös ausgeglichen werden (Insulin, Pankreasenzyme).
Nicht zu therapierende Schmerzen, Ikterus durch narbige Gallengangsstenosen, große Pseudozysten, Tumorverdacht oder andere Komplikationen sind Indikationen für eine Operation.

- Drainageoperation: Verbindung einer Pseudozyste oder des Pankreasganges mit einer Jejunumschlinge, über die das Sekret oder die Zystenflüssigkeit ablaufen kann
- Resektion:
  - Partielle Duodenopankreatektomie, sog. **Operation nach WHIPPLE** (indiziert bei Pankreaskopftumoren, ☞ 10.3.3): Pankreaskopfresektion incl. Duodenum, Gallenblase mit Gallengang und evtl. unterem Magenabschnitt. Die Milz und der Schwanz der Bauchspeicheldrüse bleiben erhalten. Über eine Dünndarmschlinge wird das Pankreassekret abgeleitet (☞ Abb. 10.2). Indiziert bei chronischer Pankreatitis und gleichzeitig bestehendem Tumorverdacht
  - Duodenum erhaltende **Pankreaskopfresektion**, evtl. kombiniert mit Spaltung des aufgestauten Pankreasganges: Hier bleibt das Duodenum und damit die normale Nahrungspassage im Oberbauch erhalten
  - **Pankreasschwanz-** oder **-linksresektion:** Korpus- und Schwanzbereich der Bauchspeicheldrüse sowie die Milz werden entfernt, der Kopf der Bauchspeicheldrüse und

- Konservativ
- Operation.

**Abb. 10.2**
Operation nach WHIPPLE. [A400-190]

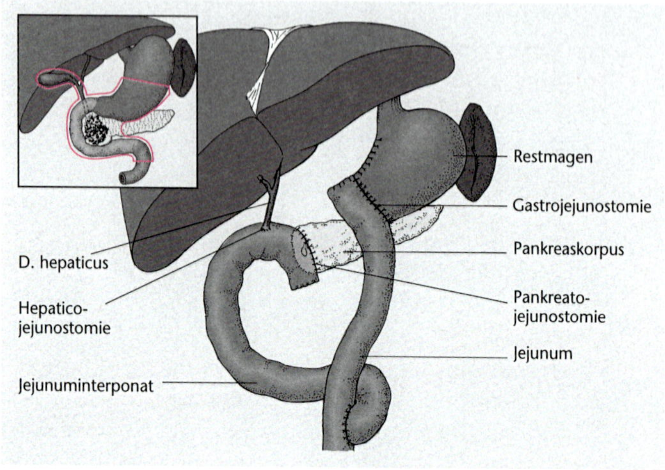


das Duodenum bleiben erhalten. Indiziert bei großen Zysten oder Tumorverdacht im Pankreasschwanzbereich

– **Totale Duodenopankreatektomie:** Die komplette Entfernung der Bauchspeicheldrüse wird wegen kaum beherrschbarer postoperativer Blutzuckerprobleme heute nur noch in Ausnahmefällen durchgeführt.

- Alkohol, Kaffee und fettreiche Ernährung meiden
- Blutzucker-kontrollen, Stuhl-beobachtung.

**Pflege**

Die Betroffenen sollen auf Alkohol absolut und auf Kaffee weitgehend verzichten, sich kohlenhydratreich und fettarm ernähren und vorzugsweise mehrere kleine Mahlzeiten zu sich nehmen. Häufige Blutzuckerkontrollen sind zur Überwachung der endokrinen Pankreasfunktion notwendig. Eine sorgfältige Beobachtung des Stuhls auf Form, Farbe und Geruch sowie regelmäßige Gewichtskontrollen dienen der Überwachung der exokrinen Pankreasfunktion.

## 10.3.3 Pankreaskarzinom

Maligne Entartung der exokrinen Drüsenzellen (Adenokarzinom).

Das Pankreaskarzinom ist ein relativ häufig vorkommender, bösartiger Tumor, der in den exokrinen Drüsenzellen der Bauchspeicheldrüse wächst (Adenokarzinom). Der Tumor bildet, im Gegensatz zu den endokrin aktiven Pankreastumoren (☞ 8.4), keine Hormone und metastasiert schnell in die regionalen Lymphbahnen. Die Prognose ist schlecht, selbst nach vollständiger operativer Tumorentfernung beträgt die 5-Jahres-Überlebensrate nur ca. 15 %.

### Klinik und Diagnostik

❺ Pankreaskopf- oder Papillenkarzinome können frühzeitig den Gallengang verschließen und zum Ikterus führen. Oberbauchschmerzen, Übelkeit und Appetitmangel treten erst sehr spät auf, wenn der Tumor schon stark gewachsen oder metastasiert ist. Strahlen die Schmerzen in den Rücken aus, hat sich der Tumor in Richtung Wirbelsäule (retroperitoneal) ausgebreitet. In diesen Fällen ist eine Heilung kaum mehr möglich.

❻ Der Tumor wird sonographisch (Ultraschall des Abdomens), im CT oder im Kernspintomogramm (Magnetresonanztomographie, MRT mit Möglichkeit der MRCP) nachgewiesen. Die ERCP und auch die MRCP (☞ 10.2.1) zeigen eine Stenosierung des Pankreas- und Hauptgallengangs. Durch die Endosonographie kann vor allem die Größe eines Tumors und die Beziehung zu den umgebenden Strukturen beurteilt werden. In einigen Kliniken wird eine Laparoskopie, evtl. mit laparoskopischem Ultraschall, vorgenommen, um eine Peritonealkarzinose oder Lebermetastasen auszuschließen.

Manchmal gelingt es trotz dieser Untersuchungen nicht, ein Pankreaskarzinom von einer chronischen Pankreatitis zu unterscheiden oder die Operabilität eines Pankreaskarzinoms sicher zu klären. Dann ist eine **Probelaparotomie** (chirurgische Eröffnung des Abdomens zur Klärung unklarer Befunde, auch *explorative Laparotomie*) mit Entnahme von Gewebeproben erforderlich.

- Leitsymptom: Schmerzloser Ikterus
- Spätsymptome:
  - Oberbauch- und Rückenschmerzen
  - Appetitmangel
  - Übelkeit.

Diagnostik:

- Sonographie
- CT, MRT mit ggf. MRCP
- ERCP
- Endosonographie
- Ggf. Staging-Laparoskopie.

### Therapie

❼ Im Rahmen einer ERCP kann zur Ableitung der Galle vorübergehend oder dauerhaft eine Endodrainage (Stent) in den Ductus choledochus eingelegt werden.

Karzinome im Pankreaskopfbereich werden mittels der Operation nach Whipple entfernt, bei Karzinomen im linken Anteil der Bauchspeicheldrüse wird die Pankreasschwanzresektion mit Splenektomie durchgeführt (☞ 10.3.2). Leider kann sich jedoch intraoperativ zeigen, dass der Tumor bereits weit fortgeschritten ist und benachbarte Organe infiltriert oder Metastasen hervorgerufen hat. Dann ist eine Resektion nicht mehr möglich. In diesen Fällen können dann bei entsprechenden Engstellen als palliative Maßnahme Umgehungsanastomosen angelegt werden, z. B. eine biliodigestive Anastomose (☞ 10.2.3) zur Ableitung der Galle und/oder eine Gastroenterostomie (☞ 9.3.1) zum Offenhalten der Magen-Darm-Passage.

- Kurativ: OP nach Whipple
- Palliativ: Umgehungsanastomosen.

### Pflege

Die Operation nach Whipple ist eine der größten Bauchoperationen überhaupt und i. d. R. mit einer langen Operationsdauer (ca. 4–5 Stunden) verbunden. Daher müssen die meisten Patienten postoperativ auf der Intensivstation gepflegt und meist in den ersten Stunden auch maschinell beatmet werden.

## ? Übungsfragen

❶ Was sind die häufigsten Ursachen einer akuten Pankreatitis?

❷ Welche Symptome sind bei einer akuten Pankreatitis zu erwarten?

❸ Was ist eine Pankreaspseudozyste?

❹ Nennen Sie Komplikationen der chronischen Pankreatitis!

❺ Welche Beschwerden verursacht ein Pankreaskarzinom?

❻ Welche Untersuchungen werden bei V. a. ein Pankreaskarzinom durchgeführt?

❼ Wie wird das Pankreaskarzinom behandelt?

# 10.4 Milz

## 10.4.1 Verletzung

- Einzeitige Milzruptur: Gleichzeitige Verletzung von Milzgewebe und Kapsel
- Zweizeitige Milzruptur: Erst Verletzung des Milzgewebes, später Einriss der Kapsel durch subkapsuläres Hämatom.

❶ Die Milz wird sehr häufig bei stumpfen Bauchtraumen verletzt. Wenn Milzgewebe und Milzkapsel durch das Trauma gleichzeitig einreißen, tritt Blut in die Bauchhöhle über und es entsteht ein akutes Abdomen. Man spricht von einer **einzeitigen Milzruptur.** Es kann aber auch nur das Milzgewebe verletzt sein, d. h. die bindegewebige Kapsel ist zunächst noch intakt. Unter der Kapsel sammelt sich Blut (subkapsuläres Hämatom), das allmählich die Spannung innerhalb der Kapsel erhöht. Nach Tagen oder Wochen kann die Kapsel reißen und Blut strömt in die Bauchhöhle. Es handelt sich dann um eine **zweizeitige Milzruptur.**

- Volumenmangelschock, akutes Abdomen
- Diagnostik: Unfallhergang, Klinik, Labor, Sonographie, evtl. CT.

### Klinik und Diagnostik

Durch den massiven Blutverlust tritt ein Volumenmangelschock mit Tachykardie und Blutdruckabfall ein. Es entwickelt sich ein akutes Abdomen (☞ 9.6.1). Zur Diagnostik sind die Anamnese (insbesondere der Unfallhergang), das klinische Bild, ein Blutbild (Hb-Wert!) sowie die Sonographie wichtig. Bei unsicheren Befunden muss ein CT durchgeführt werden.

Bei Volumenmangelschock:

- Volumensubstitution
- Not-Laparotomie
- Blutstillung
- Ggf. Splenektomie.

### Therapie

Bei Volumenmangelschock und instabilen Kreislaufverhältnissen muss eine notfallmäßige Laparotomie (Eröffnung des Abdomens) zur Versorgung der Ruptur erfolgen. Kleine Risse können z. B. mit Fibrinkleber oder durch Auflegen blutstillender Vliese geklebt werden. Bei größeren Verletzungen muss meistens eine **Splenektomie** (Entfernung der Milz, ☞ 10.4.2) erfolgen. Der Volumenmangel wird mit Infusionen und Blutkonserven ausgeglichen.

Ist die Milzkapsel im Abdomen-CT intakt und sind die Kreislaufverhältnisse des Patienten stabil, kann unter regelmäßigen Kontrollen von Puls und Blutdruck, Hb-Wert sowie engmaschigen Abdomen-Sonographien abgewartet werden.

Bei stabilen Kreislaufverhältnissen: Unter engmaschigen Kontrollen abwarten.

### Pflege

Bei Patienten mit Verdacht auf Milzruptur Puls und Blutdruck engmaschig überwachen, um zweizeitige Milzruptur rechtzeitig zu erkennen.

Bei Verdacht auf Milzruptur engmaschige Kreislaufkontrollen.

## 0.4.2 Hypersplenismus

Der Hypersplenismus (Hyperspleniesyndrom) ist ein Krankheitsbild, das mit einer Überfunktion der Milz einhergeht: Die Milz baut vermehrt Blutzellen ab, dadurch entsteht ein Mangel an roten Blutzellen (Anämie), weißen Blutkörperchen (Granulozytopenie) und Blutplättchen (Thrombozytopenie). Dabei besteht eine unterschiedlich stark ausgeprägte Vergrößerung der Milz (Splenomegalie).

Überfunktion der Milz (Hyperspleniesyndrom).

### Klinik und Diagnostik

❷ Hauptsymptom ist die vergrößerte Milz *(Splenomegalie)*. Die »Riesenmilz« verdrängt benachbarte Organe und führt zu Druckbeschwerden im linken Oberbauch, Völlegefühl, Schmerzen am linken Rippenbogen sowie zur Kapselspannung. Durch den Mangel an Blutzellen können Zeichen der Anämie, z. B. Leistungsabfall und Müdigkeit, eine erhöhte Infektanfälligkeit oder spontane Blutungen auftreten.
Die Diagnostik umfasst die Anamnese und körperliche Untersuchung (z. B. tastbare Milz), das Labor zur Ursachenklärung (Grundkrankheit), die Sonographie und die Abdomenleeraufnahme bzw. Computertomographie.

- Splenomegalie
- Anämie
- Thrombozytopenie
- Leukopenie
- Druckbeschwerden im Oberbauch.

Diagnostik:
- Körperliche Untersuchung
- Labor
- Sonographie
- Abdomenübersicht
- CT.

### Therapie

Die Milz wird operativ entfernt (**Splenektomie**), was auch laparoskopisch (minimal-invasiv) möglich ist. Postoperative Komplikationen sind Nachblutungen oder Infektionen im OP-Gebiet sowie Fisteln bei Verletzung des benachbarten Pankreasschwanzes.
Patienten nach einer Splenektomie sind infektgefährdet, weil ihnen ein Teil des Immunsystems fehlt. Dies gilt in besonderem Maße für Kinder oder immunsupprimierte Patienten. Daher muss die Indikation zur Splenektomie sorgfältig gestellt werden. Um schwere Infektionen, besonders eine Pneumokokken-Sepsis, zu verhindern, sollte möglichst bereits vor der Milzentfernung eine spezielle Impfung (Pneumovac®) erfolgen. Besonders gefährdete Patienten erhalten zusätzlich eine längerfristige, postoperative Antibiotikaprophylaxe.

Splenektomie, präoperative Impfungen, ggf. postoperativ längerfristige Antibiotikagabe.

## Merke

Die häufigste Indikation für eine elektive (d.h. längerfristig geplante) Splenektomie sind hämatologische Erkrankungen (Erkrankungen des Blutes), z.B. eine Sphärozytose (Kugelzellanämie) oder ein M. Werlhof (idiopathische Thrombozytopenie). Bei diesen Patienten stellen Hämatologen und Chirurgen gemeinsam die Indikation zur Splenektomie.

## ? Übungsfragen

1. Worin unterscheiden sich die einzeitige und die zweizeitige Milzruptur?
2. Wie äußert sich ein Hypersplenismus klinisch?

# 11 Urologie

## 11.1 Niere

### 1.1.1 Nierenmissbildungen

❶ Bei den meisten angeborenen Missbildungen ist die Nierenfunktion nicht gestört. Fehlbildungen wie eine Aplasie (wenn eine Niere gar nicht angelegt ist) oder die Doppelanlage der Harnleiter und Nieren bleiben häufig unbemerkt, da keine Beschwerden auftreten. Auch kann die Funktionslosigkeit einer Niere, deren Parenchym reduziert ist oder deren Nierenbecken mit den Kelchen einen gemeinsamen Hohlraum bildet (Hydronephrose), durch die gesunde Niere voll ausgeglichen werden.

Angeborene Missbildungen der Niere führen nur selten zu Funktionsstörungen.

❷ Die **Hufeisenniere,** bei der beide Nieren durch ein Zwischenstück miteinander verbunden sind, und die **Beckenniere,** die im Becken liegt, können auf die benachbarten Gefäße (Hufeisenniere – Aorta und untere Hohlvene, Beckenniere – Iliakalgefäße) drücken und zu Schmerzen im Mittel- und Unterbauch führen.

Beschwerden bei Hufeisenniere und Beckenniere möglich.

#### Therapie

Operative Eingriffe an missgebildeten Nieren sind wegen der untypischen Gefäßversorgung schwierig und daher nur bei Beschwerden indiziert. Bei der Hufeisenniere wird z.B. das Zwischenstück durchtrennt, wenn sie auf die Aorta oder Vena cava drückt.

Operative Korrektur der Missbildung nur bei Beschwerden indiziert.

### 1.1.2 Nierensteine

In der Niere, im Nierenbecken und im Harnleiter können sich Konkremente aus Mineralsalzen und organischen Substanzen ablagern, die sich in der Folge vergrößern und zu Steinen anwachsen. Die Steine werden unterschiedlich groß und können im Extremfall das gesamte Nierenbecken ausfüllen (Ausgussstein).
Die Gründe für die Entstehung der Nierensteine sind bisher ungeklärt. Diskutiert werden eiweißreiche Ernährung sowie Störungen im Harnsäure- und Kalziumstoffwechsel.

- Nierensteine können in der Niere oder in den ableitenden Harnwegen lokalisiert sein
- Genaue Mechanismen der Steinentstehung noch ungeklärt.

#### Klinik und Diagnostik

❸ Steine im Nierenkelchsystem oder im Nierenbecken, die ihre Lage nicht verändern, verursachen i.d.R. keine Beschwerden. Erst wenn die Steine wandern und an einer Engstelle der ableitenden Harnwege hängen bleiben, treten Nierenkoliken auf mit den typischen krampfartigen, wellenförmig wiederkehrenden,

- Nierenkolik durch Einklemmung des Steins im Harnleiter
- Klopfempfindliches Nierenlager, Hämaturie.

stärksten Schmerzen, oft begleitet von Übelkeit und Erbrechen. Zudem führt ein im Harnleiter eingeklemmter Stein zum Harnaufstau.

Diagnostik:
- Urinprobe
- Sonographie
- i.v.-Ausscheidungsurogramm.

Das Nierenlager ist druck- und klopfempfindlich. Das Wasserlassen ist schmerzhaft, im Urin können Erythrozyten nachgewiesen werden *(Hämaturie)*. Im Ultraschall sind die Steine und ein Aufstau des Nierenbeckenkelchsystems sichtbar. Beim **Ausscheidungsurogramm** wird intravenös gespritztes Kontrastmittel über die Nieren ausgeschieden. Die Region, in der der Stein sitzt, bleibt vom Kontrastmittel ausgespart.

## Komplikationen

- Infektion von Niere und ableitenden Harnwegen
- Schockniere
- Urosepsis.

Der Harnstau kann zu Infektionen des Nierenbeckens oder der ableitenden Harnwege führen. Bei länger dauerndem Verschluss eines Harnleiters kann es durch den Harnaufstau zu schwersten Nierenschäden bis hin zur »Schockniere« mit akutem Nierenversagen kommen. Dringen die Erreger in die Blutbahn ein, kann ein bedrohliches Krankheitsbild, die so genannte »Urosepsis«, entstehen.

## Therapie

Bei Kolik: Bettruhe, Schmerzmittel, Spasmolytika, Antibiotika.

Koliken werden mit Bettruhe, Schmerzmitteln (z. B. Novalgin®) und Spasmolytika (z. B. Buscopan®) behandelt. Um Harnwegsinfekten vorzubeugen, wird ein Antibiotikum, z. B. die Kombination Trimethoprim/Sulfamethoxazol (z. B. Bactrim®), gegeben.

Steinentfernung durch:
- Auflösung
- Medikamentöse Austreibung
- ESWL
- Lithotomie
- Schlingenentfernung
- Ureterorenoskopie.

❹ Zur Entfernung des Steins können folgende Maßnahmen angewendet werden:

- **Steinauflösung:** Harnsäure- oder Zystinsteine können mit Uralyt-U® aufgelöst werden
- **Steinaustreibung** und **Spontanabgang:** Kleine Steine können medikamentös, z. B. mit Urol®, in Kombination mit körperlicher Bewegung und viel zugeführter Flüssigkeit (z. B. Trinkmenge 3–4 l täglich) ausgetrieben werden
- **Extrakorporale Stoßwellenlithotripsie (ESWL):** Größere Steine werden mit der ESWL zerkleinert, damit sie spontan abgehen können
- **Perkutane Nephrolithotomie:** Die Niere wird perkutan (durch die Haut hindurch) unter Ultraschallkontrolle oder Durchleuchtung punktiert und ein Nephroskop mit Optik und Fasszange in das Nierenbecken eingeführt. Unter Sicht können dann die Steine, evtl. nach vorheriger Zertrümmerung, gefasst und durch die Öffnung des Nephroskopes entfernt werden
- **Schlingenentfernung:** Tief im Harnleiter sitzende Steine werden mit einer Schlinge, die über ein Zystoskop oder ein Ureteroskop eingeführt und um den Stein herumgelegt wird, über die natürlichen ableitenden Harnwege nach unten hin entfernt

- **Ureterorenoskopie:** Ein Ureteroskop wird über die Harnröhre und die Harnblase in den Harnleiter geschoben und der Stein mit einer durch das Ureteroskop vorgeschobenen Fasszange gefasst, evtl. zertrümmert und entfernt.

## 1.1.3 Nierenzellkarzinom

Der häufigste Tumor der Niere ist das Nierenzellkarzinom. Es wird auch als **Hypernephrom** bezeichnet. Die Zell-Entartung beginnt im Parenchym und breitet sich in Richtung Hilus aus. Der Tumor kann vor allem in die Lunge und die Knochen metastasieren.

Hypernephrom: Häufigster Nierentumor.

### Klinik und Diagnostik

❺ Erstes Zeichen ist die schmerzlose Hämaturie. Da der Tumor erst zum Ende seines Wachstums in das Hohlraumsystem der Niere eindringt, tritt die Hämaturie erst im fortgeschrittenen Stadium auf. Große Tumoren besonders der rechten Niere können die untere Hohlvene komprimieren und zu venösen Stauungen führen. Tumoren, die in das Nierenbecken eingedrungen sind, können zu kolikartigen Schmerzen führen und den Harnabfluss behindern (gestaute Nieren). Die Diagnostik umfasst:

- Hämaturie
- Venöse Stauungen
- Harnstau.

- *Körperliche Untersuchung:* Das Nierenlager ist meistens nicht klopfempfindlich, extrem große Nierentumore können getastet werden
- *Labor:* Im Urinsediment lässt sich eine Hämaturie nachweisen
- *Sonographie* und *Röntgen:* Der Tumor wird mit Ultraschall und Computertomographie nachgewiesen. Mit einem intravenösen Ausscheidungsurogramm (☞ 11.1.2) kann der Tumor bzw. eine Nierenstauung dargestellt werden. Lungenmetastasen müssen röntgenologisch (Thoraxaufnahme) und Knochenmetastasen skelettszintigraphisch ausgeschlossen werden.

Diagnostik:
- Labor
- Sonographie
- CT
- Ausscheidungsurogramm
- Skelettszintigraphie und Rö-Thorax (Metastasen?).

### Therapie

In der Regel werden die Niere und die lokalen Lymphknoten entfernt (**radikale Nephrektomie**), wenn keine Lungen- und Knochenmetastasen vorhanden sind. Bei kleinen, nicht zentral gelegenen Tumoren (unter 3 cm) kann auch eine Nierenteilentfernung vorgenommen werden.

Radikale Nephrektomie.

### ? Übungsfragen

❶ Nennen Sie einige Fehlbildungen der Nieren!

❷ Welche Beschwerden macht die Hufeisenniere?

❸ Welche Beschwerden machen Nierensteine?

❹ Nennen Sie Möglichkeiten zur Entfernung von Nierensteinen!

❺ Welche Beschwerden entstehen durch ein Nierenkarzinom?

# 11.2 Urogenitalsystem

## 11.2.1 Blase

### Harnblasenruptur

Die Blase kann bei stumpfen Bauchtraumen und Beckenfrakturen mit verletzt werden.

Harnblasenverletzungen entstehen meistens in Zusammenhang mit schweren, stumpfen Bauchtraumen und Beckenfrakturen. In seltenen Fällen kann es infolge schwerer Entzündungen auch zu einer spontanen Ruptur kommen.

**Merke**

Bei jeder Beckenfraktur muss an eine Blasen- und Harnröhrenverletzung gedacht werden.

Unterschieden werden extraperitoneale und intraperitoneale Blasenruptur.

❶ Reißt die Blasenvorderwand z. B. infolge einer Symphysenverletzung, spricht man von einer **extraperitonealen Blasenruptur** (die Blasenvorderwand ist nicht mit Peritoneum bedeckt). Bei Rupturen des Blasendaches oder der -hinterwand spricht man von einer **intraperitonealen Blasenruptur,** da sowohl Blasendach als auch Hinterwand mit Peritoneum bedeckt sind und der Urin in die freie Bauchhöhle gelangt.

### Klinik und Diagnostik

- Schmerzen im Unterbauch, urethrale Blutung, Anurie
- Bei intraperitonealer Ruptur akutes Abdomen durch Peritonitis
- Bei extraperitonealer Ruptur retroperitoneale Entzündung.

❷ Erstes Zeichen einer Blasenruptur sind Schmerzen im Unterbauch und eine Blutung aus der Harnröhre (Hämaturie), die auch durch Verletzungen an den Nieren, den Harnleitern und der Harnröhre bedingt sein kann. Das Wasserlassen ist häufig nicht möglich (Anurie).

Bei einer intraperitonealen Ruptur läuft Urin in die freie Bauchhöhle und führt zu den Symptomen einer Peritonitis, bei einer extraperitonealen Ruptur sammelt sich der Urin hinter der Blase im retroperitonealen Raum und kann dort zu Infektionen führen.

Bei einer Beckenfraktur und Hämaturie muss zunächst eine Harnröhrenverletzung ausgeschlossen werden.

Merke

Bei Verdacht auf eine Harnröhrenverletzung darf der Patient nicht katheterisiert werden, ein suprapubischer Blasenkatheter ist in diesem Fall vorzuziehen!

Sofern keine Notfall-Laparotomie aus anderen Gründen erfolgt oder die Diagnose mittels eines CTs bereits gestellt wurde, können Verletzungen von Harnblase und Harnröhre mittels einer Kontrastmitteldarstellung (retrogrades Urethrozystogramm) dargestellt werden.

Diagnose durch retrogrades Urethrozystogramm.

### Therapie

Bei intraperitonealer Ruptur muss die Blase freigelegt und der Defekt übernäht werden. Bei einer extraperitonealen Ruptur kann auch konservativ therapiert werden. Der Urin muss hierbei am besten mittels eines suprapubischen Katheters für 10–14 Tage abgeleitet werden, begleitend sollte eine Antibiotikatherapie erfolgen.

Operative Versorgung bei intraperitonealer Verletzung.

## Karzinom

Das Blasenkarzinom ist der häufigste bösartige Tumor in der Urologie. Männer sind sechsmal häufiger betroffen als Frauen. Als Risikofaktoren werden Inhaltsstoffe von Zigarettenrauch (Nikotin, Naphthylamin) und chronische Harnblasenentzündungen diskutiert. Der in der chemischen Industrie verwendete Stoff Benzidin gilt als sicher krebserregend. Oft entwickelt sich das Blasenkarzinom aus Zellen des Übergangsepithels (Urothelkarzinom) oder aus einem Papillom (papilläres Karzinom). Die Tumorzellen metastasieren in die regionalen Lymphknoten und über die Blutbahn in das Peritoneum, die Lunge, die Leber und die Knochen.
Die Karzinome können einzeln oder an mehreren Stellen (multifokal) vorkommen. Sie wachsen breitbasig oder gestielt auf der Blasenwand oder fest in der Wand. Am häufigsten sind die Karzinome an der Blasenhinterwand und -seitenwand zu finden.

- Häufigster urologischer maligner Tumor
- Risikofaktoren: Nikotin, chronische Blasenentzündung, chemische Stoffe.

### Klinik und Diagnostik

❸ Leitsymptom ist die schmerzlose massive **Hämaturie.** Ein behinderter Harnabfluss, z. B. bei tumorbedingter Verlegung der Urethra-Öffnung, kann zu Pollakisurie (gehäuftes Wasserlassen) und Dysurie (erschwertes, meist schmerzhaftes Wasserlassen) führen. Der Harnstau begünstigt die Entstehung von Infektionen.
Das Karzinom kann mit Ultraschall, Spiegelung der Harnblase (Zystoskopie) mit Gewebeprobeentnahme und Computertomographie diagnostiziert werden. Lymphknoten- und Leber- oder Lungenmetastasen werden mit dem CT, Knochenmetastasen mit der Skelettszintigraphie dargestellt oder ausgeschlossen.

Leitsymptome:
- Massive schmerzlose Hämaturie
- Evtl. Pollakisurie und Dysurie.

Diagnostik:
- Sonographie
- Zystoskopie mit Biopsie
- CT
- Skelettszintigraphie.

- Operation
- Chemotherapie.

### Therapie

❹ Die Behandlung richtet sich nach dem Tumorstadium:

- *Operation:* Da Harnblasentumoren wenig strahlensensibel reagieren, hat sich ein radikales, frühzeitiges chirurgisches Vorgehen durchgesetzt. Kleine Tumoren, die die Blasenmuskulatur noch nicht infiltrieren, können im Rahmen einer Zystoskopie (Blasenspiegelung) mit dem elektrischen Messer entfernt werden (transurethrale Resektion = TUR). Bei Tumoren, die die Muskulatur erreicht haben, wird die Blase samt den regionalen Lymphknoten komplett entfernt (Zystektomie). Die Harnleiter werden dann in ein ausgeschaltetes Dünndarmsegment eingenäht, das über die Bauchhaut ausgeleitet (Urostoma) oder als Ileum-Neoblase (Ersatzblase) zwischen Harnleiter und Harnröhre eingepflanzt wird. Letzteres ist nur möglich, wenn der Blasenhals nicht mitentfernt werden musste
- *Chemotherapie:* Zytostatika, z. B. Adriamycin, können direkt in die Harnblase eingebracht werden. Die Wirksamkeit muss durch häufige Blasenspiegelung mit Biopsien kontrolliert werden. Beim fortgeschrittenen metastasierenden Harnblasenkarzinom wird eine palliative Chemotherapie eingesetzt.

### ? Übungsfragen

❶ Nach welchen Kriterien werden Blasenrupturen unterschieden?

❷ Nennen Sie die Symptome der Blasenruptur!

❸ Welche Beschwerden treten beim Blasenkarzinom auf?

❹ Welche Therapiemöglichkeiten bei einem Blasenkarzinom?

## 11.2.2 Prostata

### Prostataadenom (benigne noduläre Hyperplasie)

Prostataadenom: Gutartige Vergrößerung der Vorsteherdrüse durch Zellvermehrung → Einengung der Harnröhre.

❶ Das Prostataadenom ist eine gutartige Geschwulst, die sich bevorzugt bei Männern im Alter über 60 Jahre bildet. Im Gegensatz zur Hypertrophie (Gewebevergrößerung durch Zunahme der Zellgröße bei gleicher Zellzahl), werden beim Prostataadenom Zellen neu gebildet (**Hyperplasie**).

Die harnröhrennahen Drüsen der Prostata vermehren sich unter Hormoneinfluss (Östrogene, Testosteron) und wachsen um die Harnröhre herum. Sie verdrängen das eigentliche Prostatagewebe, das sich langsam abflacht und später als schmaler Rand, wie eine Kapsel, um das Adenom herum liegt. Das Adenom kann seitlich der Harnröhre, auf die Blase zu oder in Richtung Rektum wuchern.

### Klinik und Diagnostik

❷ Entsprechend der Symptome werden drei Stadien eingeteilt:

- *Stadium 1:* Häufiges Wasserlassen und verstärkter Harndrang treten auf. Der Harndrang wird auch nachts verspürt (Nykturie), jedoch kann der Patient jeweils nur geringe Mengen Urin lassen. Der Miktionsbeginn ist verzögert und der Strahl schwach. Da die Blasenmuskulatur gegen einen erhöhten Widerstand arbeiten muss, vergrößern sich (hypertrophieren) die Muskelzellen. Es bildet sich die so genannte **Balkenblase**
- *Stadium 2:* Die Blase wird durch die Mehrarbeit überfordert (beginnende Dekompensation) und kann sich nicht mehr vollständig entleeren; es bleibt **Restharn** in der Blase zurück. Die Patienten verspüren immer häufiger Harndrang und entleeren immer geringere Mengen an Urin
- *Stadium 3:* Es bleibt zunehmend Restharn in der Blase, die Blasenmuskulatur ist erschöpft (dekompensiert), die Restharnmenge nimmt zu, bis schließlich die **Überlaufblase** entstanden ist: Der Druck der Blase ist so groß, dass ständig Harn in die Harnröhre übertritt. Gleichzeitig staut sich der Harn bis in die Nieren zurück, wodurch sich das Nierenbecken-Kelchsystem erweitert (Hydronephrose). Der permanente Rückstau schädigt das Nierengewebe, dessen Funktion langsam abnimmt und am Ende komplett eingestellt ist (terminale Niereninsuffizienz). Es kommt zur Harnvergiftung (Urämie).

- Anfänglich Pollakisurie, Nykturie, abgeschwächter Harnstrahl und Balkenblase
- Später Restharnbildung bis zur Überlaufblase
- Im Endstadium Nierenfunktionsschäden durch Harnrückstau.

Anhand der typischen Beschwerden kann das erste Stadium der Prostatahyperplasie festgelegt werden. Bei der rektal-digitalen Untersuchung wird die Vergrößerung des Organs getastet. Unmittelbar nach dem Wasserlassen sonographiert man die Blase und bestimmt die Restharnmenge. Außerdem wird mittels Uroflowmetrie die Stärke des Harnstrahls gemessen. Die PSA-Bestimmung ist zur Abgrenzung des Prostatakarzinoms wichtig.

Diagnostik:
- Rektal-digitale Palpation
- Sonographie
- Uroflowmetrie.

### Therapie

Die Maßnahmen richten sich nach dem Stadium des Adenoms. Kleine Adenome, die noch nicht zur Restharnbildung geführt haben (Stadium 1), können zunächst mit pflanzlichen Naturheilstoffen (Brennnesselwurzeln, Stechpalmextrakte, etc.), die die Miktion erleichtern, behandelt werden.

❸ Fortgeschrittene Adenome mit beginnend (Stadium 2) oder vollständig dekompensierter Blasenmuskulatur (Stadium 3) werden operativ behandelt. Das Verfahren der Wahl ist die **transurethrale Elektroresektion (TUR).** Durch die Harnröhre wird ein Zystoskop mit einer elektrischen Schlinge eingeführt. Mit der Schlinge wird das Adenom langsam abgetragen (»abgehobelt«), bis die Harnröhre wieder genügend Platz hat und sich

Im Stadium 1 medikamentös, später TUR-Prostata.

Bei sehr großen Adenomen → Prostataadenomenukleation.

weiten kann. Nur bei sehr großen Adenomen ist eine offene Operation zur Ausschälung des Adenoms erforderlich (Prostataadenom-Enukleation).

### Pflege

Blasenspülung überwachen.

Postoperativ wird die Blase über einen intraoperativ eingelegten Blasenspülkatheter für 1–3 Tage kontinuierlich gespült, um zu verhindern, dass sich Blutkoagel bilden, welche die Harnröhrenöffnung bzw. den Blasenkatheter verlegen können. Hier darf es auf keinen Fall zu einem Verstopfen des Spülkatheters aufgrund zu geringer Spülgeschwindigkeit kommen!

## Prostatitis

Entzündung der Prostata.

Die Prostatitis ist eine nicht seltene, akute Entzündung der Vorsteherdrüse. Durch die Nachbarschaft zur Harnröhre und die gute Durchblutung gelangen Keime urogen oder hämatogen in die Drüse und führen zu Infektionen. Klingt die akute Entzündung nicht vollständig ab, geht sie in eine chronische Entzündung über.

### Klinik und Diagnostik

- Dysurie
- Pollakisurie
- Schmerzhafte Defäkation
- Fieber mit Schüttelfrost.

Erste Symptome der akuten Prostatitis sind die *Dysurie*, die *Pollakisurie* und ein *abgeschwächter Harnstrahl*. Später treten Druck- und Spannungsschmerzen im After, Schmerzen beim Stuhlgang, Fieber und Schüttelfrost auf.
Bei der chronischen Entzündung sind die Schmerzen im After nicht so stark wie bei der akuten Entzündung. Sie können jedoch ins Kreuzbein, in die Leiste und die Hoden ausstrahlen. Die Blasenentleerung ist schmerzhaft, der Harndrang vermehrt.

Diagnostik: Rektal-digitale Palpation, Urinuntersuchungen.

Bei der rektalen Untersuchung ist die Prostata druckschmerzhaft. Im Urin sind Leukozyten und Bakterien zu finden. Die akute eitrige Prostatitis kann einschmelzen und in einen Prostataabszess übergehen.

### Therapie

Gezielt Antibiotika.

Die Prostatitis wird mit hochdosierterten Antibiotika (möglichst gezielt nach Antibiogramm) behandelt.

## Prostatakarzinom

Bösartiger Tumor der Prostata. Sitzt häufig an der Hinterwand, daher anfangs meist symptomlos.

Das Prostatakarzinom ist eine bösartige Geschwulst, die bevorzugt Männer im Alter ab 40 Jahren betrifft. Die meisten Geschwulste entstehen im hinteren Bereich der Prostata. Daher treten die Beschwerden erst spät auf. Eine Früherkennung des Tumors ist nur durch regelmäßige rektale Routineuntersuchungen möglich.

❹ Es werden fünf Stadien klinisch unterschieden:
- *Stadium 0* (Zufallsbefund): Der Tumor ist nur mikroskopisch (feingeweblich) zu sehen
- *Stadium I:* Erste klinische Symptome können auftreten, der Tumor ist makroskopisch zu sehen
- *Stadium II:* Der größte Durchmesser ist maximal 1,5 cm
- *Stadium III:* Der Tumor hat die Prostatakapsel überschritten und greift bereits auf die Samenblasen oder den Blasenhals über
- *Stadium IV:* Der Tumor ist nicht mehr verschiebbar und hat benachbarte Organe und Lymphknoten infiltriert. Metastasen können vorhanden sein.

## Klinik und Diagnostik

Beschwerden treten erst auf, wenn die Harnröhre eingeengt wird. Dann kommt es zu häufigem Harndrang und evtl. zu Blutungen. Die Tumorzellen können früh in die untere Wirbelsäule und das Becken metastasieren. Dann treten Kreuz- bzw. Hüftschmerzen auf, die vom Patienten oft als »Ischias« oder »Rheuma« beschrieben werden. Im späteren Verlauf kommen die typischen Symptome der Blasenentleerungsstörung hinzu.

- Symptome erst bei Einengung der Harnröhre
- Früh-Metastasierung in Lendenwirbelsäule und Becken (Kreuz- und Hüftschmerzen).

Die Diagnostik umfasst:
- *Rektal-digitale Untersuchung:* Mit dem in das Rektum eingeführten Finger wird die Prostata getastet und auf Knoten oder Verhärtungen hin überprüft
- *Histologie:* Mit einer feinen Nadel wird vom Rektum aus Prostatagewebe entnommen und feingeweblich untersucht (Feinnadelbiopsie)
- *Ultraschall:* Das Prostatakarzinom hat ein verändertes Echomuster und kann die Organkapsel überschritten haben. Die Tumorgröße und seine Tiefenausdehnung kann gemessen, die Restharnmenge bestimmt werden
- *Labor:* Die saure Phosphatase (PSA) kann, muss aber nicht erhöht sein. Bei Knochenmetastasen ist auch die alkalische Phosphatase erhöht
- *CT* zum Ausschluss von Lymphknotenmetastasen im Becken
- *Skelettszintigraphie* zum Ausschluss von Knochenmetastasen.

Diagnostik:
- Rektal-digitale Palpation
- Feinnadelbiopsie
- Sonographie
- Labor
- CT
- Skelettszintigraphie.

## Therapie

❺ Es stehen verschiedene Verfahren zur Verfügung:
- *Radikale Prostatektomie:* Solange der Tumor auf die Prostata beschränkt ist und noch keine Metastasen nachweisbar sind, stellt die radikale Entfernung (Prostata mit Kapsel, Samenblasen und regionalen Lymphknoten) ein kuratives Verfahren dar. Der Eingriff führt stets zu einer Zeugungsunfähigkeit des Patienten und häufig zur Erektionsschwäche mit Impotenz. In wenigen Fällen kann es auch zur Inkontinenz kommen

- Radikale Prostatektomie

- Bestrahlung
- Hormontherapie
- Chemotherapie.

- *Strahlentherapie:* Prostatakarzinome sind unterschiedlich strahlensensibel. Undifferenzierte Karzinome sprechen gut auf die Strahlentherapie an. Blase und Hoden liegen nicht im Bestrahlungsfeld. Eine Inkontinenz nach der Bestrahlung tritt in der Regel nicht auf. Die Impotenzrate ist niedriger als nach der radikalen Resektion. Komplikation der Bestrahlung sind entzündliche Veränderungen des Enddarms
- *Hormontherapie:* Darunter werden verschiedene Therapieprinzipien zusammengefasst, die alle zur Reduktion der Androgene (männliche Geschlechtshormone) führen
  - Bilaterale Orchiektomie: Vorgehen im Spätstadium der Prostatakarzinome. Beide Hoden werden entfernt. Dadurch sinken die Androgenspiegel und das Wachstum des Prostatakarzinoms wird gehemmt
  - Antiandrogene Medikamente, die die Wirkung der körpereigenen Androgene einschränken bzw. aufheben. Die Nebenwirkungen beschränken sich hauptsächlich auf Gynäkomastie und Sterilität
  - Sog. LHRH-Agonisten sind heute die anerkannteste Methode zur Androgensenkung. Sie hemmen die Freisetzung der Geschlechtshormone (Gonadotropine) aus dem Hypophysenvorderlappen. Dadurch sinkt die Testosteronproduktion in den Hoden. Die Substanz wird täglich subkutan gespritzt.
- *Zytostatika* sollten wegen der oft stark belastenden Nebenwirkungen (Übelkeit, Erbrechen, Blutbildveränderungen, Haarausfall) nur bei Erfolglosigkeit der anderen Behandlungsverfahren verwendet werden.

## ? Übungsfragen

❶ Wie entsteht das Prostataadenom?

❷ Beschreiben Sie die Klinik!

❸ Was ist eine TUR?

❹ Beschreiben Sie die Stadieneinteilung des Prostatakarzinoms!

❺ Welche Therapieverfahren sind möglich?

## 11.2.3 Hoden

### Hodentorsion

Drehung des Hodens um seine Längsachse, dadurch Strangulation von Samenstrang und Blutgefäßen.

❶ Bei der Hodentorsion kommt es, begünstigt durch eine abnorme Beweglichkeit des Hodens im Hodensack, zu einer Stieldrehung (Torsion) des Hodens um die eigene Längsachse. Dadurch werden Samenstrang und begleitende Gefäße stranguliert und das Gewebe stirbt ab (Nekrose). Die Hodentorsion kann ein-

oder beidseitig vorkommen und tritt nahezu immer vor Ende des 2. Lebensjahrzehntes auf. Die Veranlagung dazu ist angeboren.

### Klinik und Diagnostik

❷ Hauptsymptom ist der akute, heftig ziehende Schmerz im Hoden, der in die Leiste ausstrahlt. Es kommt zu Übelkeit und Erbrechen (gereiztes Peritoneum), das Skrotum ist angeschwollen (keine Hautfalten mehr) und äußerst druckschmerzhaft.

Mit der Dopplersonographie kann die arterielle und venöse Durchblutung des Hodens gemessen werden. Die wichtigste Differentialdiagnose ist eine akute Nebenhodenentzündung (Epididymitis).

Leitsymptom: Akuter, heftig ziehender und in die Leiste ausstrahlender Schmerz.

### Therapie

Der verdrehte Hoden muss innerhalb der ersten 6 Stunden nach Auftreten der Torsion operativ zurückgedreht werden, da er sonst abstirbt. Zur Rezidivverhütung sollte die beidseitige *Orchidopexie* (Fixation der Hoden am tiefsten Punkt des Skrotums) erfolgen.

Notfalloperation: Derotation des Hodens.

## Varikozele

❸ Bei der Varikozele handelt es sich um krampfaderähnlich erweiterte Venen im Skrotum. Ursache sind unvollständig schließende Klappen in der V. testikularis. Meistens tritt die Varikozele linksseitig auf, da der Strömungswiderstand in der linken Nierenvene erhöht ist, was zu venösen Stauungen führen kann.

Erweiterung und Schlängelung der Skrotalvenen infolge defekter Venenklappen der V. testikularis.

### Klinik und Diagnostik

Eine Varikozele kann zu verminderter Spermienzahl im Ejakulat (Oligozoospermie) und dadurch zu Unfruchtbarkeit führen.

Bei der körperlichen Untersuchung sind die erweiterten Venen zu sehen und der verdickte Samenstrang zu tasten, mittels Dopplersonographie lässt sich der venöse Rückfluss darstellen.

- Unfruchtbarkeit
- Diagnostik:
  - Palpation
  - Dopplersonographie.

### Therapie

Um die Unfruchtbarkeit zu therapieren, wird die V. testikularis entweder über einen in die Vene vorgeschobenen Katheter sklerosiert oder in einem laparoskopischen oder offenen Eingriff unterbunden. Dadurch bildet sich die Varikozele zurück.

Sklerosierung oder chirurgische Unterbindung der V. testikularis.

## Tumoren

Hodentumoren sind fast ausschließlich bösartige Geschwulste. Sie metastasieren frühzeitig entlang der Lymphbahnen des Samenstranges in die paraaortalen Lymphknoten. Am häufigsten sind Männer im Alter zwischen 20 und 40 Jahren betroffen.

Die Hodentumoren werden nach ihrem Ausgangsgewebe eingeteilt in:

Hodentumoren sind fast immer maligne und metastasieren sehr früh lymphogen.

- Tumoren, die vom Keimgewebe ausgehen: Seminom, embryonales Karzinom, Teratome und das maligne Chorionepitheliom
- Tumoren, die vom Stützgewebe des Hodens ausgehen: LEYDIG-Zelltumor, SERTOLI-Zelltumor und der Granulosazelltumor.

Am häufigsten sind Seminome, Teratome oder Mischformen aus beidem.

## Klinik und Diagnostik

Schmerzlose Anschwellung des Hodens, Schweregefühl.

❹ Der Hoden schwillt allmählich an, ohne Schmerzen zu verursachen und wird als »schwer« empfunden. Zieht er durch eine tatsächliche Gewichtszunahme am Samenstrang, kann dies als schmerzhaft empfunden werden. Manchmal werden Hodentumore aber auch erst nach dem Auftreten von Metastasen (z. B. in der Lunge) entdeckt.

Diagnostik:
- Inspektion
- Palpation
- Diaphanoskopie
- Sonographie
- CT und Röntgen
- Tumormarker.

Folgende Untersuchungen führen zur Diagnose:
- *Inspektion:* Einseitige Schwellung des Hodens und glatte Hautoberfläche
- *Palpation:* Der Hoden wird mit zwei Händen abgetastet. Der Tumor fühlt sich derb und knotig an. Die Palpation ist schmerzlos
- *Diaphanoskopie* (Durchleuchtung des Hodensacks mit einer Lampe): Das Skrotum ist lichtundurchlässig, wenn es sich um einen Tumor handelt
- *Ultraschall:* Der Tumor wird in seiner ganzen Größe dargestellt und vermessen
- *CT und Röntgen-Thorax* zum Ausschluss von Metastasen in der Lunge oder dem Abdomen
- *Tumormarker:* β-HCG lässt sich in ca. 30 % der Fälle beim Seminom nachweisen. α-Fetoprotein (AFP) ist in bis zu 75 % der Fälle beim nicht-seminösen Tumor erhöht.

## Therapie

Operative Entfernung des erkrankten Hodens, je nach Histologie zusätzlich Strahlentherapie, Chemotherapie und/oder Lymphadenektomie.

Alle Hodentumoren, die maligne sein könnten, werden operativ entfernt (Orchiektomie, auch Semikastration) und feingeweblich untersucht. Die weitere Behandlung richtet sich nach dem histologischen Befund:
- Strahlentherapie beim Seminom
- Zytostatika beim Nichtseminom
- Lymphadenektomie (chirurgische Entfernung der Lymphknoten), Strahlentherapie und Chemotherapie beim embryonalen Karzinom und Teratokarzinom.

## 1.2.4 Penis

### Phimose

❺ Bei der Phimose *(Vorhautenge)* ist die Vorhaut (Präputium) so eng, dass sie nicht über die Eichel (Glans) zurückgeschoben werden kann. Die Phimose kann angeboren oder durch Entzündungen bedingt sein.

Unbehandelt kann die Enge zu folgenden Erkrankungen führen:

- *Balanitis:* Entzündung der Eichel und Vorhaut
- *Präputialsteine:* Das Drüsensekret bildet durch die Harnsalze weiche Steine, die sich zwischen Eichel und Vorhaut legen
- *Paraphimose* (☞ siehe unten)
- *Peniskarzinom* (☞ siehe unten).

Angeborene oder erworbene Vorhautenge.

Komplikationen:
- Balanitis
- Präputialsteine
- Paraphimose
- Peniskarzinom.

#### Klinik und Diagnostik

Die Vorhaut lässt sich nicht über die Glans streifen. Eine instrumentelle Diagnostik ist nicht notwendig.

Die Vorhaut kann nicht zurückgeschoben werden.

#### Therapie

Bei der **Zirkumzision** werden beide Blätter der Vorhaut durch einen zirkulären Hautschnitt entfernt.

Zirkumzision.

### Paraphimose (spanischer Kragen)

❻ Bei der Paraphimose lässt sich die zu enge Vorhaut zwar zurückstreifen, bleibt dann aber hinter der Eichel hängen. Dadurch ist der venöse Abfluss der Vorhaut unterbunden, während die arterielle Durchblutung noch vorhanden ist (Schnürring). Es kommt zu einem Ödem der Vorhaut.

Die verengte Vorhaut bleibt hinter der Glans hängen, was zu venösen Rückflussstörungen führt.

#### Klinik und Diagnostik

Die Eichel und das innere Vorhautblatt schwellen an (Ödem) und schmerzen. Die Vorhaut liegt aufgerollt hinter der Eichel und ähnelt einem Kragen um den Penis herum (daher auch die Bezeichnung »spanischer Kragen«).

Schnürring aus aufgerollter Vorhaut hinter der Glans, geschwollene Eichel.

#### Therapie

- *Vorhaut reponieren:* Die Glans wird mit den Fingern komprimiert und das Blut ausgestrichen, bis sich die Schwellung langsam zurückgebildet hat und die Glans unter die Vorhaut gleitet
- *Inzision:* Kann die Vorhaut nicht reponiert werden, muss der äußere Schnürring durchtrennt werden
- *Zirkumzision:* Nachdem sich die Schwellung zurückgebildet hat, werden die Vorhautblätter entfernt.

Vorhaut reponieren, wenn dies nicht möglich → Inzision, später Zirkumzision.

### Pflege

Nach dem Legen eines Dauerkatheters und nach der Intimpflege darauf achten, dass die Vorhaut wieder nach vorn über die Eichel gestreift ist. Ansonsten kann eine Paraphimose entstehen.

## Priapismus

- Akute, schmerzhafte Dauererektion infolge lokaler Durchblutungsstörungen, ohne vorherige sexuelle Erregung.
- Komplikationen:
  - Thrombose der Schwellkörpergefäße
  - Impotenz infolge Vernarbung.

❼ Der Priapismus ist eine akute, stark schmerzhafte Dauererektion des Penis infolge lokaler Durchblutungsstörungen. Die feinen Blutkanälchen der beiden Schwellkörper füllen sich, ohne dass eine sexuelle Erregung vorliegt. Ein Priapismus entsteht häufig im Endstadium einer Leukämie, bei Gerinnungsstörungen oder bei Rückenmarkverletzungen (neurologische Störung des Penisgefäßtonus). Unbehandelt thrombosieren die blutgefüllten Gefäße der Schwellkörper und die Gerinnsel werden in eine bindegewebige Narbe umgebaut (Fibrose). Die Vernarbung führt zur Impotenz, da keine Erektion mehr möglich ist.

### Klinik und Diagnostik

Symptom ist der dauererregte Penis. Die Diagnose erfordert immer eine Abklärung der Grunderkrankung.

Medikamentös, Stanzanastomose.

### Therapie

Mit der Behandlung muss innerhalb von 24 Stunden begonnen werden, da es sonst zu bleibenden Schäden kommt:

- Medikamentös: z. B. Effortil® lokal
- Stanzanastomose: Durch Entfernen eines oder mehrerer Gewebszylinder wird eine Verbindung zwischen der Glans und den Schwellkörpern hergestellt.

Thrombosierte Schwellkörper müssen chirurgisch ausgeräumt werden. Danach kommt es häufig zur Impotenz.

## Tumoren

- Maligner Tumor des Penis, bevorzugt im Sulcus coronarius lokalisiert
- Metastasierung in die Leistenlymphknoten.

Das Peniskarzinom ist ein bösartiger Tumor des männlichen Gliedes und tritt besonders bei Männern im Alter über 60 Jahre auf. Bevorzugt wächst dieser Tumor in der Kranzfurche der Glans (Sulcus coronarius) unter der Vorhaut. Die Geschwulst wächst in den Penisschaft hinein und metastasiert in die Lymphknoten der Leiste.

Die potenziellen Vorstadien (Präkanzerosen) eines Peniskarzinoms sind auf die Oberhaut begrenzt: Morbus Bowen, Leukoplakie.

### Klinik und Diagnostik

❽ Aus dem Vorhautsack sondert sich eitrig-wässriges Sekret ab, die Eichel und die Vorhaut sind verhärtet und verdickt und bluten bei Berührung. Die regionalen Lymphknoten (in der Leiste) sind angeschwollen. Zur Sicherung der Diagnose wird eine Gewebeprobe entnommen.

Wässrig-eitrige Sekretion aus der Vorhaut, verdickte Vorhaut und Glans, Schwellung der Leistenlymphknoten.

### Therapie

Der Penis wird so weit reseziert, dass genügend Sicherheitsabstand zum Karzinom eingehalten wird. In der Regel müssen ⅔ des Penisschaftes entfernt werden. Die Lymphknoten der Leiste werden komplett entfernt. Nach der Operation werden Penisstumpf und Leisten bestrahlt.

Radikale Tumorresektion mit Entfernung der Lymphknoten, regionale Bestrahlung.

## ? Übungsfragen

❶ Was versteht man unter einer Hodentorsion?

❷ Nennen Sie die Symptome der Hodentorsion!

❸ Was ist eine Varikozele?

❹ Welche Beschwerden verursacht ein Hodentumor?

❺ Was ist eine Phimose?

❻ Was ist eine Paraphimose?

❼ Was versteht man unter einem Priapismus?

❽ Welche Symptome zeigt ein Patient mit einem Peniskarzinom?

# Index

## E



## F



## G

## H



## I



## J

## Q



## R



## S



## T